人工智能与血液系统及内分泌系统疾病

（Artificial Intelligence and Diseases of Blood and Endocrine System）

纪春岩　侯新国　主编

山东大学出版社
SHANDONG UNIVERSITY PRESS
·济南·

图书在版编目(CIP)数据

人工智能与血液系统及内分泌系统疾病/纪春岩,
侯新国主编. —济南:山东大学出版社,2023.1
ISBN 978-7-5607-7837-2

Ⅰ.①人… Ⅱ.①纪… ②侯… Ⅲ.①人工智能—应
用—血液病—诊疗 ②人工智能—应用—内分泌病—诊疗
Ⅳ.①R552-39 ②R58-39

中国国家版本馆 CIP 数据核字(2023)第 079772 号

策划编辑　徐　翔
责任编辑　毕文霞
文案编辑　毕玉璇
封面设计　张　荔

人工智能与血液系统及内分泌系统疾病
RENGONG ZHINENG YU XUEYE XITONG JI NEIFENMI XITONG JIBING

出版发行　山东大学出版社
社　　址　山东省济南市山大南路 20 号
邮政编码　250100
发行热线　(0531)88363008
经　　销　新华书店
印　　刷　山东新华印务有限公司
规　　格　787 毫米×1092 毫米　1/16
　　　　　19.25 印张　434 千字
版　　次　2023 年 1 月第 1 版
印　　次　2023 年 1 月第 1 次印刷
定　　价　88.00 元

《人工智能与血液系统及内分泌系统疾病》
编委会

前言 PREFACE

　　近年来，随着大数据、互联网、算法等技术的进步，人工智能再次迎来新一轮的发展高潮，以快速的发展趋势渗透到医学各个领域，使传统的疾病诊疗模式发生了巨大变革。随着高通量生物技术、生物信息学等生物医学技术的应用，当前疾病的诊疗观念经历了从"经验医学"到"循证医学"的过渡，已经步入了"精准医疗"的发展阶段。医学研究快速发展，产生了大量呈现形式各不相同的研究结果数据、诊疗知识更新等，具有数据密集、知识密集、脑力劳动密集等特点。血液系统及内分泌系统疾病具有临床表现多样、实验室检查繁杂、专业性强、诊疗更新迅速等特点。将人工智能技术应用到血液系统及内分泌系统疾病诊疗过程中，将这些不同来源、不同格式的医学数据进行融合分析、深度挖掘和综合展现，利用人工智能技术进行早期诊断及精准治疗，可有效提高患者治疗效果并减轻临床医生的压力。

　　本书共分成两篇，第一篇主要讲述血液系统各类常见疾病，包括贫血、骨髓增生异常综合征、白血病、淋巴瘤、多发性骨髓瘤、骨髓增殖性肿瘤、出血性疾病等，共十三章；第二篇介绍内分泌系统疾病，包括糖尿病、糖尿病视网膜病变、甲状腺功能亢进症与格雷夫斯病、甲状腺结节、骨质疏松症，共五章。本书中个别外文单词或字母缩写暂无正式中文译名，为避免讹误，未翻译为中文。

　　在教材的编写上，我们按照"医教研一体，医理工融合"的思路，把临床需求作为出发点和落脚点，探索我国复合型医学创新人才的培养模式和体系，旨在培养适应时代发展的交叉复合型人才。作为我国第一部人工智能与血液系统及内分泌系统疾病方面的教材，国内外没有经验可以借鉴。探索我国交叉复合型医学创

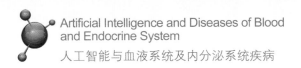
新人才的培养方案,我们深感责任重大,丝毫不敢有任何懈怠。

参编本书的作者拥有多年的临床实践经验和科研成果,对本教材精雕细琢,反复修改。尽管做了各方面的努力,面对日新月异的前沿技术发展,我们仍深感能力有限,恳请大家多多提出意见,以便我们后期修改和完善。

在此,衷心感谢全体编写专家在教材编写过程中的付出,同时感谢山东大学出版社各位编辑在教材编写全程给予的指导和帮助。

纪春岩　侯新国

2023 年 1 月

目录 CONTENTS

第二篇　人工智能与内分泌系统疾病

第一篇

人工智能与血液系统疾病

第一章

缺铁性贫血

1. 了解缺铁性贫血的定义、病因及发病机制。
2. 掌握缺铁性贫血的临床表现和诊断方法。
3. 熟悉缺铁性贫血的治疗方法。

案例

患者男性,49岁,3年前曾因十二指肠溃疡伴幽门梗阻行胃大部切除术,近1年时常感觉头晕、心慌,伴乏力、食欲减退,无发热、胸痛、腹痛等不适。患者于当地医院查血常规,结果显示:白细胞 7.0×10^9/L,血红蛋白 52 g/L,血小板 143×10^9/L。患者为求进一步治疗来医院就诊。

查体:患者呈贫血貌,全身皮肤黏膜苍白,未触及浅表淋巴结。伸舌居中,舌乳头萎缩。双手指呈匙状甲。胸骨无压痛,双肺呼吸音粗,未闻及干湿啰音。心率88次/分,律齐,各瓣膜听诊区未闻及病理性杂音。腹软,全腹无压痛及反跳痛,肋下未触及肝脾。

初步诊断:①贫血原因待查;②胃大部切除术后。

当地医院血常规结果显示患者重度贫血,结合其胃大部切除术病史,不能排除吸收障碍导致的营养性贫血,下一步对其进行骨髓穿刺和抽血化验的相关检查。

血常规结果显示:白细胞 6.1×10^9/L,红细胞 2.08×10^{12}/L,血红蛋白 57 g/L,血小板 159×10^9/L,平均红细胞体积(mean corpuscular volume,MCV)72 fL,平均红细胞血红蛋白含量(mean corpuscular hemoglobin,MCH)22 pg,平均红细胞血红蛋白浓度(mean corpuscular hemoglobin concentration,MCHC)27%,网织红细胞绝对计数 0.05×10^{12}/L,网织红细胞百分数 1.2%;血清铁 7.1 μmol/L,铁蛋白 9 μg/L,总铁结合力 82 μmol/L;血清叶酸测定值 7.4 nmol/L,维生素 B_{12} 测定值 82 pmol/L;男性肿瘤标志物、风湿系列、类风湿系列检查阴性;外周血阵发性睡眠性血红蛋白尿症(paroxysmal nocturnal hemoglobinuria,PNH)克隆阴性。

骨髓细胞学检查结果显示:有核细胞增生活跃,幼红细胞体积小,胞浆区较窄,胞核

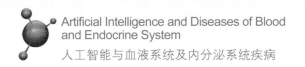

染色质致密;粒系及巨核系无明显异常。

外周血细胞学检查结果显示:红细胞大小不一,多见体积小者,中央淡染区增大。

修正诊断:①缺铁性贫血;②胃大部切除术后。

治疗:给予患者口服铁剂治疗,待血红蛋白升至正常后可口服小剂量铁剂维持。同时嘱其注意调整饮食结构,增加含铁食物摄入。

医工结合点:缺铁性贫血是临床上最常见的营养缺乏症。有研究者利用常见的实验室数据[MCV、MCH、MCHC、血红蛋白/红细胞(Hb/RBC)]开发了一种人工神经网络模型,以诊断缺铁性贫血和预测血清铁的水平,这是一种廉价、无创、快速的方法。

思考题

骨髓穿刺具有一定的创伤性,有哪些医工结合的检测设备可以进行无创性缺铁性贫血的诊断?

案例解析

一、疾病概述

(一)定义

当机体对铁的需求与供给失衡时,会导致体内贮存铁耗尽(iron depletion,ID),从而引起红细胞内铁缺乏(iron deficient erythropoiesis,IDE),最终导致缺铁性贫血(iron deficiency anemia,IDA)。IDA 是铁缺乏症(包括 ID、IDE 和 IDA)的最终阶段,表现为缺铁引起的小细胞低色素性贫血及其他异常。缺铁和铁利用障碍影响血红素合成,故有研究者称该类贫血为"血红素合成异常性贫血",根据病因可将其分为铁摄入不足、铁需求量增加、铁吸收不良、铁转运障碍、铁丢失过多及铁利用障碍等类型。

(二)流行病学

IDA 在全球范围内常见。虽然随着各国经济发展水平的提高和营养卫生状况的改善,IDA 患病率逐年下降,但仍普遍存在,是临床上最常见的贫血类型。生长发育期的儿童、哺乳和妊娠期的妇女发病率最高。

(三)铁代谢

人体内有两种铁,一种是功能状态铁,包括血红蛋白铁(占体内铁的67%),肌红蛋白铁(占体内铁的15%),转铁蛋白铁、乳铁蛋白、酶和辅因子结合的铁;另一种是贮存铁,包括铁蛋白和含铁血黄素中的铁。正常成年男性体内铁含量为 $50\sim55$ mg/kg,女性为 $35\sim40$ mg/kg。正常人每天造血需 $20\sim25$ mg 铁,主要来自衰老破坏的红细胞,维持体内铁平衡仅需每天从食物中摄取 $1\sim1.5$ mg 铁,孕期和哺乳期的妇女需摄取 $2\sim4$ mg。我们日常的饮食中,动物类食品铁吸收率高,而植物类食品铁吸收率则较低。铁吸收部位主要在十二指肠及空肠上段,食物铁状态、胃肠功能、体内铁贮存量、骨髓造血状态及某些药物均会影响铁吸收。吸收入血的二价铁被铜蓝蛋白氧化成三价铁，与转铁蛋白结合后被转运到组织或通过幼红细胞膜转铁蛋白受体被胞饮入细胞内，再与转铁蛋白分离并被还原成二价铁，参与形成血红蛋白。多余的铁以铁蛋白和含铁血黄素形式贮存于肝、脾、骨髓等器官的单核-巨噬细胞系统，铁需求量增加时再被人体动用。人体每天排铁不超过 1 mg，主要通过肠黏膜脱落细胞随粪便排出，少量通过尿、汗液排出，哺乳期妇女还通过乳汁排出。

（四）病因和发病机制

1.病因

（1）需铁量增加而铁摄入不足：需铁量增加而铁摄入不足导致的 IDA 多见于婴幼儿、青少年、妊娠和哺乳期妇女。婴幼儿需铁量较大，若不补充蛋类、肉类等含铁量较高的辅食，易造成缺铁。青少年偏食易缺铁。月经过多、妊娠或哺乳的女性需铁量增加，若不补充高铁食物，易发生 IDA。

（2）铁吸收障碍：铁吸收障碍所致的 IDA 常见于胃大部切除术后，胃酸分泌不足且食物快速进入空肠，绕过铁的主要吸收部位（十二指肠），使铁吸收减少。此外，多种原因造成的胃肠道功能紊乱，如长期不明原因腹泻、慢性肠炎、克罗恩病等均可因铁吸收障碍而导致 IDA。

（3）铁丢失过多：长期慢性铁丢失而得不到纠正会导致 IDA，如慢性胃肠道失血（包括痔疮、胃十二指肠溃疡、食管裂孔疝、消化道息肉、胃肠道肿瘤、寄生虫感染、食管或胃底静脉曲张破裂等）、月经过多（如宫内放置节育环、子宫肌瘤及月经失调等妇科疾病）、咯血和肺泡出血（如肺含铁血黄素沉着症、肺出血肾炎综合征、肺结核、支气管扩张、肺癌等）、血红蛋白尿（如阵发性睡眠性血红蛋白尿症、冷抗体型自身免疫性溶血、人工心脏瓣膜、行军性血红蛋白尿等）及其他原因造成的长期慢性铁丢失（如遗传性出血性毛细血管扩张症、慢性肾衰竭行血液透析、多次献血等）。

2.发病机制

（1）缺铁对铁代谢的影响：当体内贮存铁减少到不足以补偿功能状态的铁时，铁代谢指标发生异常，包括贮铁指标（铁蛋白、含铁血黄素）降低、血清铁和转铁蛋白饱和度降低、总铁结合力和未结合铁的转铁蛋白升高、组织缺铁、红细胞内缺铁。

（2）缺铁对造血系统的影响：红细胞内缺铁，血红素合成障碍，大量原卟啉不能与铁结合成为血红素，而以游离原卟啉（FEP）的形式积累在红细胞内，或与锌原子结合成为锌原卟啉（ZPP），血红蛋白生成减少，红细胞质少、体积小，发生小细胞低色素性贫血；严重时粒细胞、血小板的生成也受影响。

（3）缺铁对组织细胞代谢的影响：组织缺铁，细胞中含铁酶和铁依赖酶的活性降低，进而影响患者的精神、行为、体力、免疫功能及患儿的生长发育和智力；缺铁可引起黏膜组织病变和外胚叶组织营养障碍。

（五）临床表现

1.原发病表现

原发病表现包括消化性溃疡、肿瘤或痔疮导致的黑便、血便或腹部不适，肠道寄生虫感染导致的腹痛或大便性状改变，妇女月经过多，肿瘤性疾病导致的消瘦，血管内溶血导

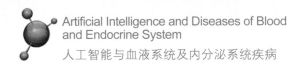

致的血红蛋白尿等。

2.贫血表现

常见的贫血症状包括乏力、易倦、头晕、头痛、眼花、耳鸣、心悸、气短、食欲缺乏等,还有肤色苍白、心率增快等。

3.组织缺铁表现

组织缺铁的表现包括:精神行为异常,如烦躁、易怒、注意力不集中、异食癖;体力、耐力下降;易感染;儿童生长发育迟缓、智力低下;口腔炎、舌炎、舌乳头萎缩、口角皲裂、吞咽困难;毛发干枯、脱落;皮肤干燥、皱缩;指(趾)甲缺乏光泽、脆薄易裂,重者指(趾)甲变平,甚至指甲呈勺状(匙状甲)。

(六)实验室检查

1.血象

IDA 患者的血象呈小细胞低色素性贫血,MCV 低于 80 fL,MCH 小于 26 pg,MCHC 小于 32%。血片中可见红细胞体积小,中央淡染区扩大。网织红细胞计数多正常或轻度增高。白细胞和血小板计数可正常或减低,也有部分患者血小板计数升高。

2.骨髓象

IDA 患者骨髓象增生活跃或明显活跃。骨髓象增生以红系细胞增生为主,粒系、巨核系细胞无明显异常;红系细胞中以中、晚幼红细胞为主,其体积小,核染色质致密,胞浆少,边缘不整齐,有血红蛋白形成不良的表现,即所谓的"核老浆幼"现象。

3.铁代谢

IDA 患者的铁代谢异常表现为:血清铁低于 8.95 pmol/L;总铁结合力升高,大于 64.44 pmol/L;转铁蛋白饱和度降低,小于 15%;可溶性转铁蛋白受体(sTfR)浓度升高;血清铁蛋白低于 12 μg/L。骨髓涂片用亚铁氰化钾染色后,在骨髓小粒中无深蓝色的含铁血黄素颗粒;在幼红细胞内铁小粒减少或消失,铁粒幼细胞少于 15%。

4.红细胞内卟啉代谢

铁缺乏时,大量原卟啉不能与铁结合成为血红素,以 FEP 的形式积累在红细胞内,或与锌原子络合成 ZPP。FEP 大于 0.9 μmol/L(全血),ZPP 大于 0.96 μmol/L(全血),FEP/Hb 大于 4.5 μg/gHb,均提示血红素合成障碍。

5.血清转铁蛋白受体测定

sTfR 是反映缺铁性红细胞生成的最佳指标,一般 sTfR 浓度大于 26.5 nmol/L(2.25 μg/mL)可诊断为缺铁。

二、疾病预防、诊断、治疗、康复

(一)预防

IDA 的预防重点应放在婴幼儿、青少年和妇女的营养保健上。对婴幼儿,应及早添加富含铁的辅食,如蛋类、肝等;对青少年,应纠正偏食,定期查治寄生虫感染;对孕妇、哺乳期妇女,可补充铁剂;对月经期妇女,应防治月经过多。还应做好肿瘤性疾病和慢性出血性疾病的人群防治。

（二）诊断

1.诊断

ID：①血清铁蛋白小于 12 $\mu g/L$；②骨髓铁染色显示骨髓小粒可染铁消失，铁粒幼细胞少于 15％；③血红蛋白及血清铁等指标尚正常。

IDE：①ID 诊断的"①＋②"；②转铁蛋白饱和度小于 15％；③FEP/Hb 大于 4.5 $\mu g/gHb$；④血红蛋白尚正常。

IDA：①IDE 诊断的"①＋②＋③"；②小细胞低色素性贫血：男性 Hb 小于 120 g/L，女性 Hb 小于 110 g/L，孕妇 Hb 小于 100 g/L；MCV 小于 80 fL，MCH 小于 27 pg，MCHC 小于 32％。

病因诊断：IDA 仅是一种临床表现，其背后往往隐藏着其他疾病。只有明确病因，IDA 才可能得到根治。有时缺铁的病因比贫血本身更为严重，例如，胃肠道恶性肿瘤伴慢性失血或胃癌术后残胃癌所致的 IDA，应多次检查大便潜血，必要时做胃肠道 X 线或内镜检查；月经过多的妇女应检查有无妇科疾病。

2.鉴别诊断

IDA 应与下列小细胞性贫血相鉴别：

（1）铁粒幼细胞贫血：这是一种由遗传或不明原因导致的红细胞铁利用障碍性贫血，表现为小细胞性贫血，但血清铁蛋白浓度增高、骨髓小粒含铁血黄素颗粒增多、铁粒幼细胞增多，并出现环形铁粒幼细胞。血清铁和铁饱和度增高，总铁结合力不低。

（2）珠蛋白生成障碍性贫血：原名为地中海贫血，有家族史，有溶血表现。血片中可见多量靶形红细胞，并有珠蛋白肽链合成数量异常的证据，如胎儿血红蛋白或血红蛋白 A_2 增高，出现血红蛋白 H 包涵体等。血清铁蛋白与骨髓可染铁、血清铁和铁饱和度不低且常增高。

（3）慢性病性贫血：这类贫血主要有慢性炎症、感染或肿瘤等引起的铁代谢异常性贫血，其发病机制包括体内铁代谢异常、骨髓对贫血的代偿不足、红细胞寿命缩短等。慢性病性贫血为小细胞性贫血，贮铁（血清铁蛋白和骨髓小粒含铁血黄素）增多，血清铁、血清铁饱和度、总铁结合力减低。

（4）转铁蛋白缺乏症：转铁蛋白缺乏症系常染色体隐性遗传所致（先天性）或因严重肝病、肝脏肿瘤继发（获得性）导致，表现为小细胞低色素性贫血，血清铁、总铁结合力、血清铁蛋白及骨髓含铁血黄素均明显降低。先天性转铁蛋白缺乏症患者幼儿时发病，伴发育不良和多脏器功能受累；获得性转铁蛋白缺乏症患者有原发病的表现。

（三）治疗

IDA 的治疗原则是根除病因、补足贮铁。

1.病因治疗

应尽可能地去除导致缺铁的病因。例如，婴幼儿、青少年和妊娠妇女因营养不足而发生 IDA，应改善饮食；月经过多引起 IDA 者应调理月经；寄生虫感染者应驱虫治疗；恶性肿瘤者应接受手术或放、化疗；消化性溃疡导致缺铁者应接受抑酸治疗等。

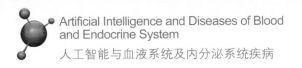

2.补铁治疗

治疗性铁剂有无机铁和有机铁两类。无机铁以硫酸亚铁为代表,有机铁则包括右旋糖酐铁、葡萄糖酸亚铁、山梨醇铁、富马酸亚铁、琥珀酸亚铁和多糖铁复合物等。无机铁剂的不良反应较有机铁剂明显,首选口服铁剂如硫酸亚铁 0.3 g,每日 3 次,或右旋糖酐铁 50 mg,每日 2~3 次,餐后服用胃肠道反应小且易耐受。应注意的是,进食谷类、乳类食物及茶等会抑制铁剂的吸收,鱼、肉类、维生素 C 可加强铁剂的吸收。口服铁剂有效则表现为外周血网织红细胞增多,高峰在开始服药后 7~10 天,2 周后血红蛋白浓度上升,一般 6~8 周恢复正常。铁剂治疗应在血红蛋白恢复正常后至少持续 4~6 个月,待铁蛋白正常后再停药。若口服铁剂不能耐受或胃肠道正常解剖部位发生改变而影响铁的吸收,可用铁剂肌内注射。右旋糖酐铁是最常用的注射铁剂,首次用药须给药 0.5 mL 作为试验剂量,1 小时后无过敏反应可足量治疗,注射用铁的总需要量按以下公式计算:(标准血红蛋白浓度-患者血红蛋白浓度)×0.24×体重(kg)+铁贮存量(500~1000 mg)。

(四)康复

对于缺铁性贫血患者,口服补铁治疗周期较长,应坚持服药,定期复查;多吃富含铁的食物,如瘦肉、动物内脏、黑木耳等,同时多补充维生素 C,以促进铁剂的吸收和利用。单纯营养不足者易恢复正常。继发于其他疾病者,其长期预后取决于原发病能否得到根治。

三、医工交叉应用的展望

IDA 和 β-地中海贫血(β-TT)的鉴别诊断具有重要的临床价值。如果 β-地中海贫血患者被诊断为 IDA,将会接受不必要的铁补充治疗。而且,由于 β-地中海贫血是一种遗传病,如果患有 β-地中海贫血的患者被诊断为 IDA,则其对子代的遗传风险会被忽略。由于这两种贫血亚型的症状相似,其鉴别诊断既耗时又昂贵。目前,临床实践中有几个用来区分 IDA 和 β-地中海贫血的指标。其中,全血细胞计数(complete blood count,CBC)是一种快速、廉价且易获得的方法,是一种主要诊断手段。然而,由于 CBC 对 IDA 和 β-地中海贫血的鉴别诊断具有一定的局限性,当 CBC 不足以鉴别这两种疾病时,需要检测铁蛋白、血清铁、铁结合能力和血红蛋白 A2(HbA2)水平等指标。这些检查耗时且价格较贵,而且有的医疗机构受硬件条件限制无法检测,因此需要开发更简单、更便宜的检测手段来进行鉴别诊断。

目前,有许多研究机构开发了多种方法来区分 IDA 和 β-地中海贫血。在这些研究中,有一部分研究是通过构造某种指数来区分 IDA 和 β-地中海贫血;有的研究则是利用机器学习算法来实现鉴别诊断。有研究者提出了一种混合数据挖掘模型,基于简单的实验室检查结果就可以鉴别这两种疾病。该混合模型采用了 K 近邻(k-nearest neighbor,KNN)、朴素贝叶斯(naire Bayesian,NB)、决策树(decision tree,DT)和多层感知器(multiple perceptron,MLP)神经网络,其鉴别诊断 IDA 与 β-地中海贫血的灵敏度和特异度分别达到了 98.41% 和 98.81%。还有研究者利用相似的研究思路,混合使用五种不同的分类算法,其分类准确率达到了 96.343%。

在一项来自土耳其菲亚特大学的研究中,研究者利用极限学习机(extreme learning machine,ELM)的算法,利用血红蛋白浓度(hemoglobin,HGB)、红细胞压积(hematocrit,HCT)、红细胞计数(erythrocyte,red blood cell,RBC)、红细胞平均体积、平均血红蛋白量、红细胞体积分布宽度(red cell volume distribution width,RDW)、平均血红蛋白浓度等血常规检查指标以及患者性别来鉴别 IDA 和 β-地中海贫血。ELM 的输入层权重和阈值是随机分配的,输出层权重则是通过分析计算的,因此,其速度快于人工神经网络和支持向量算法,可以利用较少的计算资源取得较高的判别性能。该研究将 342 名患者的血红蛋白、红细胞、HCT、MCV、MCH、MCHC 和 RDW 等参数用于 ELM 算法,准确率达 95.59%。我们相信未来会有更多基于人工智能算法的缺铁性贫血辅助诊断工具被开发出来,并最终在临床实践中辅助医生提高诊断准确度。

※ 拓展阅读 ※

血细胞分析仪流水线的自动审核

一、自动审核概述

临床实验室样本量的增加对实验室人员来说是一个巨大的挑战,虽然目前大部分大型医院都配有自动化的检验设备,检验工作效率与过去相比已经明显提高,但是如果想进一步节省人力,缩短测定周期(turn around time,TAT),建立实验室样本自动审核系统就显得尤为重要。中华人民共和国国家卫生健康委员会 2018 年发布了中华人民共和国卫生行业标准《临床实验室定量检验结果的自动审核》(WS/T 616—2018),并于 2019 年 3 月 1 日开始实施,这标志着自动审核在我国进入了标准化阶段。

血液细胞分析是临床检验必不可少的检测项目,深圳迈瑞生物医疗电子股份有限公司与大连理工大学共同完成的"血液细胞荧光成像染料的创制及应用"研发项目,攻克高端技术难题,围绕靶向性染料分子结构与性能的关系,成功开发出具有自主知识产权的靶向性荧光染料,获得 2020 年度国家技术发明奖二等奖。以本染料项目为基础,迈瑞医疗不断突破创新,核心性能指标达到国际一流水平。其开发的连接血常规检测仪与实验室信息管理系统(LIS)的中间软件——专家审核系统(labXpert),研究者可以在该系统上设置自动审核规则,该软件的自动审核路径依照美国临床和实验室标准协会(Clinical and Laboratory Standards Institute,CLSI)自动审核的定义(Auto-10A)进行设计,将规则录入该系统后,根据这套规则对所有样本的结果进行判断,实现样本的自动审核,同时可以设计一套智能复检规则,根据规则判断,将高度怀疑异常的标本自动推片染色或重测,而一些灰区标本(可疑标本)则需结合人工判断来决定是否需要进一步复检(如果中间有缓存,则人工下单后可自动复检),从而实现标本精准复检,在保证报告质量的同时可以提高样本审核效率,从而实现流水线标本自动审核、智能复检及人工审核的完美结合。自动审核能够大大提高检验科的工作效率,智能复检结合灰区标本人工审核可实现标本精准复检,在保证异常标本不漏检的同时降低复检率,但也要考虑样本审核的临床风险。因此,制定科学的审核规则及复检规则尤为重要。据悉,全国已有多家医院使用迈瑞高端血液分析流水线技术支持的产品,同时该系统出口到了百余国家和地区。

二、血常规自动审核规则和流程的设计

自动审核规则是影响自动审核系统结果的一个重要因素,临床实验室应结合实际情况,按照 CLSI Auto-10A、CLSI Auto-15A 和 WS/T 616—2018 行业标准推荐的流程设计包括数据要素在内的自动审核规则,以识别出存在于分析过程中的潜在干扰、异常、误差因素,以保证检测质量。

三、血细胞分析仪自动审核规则的建立

(一)自动审核初版方案制定

参考国际血液学组织推荐的复检规则,所用仪器的参数、报警规则及科室对血常规的审核要求,制定一套初版的自动审核规则(含复检规则)。

(二)阳性标准确定

参照国际血液学复检专家组制定的阳性标准:红细胞形态有中度或更大改变;血涂片中发现疟原虫;血小板(platelet,PLT)形态有中度或更大改变;血小板聚集比较多见;杜勒小体、毒性改变、空泡的粒细胞有中度或更大改变;原始细胞数量大于等于1个;早/中幼阶段细胞数量大于等于1个;晚幼阶段细胞数量大于等于2个;异型淋巴细胞数量大于等于5个;有核红细胞数量大于等于1个,浆细胞数量大于等于1个。

仪器阳性标准:样本结果没有通过自动审核的均为阳性。

(三)仪器状态确认

建立自动审核规则前需要对仪器进行校准,并按照中华人民共和国卫生行业标准《临床血液学检验常规项目分析质量要求》(WS/T 406—2012)对仪器进行性能验证,验证合格后按选择标准的要求进行标本选择。

(四)样本选择及分析

推荐按系列要求进行标本的选择:80%首诊患者标本,20%复诊标本;45%大内科标本(血液科占总体的10%)、35%外科标本、10%儿科(内、外科)标本、10%妇产科标本。连续收集样本检测数据,在仪器上用"CDNR"模式进行检测,样本量要求不少于1200例。

按上述要求,每天选取约40例新鲜血标本,在待测仪器上进行全模式的分析,分析完后每例标本制作3张血涂片,由两位主管技师进行镜检,每位主管技师分类计数200个白细胞(white blood cell,WBC)。若两位技师镜检结果偏差超过允许范围,再由第三位技师镜检复核,最后取相近结果的均值作为最终的镜检结果。

(五)数据统计

实验数据用 Microsoft Excel(微软电子表格)及 labXpert 内部统计功能进行统计学

处理,统计自动审核规则评估标本的假阴性率、假阳性率及自动审核通过率等指标。

假阳性:仪器提示人工审核或镜检审核,但是镜检为阴性的样本。

假阴性:仪器提示自动审核,但是镜检为阳性的样本。

真阳性:仪器提示需要人工审核或镜检审核,且镜检为阳性的样本。

真阴性:仪器提示自动审核,且镜检为阴性的样本。

一致性:真阳性和真阴性样本的样本数之和。

自动审核通过率＝(自动审核通过的样本数/所有分析的样本数)×100％。

(六)规则分析及调整

对假阴性及假阳性规则进行分析,并有针对性地对规则进行调整,按调整后的规则重新统计上述样本的假阴性率、假阳性率及自动审核通过率。自动审核通过的样本中,假阴性样本比例不超过5％,且假阴性样本中没有原始细胞、幼稚单核细胞、幼稚淋巴细胞及早幼粒细胞阳性的样本自动审核通过。

(七)自动审核规则验证

每天随机选取 40 例新鲜的血标本进行自动审核验证,选取的标本不少于 300例,所有的标本按自动审核建立的要求进行仪器分析及镜检,统计假阳性率、假阴性率及自动审核通过率等指标,同样要求假阴性率不超过5％,没有原始细胞、幼稚单核细胞、幼稚淋巴细胞及早幼粒细胞阳性的标本自动审核通过。

(八)自动审核上线初期验证

专家系统上线后 3 个月内,系统设置为审核后不自动通信,所有样本(含自动审核通过样本)均截留到"待通信"中,自动审核通过的样本均要求人工确认后再通信到LIS 端,审核医师记录所有系统自动审核通过、但医生认为需要复查的样本信息,同时记录系统判断需要人工审核、但检验医师认为可以自动审核通过的样本。根据审核过程中遇到的异常情况,适当调整自动审核规则,3 个月使用没有发现原幼细胞漏检等异常情况,方可将自动审核正式上线发报告。

(九)报告签发

1.自动签发

当自动审核程序判断的结果符合所有预设规则时,表示通过自动审核程序,由LIS 直接签发报告,不实施人工干预。应注意,根据行业标准要求,由自动审核程序签发的报告应有易于识别的标志且实验室应有相关规定可以说明如何确定自动签发检验报告单的审核者,建议由规则的设置者和验证者作为报告单的审核者。

2.人工签发

当自动审核结果不符合预设规则时,表示未通过自动审核程序,此时程序对该样本进行标记,报告将被保留,人工核对必要的信息后签发,必要时联系医护人员。自动审核程序应准确说明未审核的原因,并提示进行人工操作的需要。

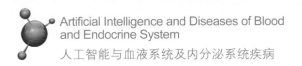
参考文献

[1]ÇIL B，AYYILDIZ H，TUNCER T. Discrimination of β-thalassemia and iron deficiency anemia through extreme learning machine and regularized extreme learning machine based decision support system[J]. Medical Hypotheses，2020，138：109611.

[2]LAENGSRI V，SHOOMBUATONG W，ADIROJANANON W，et al. ThalPred：A web-based prediction tool for discriminating thalassemia trait and iron deficiency anemia[J]. BMC Medical Informatics and Decision Making，2019，19(1)：212.

[3]AZARKHISH I，RAOUFY M R，GHARIBZADEH S. Artificial intelligence models for predicting iron deficiency anemia and iron serum level based on accessible laboratory data[J]. J Med Syst,2012,36(3):2057-2061.

（李巍　赵亚楠　姜慧慧　王璟涛）

第二章　巨幼细胞贫血

学习目的

1. 了解巨幼细胞贫血的定义、病因及发病机制。
2. 掌握巨幼细胞贫血的临床表现和诊断方法。
3. 熟悉巨幼细胞贫血的治疗方法。

案例

患者女性,29 岁,现因"头晕、乏力伴食欲减退 1 年余"来医院血液科门诊治疗。

目前情况:患者 1 年前无明显诱因出现头晕、乏力,伴食欲减退,无发热、头痛、腹痛、出血等不适,未行特殊治疗。当地医院查血常规显示:白细胞 5.2×10^9/L,血红蛋白 67 g/L,血小板 122×10^9/L。患者自幼不喜肉食,近 5 年严格素食。既往无特殊病史。

查体:患者呈贫血貌,全身皮肤黏膜苍白,浅表淋巴结未触及。胸骨无压痛,双肺呼吸音粗,未闻及干湿啰音。心率 96 次/分,律齐,各瓣膜听诊区未闻及病理性杂音。腹软,全腹无压痛及反跳痛,肝脾肋下未触及。

初步诊断:贫血原因待查。

当地医院血常规示患者中度贫血,结合其常年素食的既往史,不能排除营养性贫血,下一步对其进行骨髓穿刺和抽血化验的相关检查。

血常规显示:白细胞 4.9×10^9/L,红细胞 2.27×10^{12}/L,血红蛋白 59 g/L,血小板 131×10^9/L,MCV 119 fL,MCH 41 pg,MCHC 31%,网织红细胞绝对计数 0.04×10^{12}/L,网织红细胞百分数 0.8%;血清叶酸测定值 7.0 nmol/L,维生素 B_{12} 测定值 52 pmol/L;血清铁 9.2 μmol/L,铁蛋白 21 μg/L;女性肿瘤标志物、风湿系列、类风湿系列阴性。外周血 PNH 克隆阴性。

骨髓细胞学显示:有核细胞增生活跃,三系各阶段细胞体积增大,以红系为著,易见双核及多核巨幼红细胞,其中可见核畸形、核碎裂等改变。

外周血细胞学显示:血片中可见大小、数量不等的大椭圆形红细胞,中央苍白区消失,可见嗜碱性点彩;中性粒细胞核分叶过多。

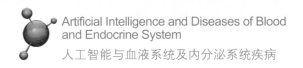
修正诊断:巨幼细胞贫血。

治疗:给予患者维生素 B_{12} 肌注治疗,后期改为口服治疗。患者头晕、乏力、厌食等症状好转,复查血常规显示血红蛋白逐渐升至正常范围。

医工结合点:在显微镜下根据中性分叶核粒细胞的数量来进行巨幼细胞贫血的诊断复杂且费时,需要丰富的临床经验和技能,且受主观因素的影响,利用深度学习(deep learning)技术进行图像分割、特征提取和自动分类,可避免这些因素,且有极高的准确率。

思考题
如何利用医工交叉的方法无创地进行巨幼细胞贫血的诊断?

案例解析

一、疾病概述

巨幼细胞贫血(megaloblastic anemia,MA)是由于血细胞核脱氧核糖核酸(DNA)合成障碍所致的一种大细胞性贫血,其特征是骨髓中红细胞和髓系细胞出现"巨幼变"。叶酸或维生素 B_{12} 参与细胞核 DNA 的合成,叶酸和(或)维生素 B_{12} 缺乏是最常见的病因,又可分为以下几种:①食物营养不够,如叶酸或维生素 B_{12} 摄入不足;②吸收不良,如胃肠道疾病、药物干扰和内因子抗体形成(恶性贫血);③代谢异常,如肝病、某些抗肿瘤药物的影响;④需求增加,如哺乳期及妊娠期妇女;⑤利用障碍,如嘌呤、嘧啶自身合成异常或化疗药物影响等。

(一)流行病学
该病在经济不发达地区或进食新鲜蔬菜、肉类较少的人群中多见。在我国,叶酸缺乏者多见于陕西、山西、河南等地。而在欧美国家,维生素 B_{12} 缺乏或存在内因子抗体者多见此病。

(二)病因和发病机制
1.叶酸代谢及缺乏的原因
(1)叶酸代谢和生理作用:叶酸由蝶啶、对氨基苯甲酸及 L-谷氨酸组成,为 B 族维生素,富含于新鲜水果、蔬菜、肉类食品中。叶酸主要在十二指肠及近端空肠被吸收,成年人每日需从食物中摄入 200 μg 叶酸。食物中的多聚谷氨酸型叶酸经肠黏膜细胞产生的解聚酶的作用,转变为单谷氨酸或双谷氨酸型叶酸后进入小肠黏膜上皮细胞,再经叶酸还原酶催化,以及还原型烟酰胺腺嘌呤二核苷酸磷酸(NADPH)作用还原为二氢叶酸(FH_2)和四氢叶酸(FH_4),后者再转变为有生理活性的 N^5-甲基四氢叶酸(N^5-FH_4),经门静脉入肝。其中一部分 N^5-FH_4 经胆汁排泄到小肠后重新吸收,即叶酸的肠肝循环。血浆中 N^5-FH_4 与白蛋白结合后转运到组织细胞。在细胞内,经维生素 B_{12} 依赖性甲硫氨酸合成酶的作用，N^5-FH_4 转变为 FH_4，后者是叶酸的活性形式。其携带不同一碳单位参与机体多种生物合成过程，如嘌呤合成、同型半胱氨酸转变为蛋氨酸，以及尿嘧啶脱氧核糖酸转变为胸腺嘧啶核苷酸等。嘌呤合成是红细胞生成过程中 DNA 合成的限速因素。因此，叶酸缺乏可造成 DNA 合成障碍，细胞核发育迟缓，落后于细胞质发育，导致巨幼细胞贫血。

(2)叶酸缺乏的原因：①摄入减少：主要原因是食物加工不当，如烹调时间过长或温度过高，破坏大量叶酸；其次是偏食，食物中蔬菜、肉/蛋类不足。②需要量增加：妊娠期妇女每天的叶酸需要量是 $400 \sim 600~\mu g$，生长发育的儿童及青少年，以及长期接受血液透析治疗的患者，慢性反复溶血、白血病、肿瘤、甲状腺功能亢进及慢性肾衰竭患者，叶酸的需要量都会增加。③吸收障碍：腹泻、小肠炎症、肿瘤，以及手术和某些药物(抗癫痫药物、柳氮磺吡啶、乙醇等)会影响叶酸的吸收。④利用障碍：抗核苷酸合成药物如氨甲蝶呤、甲氧苄啶、氨苯蝶啶、氨基蝶呤和乙胺嘧啶等均可干扰叶酸的利用；一些先天性酶缺陷如甲基 FH_4 转移酶、FH_2 还原酶和亚氨甲基转移酶等可影响叶酸的利用。⑤叶酸排出增加：血液透析、酗酒可增加叶酸排出。

2.维生素 B_{12} 代谢及缺乏的原因

(1)维生素 B_{12} 代谢和生理作用：维生素 B_{12} 在人体内以甲基钴胺素的形式存在于血浆中，以 5-脱氧腺苷钴胺素的形式存在于肝及其他组织中。正常人每日需维生素 $B_{12}1 \sim 2~\mu g$，主要来自于动物肝、肾、肉、鱼、蛋及乳品类等食品。食物中的维生素 B_{12} 与蛋白结合，经胃酸和胃蛋白酶消化，与蛋白分离后再与胃黏膜壁细胞合成的 R 蛋白结合形成复合物。该复合物进入十二指肠，经胰蛋白酶作用，R 蛋白被降解。两分子维生素 B_{12} 又与同样来自胃黏膜上皮细胞的内因子(intrinsic factor，IF)结合形成内因子-维生素 B_{12} 复合物。内因子保护维生素 B_{12} 不受肠道分泌液破坏，到达回肠末端与该处肠黏膜上皮细胞刷状缘的内因子-维生素 B_{12} 受体结合并进入肠上皮细胞，继而经门静脉入肝。人体内维生素 B_{12} 的储存量为 $2 \sim 5~mg$，其中 $50\% \sim 90\%$ 储存在肝。维生素 B_{12} 主要经粪便、尿排出体外。

(2)维生素 B_{12} 缺乏的原因：①摄入减少：体内维生素 B_{12} 储备丰富，营养性维生素 B_{12} 缺乏极少见，主要发生于严格素食者。②吸收障碍：这是维生素 B_{12} 缺乏最常见的原因，可见于内因子缺乏，如恶性贫血、胃切除、胃黏膜萎缩等，胃酸和胃蛋白酶缺乏，胰蛋白酶缺乏，肠道疾病，先天性内因子缺乏或维生素 B_{12} 吸收障碍，药物(对氨基水杨酸、新霉素、二甲双胍、秋水仙碱和苯乙双胍等)影响，肠道寄生虫(如阔节裂头绦虫病)或细菌大量繁殖消耗维生素 B_{12}。③利用障碍：先天性转钴蛋白Ⅱ(TCⅡ)缺乏引起维生素 B_{12} 输送障碍，麻醉药氧化亚氮可将钴胺氧化而抑制甲硫氨酸合成酶。

3.发病机制

叶酸的各种活性形式作为辅酶为 DNA 合成提供一碳基团。其中，最重要的是胸苷酸合成酶催化脱氧尿苷酸(deoxyuridylic acid，deoxyuridine monophosphate，dUMP)甲基化，形成脱氧胸苷一磷酸(deoxythymidine monophosphate，dTMP)，继而形成脱氧胸苷三磷酸(deoxythymidine triphosphate，dTTP)的过程。叶酸缺乏时，dTTP 形成减少，

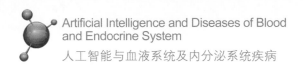

DNA 合成障碍、复制延迟。RNA 合成所受影响不大，细胞内 RNA 与 DNA 的比值增大，造成细胞体积增大，胞核发育滞后于胞质，形成巨幼变。骨髓中红系、粒系和巨核系细胞发生巨幼变，分化成熟异常，在骨髓中过早死亡，导致全血细胞减少。DNA 合成障碍也累及其他增生迅速的非造血组织细胞，如黏膜上皮组织，影响口腔和胃肠道功能。

维生素 B_{12} 缺乏导致同型半胱氨酸转变为甲硫氨酸的过程受阻，甲基四氢叶酸无法形成四氢叶酸和亚甲基四氢叶酸，间接影响了 DNA 的合成。此外，维生素 B_{12} 缺乏还可引起神经精神异常，其机制与两个维生素 B_{12} 依赖性酶（L-甲基丙二酰 CoA 变位酶和甲硫氨酸合成酶）的催化反应发生障碍有关：前者催化反应障碍导致神经髓鞘合成障碍，并有奇数碳链脂肪酸或支链脂肪酸掺入髓鞘中；后者催化反应障碍引起神经细胞甲基化反应受损。

（三）临床表现

1.血液系统

MA 起病缓慢，患者常有面色苍白、乏力、头晕、心慌等不适症状。重者全血细胞减少，反复感染和出血。少数患者可出现轻度黄疸。

2.消化系统

患者的口腔黏膜、舌乳头萎缩，舌面呈"牛肉样舌"，可伴舌痛。胃肠道黏膜萎缩可引起食欲缺乏、恶心、腹胀、腹泻或便秘。

3.神经精神症状

神经精神症状包括：①对称性远端肢体麻木、深感觉障碍；②共济失调或步态不稳；③味觉、嗅觉降低；④锥体束征阳性、肌张力增加、腱反射亢进；⑤视力下降、黑矇征；⑥重者可有大、小便失禁；⑦叶酸缺乏者有易怒、妄想等精神症状；⑧维生素 B_{12} 缺乏者有抑郁、失眠、记忆力下降、谵妄、幻觉、妄想，甚至精神错乱、人格变态等症状。

（四）实验室检查

1.血象

血象呈大细胞性贫血，MCV、MCH 均增高，MCHC 正常。网织红细胞计数可正常或轻度增高，重者全血细胞减少，血片中可见红细胞大小不等、中央淡染区消失，有大椭圆形红细胞、点彩红细胞等；中性粒细胞核分叶过多（5 叶核占 5% 以上或出现 6 叶以上核），亦可见巨型杆状核粒细胞。

2.骨髓象

骨髓象增生活跃或明显活跃。红系增生显著、巨幼变（胞体大，胞质较胞核成熟，"核幼浆老"）；粒系也有巨幼变，成熟粒细胞多分叶；巨核细胞体积增大，分叶过多。骨髓铁染色常增多。

3.生化检查

血清维生素 B_{12} 低于 74 pmol/L（100 ng/mL），此为维生素 B_{12} 缺乏；血清叶酸低于 6.8 nmol/L（3 ng/mL），红细胞叶酸低于 227 nmol/L（100 ng/mL），此为叶酸缺乏。

4.其他

其他实验室检查包括：①胃酸降低、内因子抗体及希林（Schilling）试验（测定放射性

核素标记的维生素 B_{12} 吸收情况）阳性（恶性贫血）；②尿高半胱氨酸 24 小时排泄量增加（维生素 B_{12} 缺乏）；③血清间接胆红素可稍增高。

二、疾病预防、诊断、治疗、康复

（一）预防

纠正偏食及不良烹调习惯。对高危人群可适当采取干预措施，如及时为婴幼儿添加辅食；青少年和妊娠妇女多补充新鲜蔬菜，亦可口服小剂量叶酸或维生素 B_{12} 预防；应用干扰核苷酸合成药物治疗的患者，应同时补充叶酸和维生素 B_{12}。

（二）诊断

1.诊断

MA 的诊断依据包括：①有叶酸、维生素 B_{12} 缺乏的病因及临床表现；②外周血呈大细胞性贫血，中性粒细胞核分叶过多；③骨髓呈典型的巨幼样改变，无其他病态造血表现；④血清叶酸和（或）维生素 B_{12} 水平降低；⑤试验性治疗有效：叶酸或维生素 B_{12} 治疗一周左右网织红细胞上升者，应考虑叶酸或维生素 B_{12} 缺乏。

2.鉴别诊断

（1）造血系统肿瘤性疾病：如急性红白血病、骨髓增生异常综合征，骨髓可见巨幼样改变等病态造血现象，叶酸、维生素 B_{12} 水平不低且补之无效。

（2）有红细胞自身抗体的疾病：如温抗体型自身免疫性溶血性贫血、伊文氏综合征（Evans syndrome）、免疫相关性全血细胞减少，不同阶段的红细胞可因抗体附着"变大"，又有间接胆红素增高，少数患者尚合并内因子抗体，故本病极易与单纯叶酸或维生素 B_{12} 缺乏引起的 MA 混淆。其鉴别点是此类患者有自身免疫病的特征，免疫抑制剂能显著纠正贫血。

（3）合并高黏滞血症的贫血：如多发性骨髓瘤，因 M 蛋白黏附红细胞而呈"缗钱状"（成串状），血细胞自动计数仪测出的 MCV 数偏大，但骨髓瘤的特异表现是 MA 所没有的。

（4）非造血系统疾病：甲状腺功能减退症、肿瘤化疗后等。

（三）治疗

1.原发病的治疗

对于有原发病（如胃肠道疾病、自身免疫病等）的 MA 患者，应积极治疗原发病；对于用药后继发 MA 的患者，应酌情停药。

2.补充缺乏的营养物质

（1）叶酸缺乏：口服叶酸，每次 5～10 mg，每日 3 次，用至贫血表现完全消失；如同时有维生素 B_{12} 缺乏，则需同时注射维生素 B_{12}，否则可加重神经系统损伤。

（2）维生素 B_{12} 缺乏：肌注维生素 B_{12}，每次 500 μg，每周 2 次；无维生素 B_{12} 吸收障碍者可口服维生素 B_{12} 片剂 500 μg，每日 1 次，直至血象恢复正常；若有神经系统表现，治疗维持半年至 1 年；恶性贫血患者的治疗应维持终身。

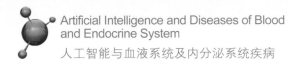
（四）康复

有基础疾病的患者应积极治疗原发病,并坚持服药。多吃新鲜的蔬菜水果,加强体育运动来增强体质,提高免疫力。多数患者预后良好;原发病不同的患者,疗程不一。

三、医工交叉应用的展望

（一）非侵入性诊断设备

贫血是一个公共卫生问题,全世界大约有16.2亿人受贫血影响。2011年的研究发现,29%的非孕妇受到贫血影响。贫血作为造成全球疾病负担的一个主要因素,对工作、生产力和生活质量具有很大的影响。不过贫血通常是可以缓解的,及时发现和干预是解决贫血问题的关键。检查贫血最可靠的指标是血红蛋白浓度（Hb）,传统方式是通过静脉血或毛细血管血液标本来测量。然而,这些方式是有创的,可能会导致患者和医护人员的感染。因此,开发一种无创、非侵入性的贫血检查仪器对于贫血筛查具有重要的促进作用,是一个很好的医工交叉研究方向。

目前有几种估计血红蛋白浓度的非侵入性方法。传统诊断方式是将结膜、指甲床、舌头和手掌苍白程度的主观评估当作是否存在严重贫血的临床体征。有报道称,利用自动算法,通过智能手机拍摄的数码照片来分析指甲床的颜色,可以高精度地估计血红蛋白浓度。然而,这些算法所评估的是手动选择的指甲区域,它们的稳健性和在现实世界中的性能仍有待考察。遮挡光谱学和脉冲学共氧测定使用分光光度传感器,通过测量光在组织中的传输情况来评估血红蛋白。不过,这些非侵入性方法的准确性不如静脉血检测这一"金标准"。此外,还有研究者致力于开发一种通过测量眼底情况来检测贫血的医学设备。许多贫血患者的病情会发展为血管外疾病病变,其病变情况与贫血的严重程度和静脉弯曲有关。28.3%的贫血和（或）血小板减少症患者会出现视网膜病变,并且血小板减少和低血红蛋白与视网膜病变存在相关性。不过,由于视网膜病变在贫血患者中的患病率相对比较低,将其作为一个独立的检测指标还存在一定的局限性,因此尚没有很多研究利用眼底照片进行贫血检查。一项来自谷歌公司的研究中,研究者探索了利用非侵入性的眼底照片和深度学习量化血红蛋白浓度的可能性。研究者分别利用参与者的眼底图像和元数据（包括种族或民族、年龄、性别和血压）以及这两种数据类型的组合（图像和研究参与者元数据）训练用于预测患者贫血情况的深度学习模型,在包含11388名参与者的验证数据集中,仅利用眼底图像、仅利用元数据和同时利用两种数据的深度学习模型预测贫血情况的曲线下面积（area under the curve,AUC）值分别为0.74（0.71~0.76）、0.87（0.85~0.89）和0.88（0.86~0.89）。这项研究表明,利用视网膜眼底图像和元数据的深度学习方法可以检测贫血并量化血红蛋白测量,可能实现自动化利用眼底图像进行贫血筛查。

（二）经济型诊断设备

据世界卫生组织估计,在非洲,70%由镰状细胞贫血导致的死亡可以在早期通过一些成本效益很高的干预措施进行预防。如果对新生儿进行镰状细胞贫血早期筛查,则可以大大降低疾病死亡负担,取得较高的社会效益。然而由于传统检测方法需要较高的成本和实验水平,因此只有少数非洲婴儿有条件接受镰状细胞贫血筛查。因此,需要开发低成本诊断手段和设备,对常见和罕见的红细胞相关疾病(镰状细胞贫血、地中海贫血、疟疾和其他不太常见的遗传性和获得性溶血性贫血)进行诊断。

近年来,智能手机、平板电脑等微型计算机技术不断发展,这些设备具有很好的交互界面,通常只需要增加特定的传感器和配套软件就可以变成十分经济的即时诊断设备。翁(R. Ung)等人开发了一种移动式微电泳设备——HemeChip,该设备可以快速、准确、经济地筛选镰状细胞贫血。HemeChip 使用包含醋酸纤维素电泳的微加工平台来快速分离不同类型的血红蛋白,然后研究者利用所开发的手机软件,通过云计算对 HemeChip 结果进行自动化和客观量化,其检测结果与高效液相色谱检测方法十分相近。德洛贝尔(J. Delobel)等人也开发了一种镰状细胞病的检测方法,该方法使用滤纸进行测试,每次的成本不足 0.05 欧元(约合人民币 0.4 元)。

(三)移动型诊断设备

对于一些罕见的疾病如红细胞酶缺陷疾病,由于这些疾病发病率极低,所以每个病例似乎都非常独特,难以发现其中的共性规律。这种情况下,需要多个研究中心协作,共同招募患者、共享数据资料,特别是共享生物学样品。目前,常见的共享方式是各中心之间相互运送样品。当运送比较容易保存的生物学样品时,如血液涂片、冷冻细胞,直接运输是比较简单直接的。然而,当所需要运送的是活细胞时,直接运输的方式就不太可行了。例如,一项关于细胞内 Ca^{2+} 的研究发现,运输过程对检测结果的影响甚至大于疾病本身对检测结果的影响。此外,还有研究者发现,在体外储存血液样品时,患者和对照组之间的差异很容易在数小时内消失。考虑到这些情况,实验室之间协作时,最常见的做法是尽快运送血样,但这并不是最理想的方式。第二种方式是将患者运送到专门实验室进行检测,但是这种方式受到患者的身体状态和依从性等因素的限制。第三种方式是使用可移动的专业实验室去患者处进行检测,这种方式尚未得到普及,不过在未来很可能会有越来越多红细胞相关疾病的检测设备被改造后用于建立移动实验室。如何更好地将检测设备进行移动化改造、减少运输过程对仪器精度的影响是需要深入研究的医工交叉问题。

参考文献

[1]MITANI A,HUANG A,VENUGOPALAN S,et al. Detection of anemia from retinal fundus images via deep learning[J]. Nature Biomedical Engineering,2020,4(1):18-27.

[2]KAESTNER L,BIANCHI P. Trends in the development of diagnostic tools for red blood cell-related diseases and anemias[J]. Frontiers in Physiology,2020,11:387.

[3]YABUTA M,NAKAMURA I,IDA H,et al. Deep learning-based nuclear lobe count method for differential count of neutrophils[J]. Tohoku J Exp Med,2021,254(3):199-206.

(李巍 赵亚楠 姜慧慧 王璟涛)

第三章 再生障碍性贫血

案例

患者女性,53岁,2018年发现患有乙肝,未系统诊治,现因"双下肢出血半年余,头晕、乏力伴牙龈出血20天"来到医院血液科住院治疗。

目前情况:患者半年前出现双下肢多处出血,无乏力、发热,无鼻出血及牙龈出血。20天前出现头晕、乏力,伴牙龈出血,当地医院查血常规,结果显示:白细胞 $2.3×10^9/L$,血红蛋白57 g/L,血小板 $4×10^9/L$;给予其止血和输血治疗,无明显好转。门诊以"全血细胞减少"收住院。

查体:患者呈贫血貌,全身皮肤轻度黄染,双下肢可见瘀斑,最大 3 cm×2 cm,抽血部位可见瘀斑,全身浅表淋巴结未触及。胸骨无压痛,双肺呼吸音粗,未闻及干湿啰音。心率90次/分,律齐,各瓣膜听诊区未闻及病理性杂音。腹软,全腹无压痛及反跳痛,肝脾肋下未触及。

入院诊断:①全血细胞减少;②慢性乙型病毒性肝炎。

患者之前经过输血和止血药物治疗,效果不好,医生与患者及其家属充分沟通,从原发血液病和继发性血细胞减少两个角度出发,给予其骨髓穿刺和抽血化验。

血常规显示:白细胞 $1.5×10^9/L$,淋巴细胞比率 61%,血红蛋白 66 g/L,血小板 $19×10^9/L$,网织红细胞绝对计数 $0.01×10^{12}/L$,网织红细胞百分数 0.44%,乙肝表面抗原、e抗体阳性,乙肝病毒 DNA $1.4×10^4$ IU/mL,女性肿瘤标志物、风湿系列、类风湿系列阴性,外周血 PNH 克隆阴性。

骨髓免疫分型:表型未见异常。染色体检查示正常核型。急性髓系白血病和骨髓增生异常综合征相关基因突变筛查为阴性。骨髓活检病理(见图1-3-1)显示:骨髓增生低下

（＜5％），少量粒红系细胞散在分布，未见巨核细胞；小淋巴细胞、浆细胞散在分布。网状纤维染色（MF-0级）。髂骨骨髓细胞学（见图1-3-2）显示有核细胞少。

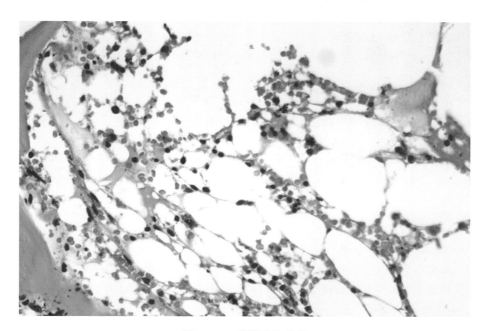

图 1-3-1　骨髓活检病理

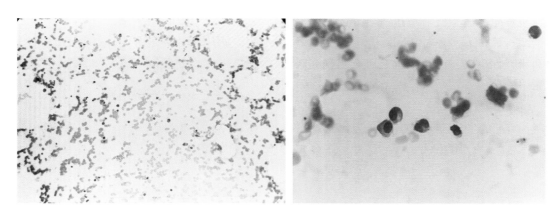

图 1-3-2　髂骨骨髓细胞学

经过综合考虑，患者患再生障碍性贫血的可能性大，诊断该病需多部位穿刺，行胸骨骨髓穿刺，结果显示：髓象增生减低，淋巴细胞比值明显增高，未见巨核细胞。

修正诊断：①重型再生障碍性贫血；②慢性乙型病毒性肝炎。

给予患者成分输血、止血等支持治疗，口服环孢素免疫抑制和雄激素刺激造血，同时给予其口服恩替卡韦抗乙肝病毒治疗。治疗后患者血象较前有所好转。

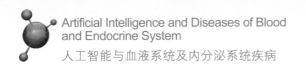

医工结合点:再生障碍性贫血是一种免疫系统介导的骨髓衰竭性疾病,有研究表明,再生障碍性贫血患者体内调节性 T 细胞的数量减少,功能下调,通过研究调节性 T 细胞亚群与免疫抑制治疗反应之间的关系,确定的调节性 T 细胞亚群可作为再生障碍性贫血和其他自身免疫性疾病对免疫治疗反应的预测生物标志物。

思考题

再生障碍性贫血的诊断有时需要根据多部位骨髓穿刺结果,可能会给患者造成极大的痛苦,是否有新型的检测手段能够避免多次穿刺实现精准诊断?

案例解析

一、疾病概述

(一)定义与病理生理

再生障碍性贫血(aplastic anemia,AA)简称再障,是一种由不同病因和机制引起的骨髓造血功能衰竭症,主要表现为骨髓造血功能低下,全血细胞减少及其所致的贫血、出血、感染综合征。

根据患者的病情、血象、骨髓象及预后,通常将该病分为重型再生障碍性贫血(severe aplastic anemia,SAA)和非重型再生障碍性贫血(non-severe aplastic anemia,NSAA),非重型再生障碍性贫血可进一步分为中间型和轻型,重型再生障碍性贫血可进一步分出极重型再障(very severe aplastic anemia,VSAA)。根据病因,AA 可分为先天性(遗传性)和后天性(获得性)。根据是否有明确病因,获得性 AA 分为继发性和原发性,原发性 AA 无明确病因。

(二)发病率

AA 的发病率在欧美国家为(0.47~1.37)/10 万人,日本为(1.47~2.40)/10 万人,我国为 0.74/10 万人。AA 可发生于各年龄段,老年人发病率较高,男、女发病率无明显差别。

(三)病因和发病机制

多数患者病因不明确,可能的病因包括:①病毒感染,特别是肝炎病毒、微小病毒 B19 等。②化学因素,特别是氯霉素类抗生素、磺胺类药物、抗肿瘤化疗药物以及苯等。抗肿瘤药及苯对骨髓的抑制作用与剂量相关,但抗生素、磺胺类药物及杀虫剂引起的再障与剂量关系不大,与个人敏感体质有关。③长期接触 X 射线、镭及放射性核素等可影响 DNA 的复制,抑制细胞有丝分裂,干扰骨髓细胞生成,导致造血干细胞数量减少。AA 作为一组后天暴露于某些致病因子后获得的异质性"综合征",可能通过三种机制发病,即原发性造血干/祖细胞("种子")缺陷、继发性造血干/祖细胞缺陷、造血微环境("土壤")及免疫("虫子")异常。目前,研究者认为 T 淋巴细胞异常活化、功能亢进造成骨髓损伤,在原发性、获得性 AA 发病机制中占主要地位,最新的研究显示,遗传背景在 AA 发病中可能也有一定作用。

1.造血干/祖细胞缺陷

造血干/祖细胞缺陷包括质和量的异常。AA 患者骨髓 CD34$^+$ 细胞较正常人明显减少,减少程度与病情相关;其 CD34$^+$ 细胞中具有自我更新及长期培养启动能力的"类原始细胞"明显减少。

2.造血微环境异常

AA 患者骨髓活检除可发现造血细胞减少外,还有骨髓"脂肪化",静脉窦壁水肿、出血、毛细血管坏死;部分 AA 骨髓基质细胞体外培养生长情况差,其分泌的各类造血调控因子明显不同于正常人;骨髓基质细胞受损的 AA 患者做造血干细胞移植不易成功。

3.免疫异常

AA 患者外周血及骨髓淋巴细胞比例增高,T 细胞亚群失衡,造血负调控因子明显增多,髓系细胞凋亡亢进,免疫抑制治疗对于大多数患者有效。

(四)临床表现

1.重型再生障碍性贫血(SAA)

SAA 起病急、进展快、病情重,少数可由非重型进展而来。SAA 的临床表现包括以下几点:

(1)贫血:表现为面色苍白、乏力、头晕、心悸、气短、耳鸣、注意力不集中,记忆力减退等,多呈进行性加重。

(2)感染:多数患者有发热,体温一般在 39 ℃以上,少数患者从发病到死亡均处于难以被控制的持续高热之中。呼吸道感染最常见,以革兰氏阴性杆菌、金黄色葡萄球菌和真菌感染为主,常合并败血症。

(3)出血:可表现为皮肤出血点或大片瘀斑,口腔黏膜血疱,鼻、牙龈、眼结膜出血等。深部脏器出血可表现为呕血、咯血、便血、血尿、眼底出血和颅内出血等,颅内出血常危及患者生命。

2.非重型再生障碍性贫血(NSAA)

NSAA 起病和进展较缓慢,病情较重型轻。NSAA 的临床表现包括以下几点:

(1)贫血:慢性病程,常见苍白、乏力、头晕、心悸、活动后气短等。输血后症状可短时间改善,但维持时间不长。

(2)感染:出现高热的情况比重型少见,感染相对容易控制,很少持续一周以上。上呼吸道感染常见,常见感染菌种为革兰氏阴性杆菌和各类球菌。

(3)出血:以皮肤、黏膜出血为主,内脏出血少见,多表现为皮肤出血点、牙龈出血、阴道出血。出血相对容易控制。

二、疾病预防、诊断、治疗、康复

(一)预防

加强劳动和生活环境保护,避免暴露于各类射线,不过量接触有毒化学物质(如苯类化合物等),尽量少用、不用可能损伤骨髓的药物。

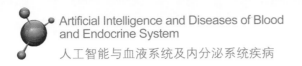

（二）诊断

1.症状

首先可以通过患者的临床表现提供诊断思路。若患者既往有乙肝病史，长期瘀斑，近期出现头晕、乏力及牙龈出血，则考虑患者存在贫血及血小板减少的可能。

2.体格检查

AA患者查体可见贫血貌，双下肢可见瘀斑，无浅表淋巴结及肝脾肿大，胸骨无压痛，心率偏快。

3.实验室检查

血常规提示全血细胞减少，淋巴细胞比例升高，网织红细胞下降。SAA多部位骨髓增生重度减低，粒、红系及巨核细胞明显减少且形态大致正常，淋巴细胞及非造血细胞比例明显增高，骨髓小粒空虚。NSAA多部位骨髓增生减低，可见较多脂肪滴，粒、红系及巨核细胞减少，淋巴细胞、网状细胞、浆细胞比例增高，多数骨髓小粒空虚。骨髓活检显示增生减低，造血组织减少，脂肪组织和（或）非造血细胞增多，无异常细胞。骨髓细胞染色体核型正常，无特征性基因突变。

4.排除其他引起全血细胞减少的疾病

患者无阵发性睡眠性血红蛋白尿症、免疫相关性全血细胞减少、骨髓增生异常综合征（myelodysplastic syndrome，MDS）、急性髓系白血病（acute myeloid leukemia，AML）等疾病的证据。

（1）AA诊断标准

1）血常规检查：全血细胞（包括网织红细胞）减少，淋巴细胞比例增高。至少符合以下三项中的两项：HGB小于100 g/L；PLT小于50×10^9/L；中性粒细胞绝对值（absolute neutrophil count，ANC）小于1.5×10^9/L。

2）骨髓穿刺：多部位（不同平面）骨髓增生减低或重度减低；小粒空虚，非造血细胞（淋巴细胞、网状细胞、浆细胞、肥大细胞等）比例增高；巨核细胞明显减少或缺如；红系细胞、粒系细胞均明显减少。

（2）AA分型诊断标准

1）SAA-Ⅰ：又称急性再生障碍性贫血（acute aplastic anemia，AAA），发病急，贫血进行性加重，常伴严重感染和（或）出血。血象具备下述三项中的两项：网织红细胞绝对值小于15×10^9/L，中性粒细胞小于0.5×10^9/L和血小板小于20×10^9/L。骨髓增生广泛重度减低。如SAA-Ⅰ的中性粒细胞小于0.2×10^9/L，则为极重型再障（VSAA）。

2）NSAA：又称慢性再生障碍性贫血（chronic aplastic anemia，CAA），指达不到SAA-Ⅰ型诊断标准的AA。如NSAA病情恶化，临床、血象及骨髓象达SAA-Ⅰ型诊断标准时，称SAA-Ⅱ型。

5.鉴别诊断

（1）阵发性睡眠性血红蛋白尿症（PNH）：典型患者有血红蛋白尿发作，比较容易鉴别。不典型的患者无血红蛋白尿发作，全血细胞减少、骨髓增生减低，容易与AA混淆，但是PNH患者骨髓或外周血可发现$CD55^-$、$CD59^-$的各系血细胞。

（2）低增生性MDS：低增生性MDS的特点包括粒系、巨核系细胞增生减低，外周血、骨髓涂片和骨髓活检中存在幼稚细胞。骨髓活检标本中，网状纤维、CD34$^+$细胞增加以及较多的残存造血面积提示存在低增生性MDS。若存在前体细胞异常定位（abnormal localization of immature percursor，ALIP）则更提示存在MDS。

（3）自身抗体介导的全血细胞减少：包括伊文氏综合征（Evans syndrome）。可检测到外周成熟血细胞的自身抗体或骨髓未成熟血细胞的自身抗体，患者可有全血细胞减少合并骨髓增生减低，但外周血网织红细胞或中性粒细胞往往不低甚至增高，骨髓红系细胞比例不低且易见"红系造血岛"，Th1/Th2降低（Th2细胞比例增高），CD5$^+$B细胞比例增高，血清IL-4和IL-10水平增高，对糖皮质激素和（或）大剂量静滴丙种球蛋白的治疗反应较好。

（4）急性造血功能停滞：常由感染和药物引起，多以高热、贫血重、进展迅速起病，容易被误诊为急性再障。病情有自限性，不需特殊治疗，2～6周可恢复。

（三）治疗

1.支持治疗

（1）保护措施：注意饮食及环境卫生；避免出血，防止外伤及剧烈活动；杜绝接触各类危险因素，包括对骨髓有损伤和抑制血小板功能的药物；预防性给予抗真菌治疗。

（2）对症治疗

1）成分血输注：红细胞输注指征一般为HGB＜60 g/L。年龄大于等于60岁、代偿反应能力低（如伴有心、肺疾患）、需氧量增加（如感染、发热、疼痛等）、氧气供应缺乏加重（如失血、肺炎等）时，红细胞输注指征可放宽为HGB≤80 g/L，尽量输注红细胞悬液。拟行异基因造血干细胞移植者应输注辐照或过滤后的红细胞和血小板悬液。存在血小板消耗危险因素者（感染、出血、使用抗生素或抗胸腺/淋巴细胞球蛋白）或重型再障预防性输血小板指征为PLT＜20×10^9/L，病情稳定者为PLT＜10×10^9/L。发生严重出血时则不受上述标准限制，应积极输注单采血小板悬液。粒细胞缺乏伴不能控制的细菌或真菌感染，广谱抗生素及抗真菌药物治疗无效者可考虑粒细胞输注治疗。

2）感染的治疗：AA患者发热应按"中性粒细胞减少伴发热"的治疗原则来处理。

祛铁治疗：长期反复输血超过20 U和（或）血清铁蛋白水平增高达铁过载标准的患者，可酌情给予祛铁治疗。

2.AA本病的治疗

（1）抗淋巴或胸腺细胞球蛋白（ALG/ATG）：兔源ALG/ATG 3～4 mg/（kg·d）连用5天，猪源ATG为20～30 mg/（kg·d）连用5天；用药前需按照药品剂量说明书进行过敏试验；用药过程中用糖皮质激素防治过敏反应；静脉滴注ATG不宜过快，每日剂量应维持滴注12～16小时；可与环孢素（CsA）组成强化免疫抑制方案。

（2）环孢素：CsA联合ATG/ALG用于重型AA时，CsA口服剂量为3～5 mg/（kg·d），可与ATG/ALG同时应用，或在停用糖皮质激素后，即ATG/ALG开始后4周始用。CsA可用于非重型AA的治疗。CsA治疗AA的确切有效血药浓度并不明确，有效血药浓度窗较大，一般目标血药浓度（谷浓度）为成人100～200 μg/L，儿童100～150 μg/L。临床可

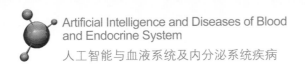

根据药物浓度及疗效调整 CsA 的应用剂量。CsA 的主要不良反应是消化道反应、牙龈增生、色素沉着、肌肉震颤、肝肾功能损害,极少数出现头痛和血压变化,多数患者症状轻微或经对症处理后症状减轻,必要时减量甚至停药。CsA 减量过快会增加复发风险,一般建议逐渐缓慢减量,疗效达平台期后持续服药至少 12 个月。服用 CsA 期间应定期监测血压、肝肾功能。

(3)其他:CD3 单克隆抗体、吗替麦考酚酯(MMF)、环磷酰胺、甲泼尼龙等也用于治疗 SAA。

3.促造血治疗

(1)雄激素:适用于全部 AA。常用司坦唑醇 2 mg,每日 3 次;十一酸睾酮 40~80 mg,每日 3 次;达那唑 0.2 g,每日 3 次;丙酸睾酮 100 mg/d 肌注。疗程及剂量应视药物的作用效果和不良反应(如男性化、肝功能损害等)调整。

(2)造血生长因子:适用于全部 AA,特别是 SAA。常用粒细胞-巨噬细胞集落刺激因子(GM-CSF)或粒细胞集落刺激因子(G-CSF),剂量为 5 μg/(kg·d);促红细胞生成素(erythropoietin,EPO)常用剂量为 50~100 U/(kg·d)。一般在免疫抑制剂治疗 SAA 后使用,剂量可酌减,维持 3 个月以上为宜。艾曲波帕是血小板受体激动剂,美国食品药品监督管理局(Food and Drug Administration,FDA)已批准将其应用于对 SAA 免疫抑制治疗未完全痊愈患者的治疗,50 mg,每日 1 次口服。已有单中心研究显示,重组人血小板生成素(thrombopoietin,TPO)对 AA 有疗效,ATG 后每周 3 次,每次 15000 U 可提高患者的血液学缓解率及促进骨髓恢复造血。

(3)造血干细胞移植:对 40 岁以下、无感染及其他并发症、有合适供体的 SAA 患者,首选异基因造血干细胞移植。

(四)康复

再生障碍性贫血是由不同病因导致的骨髓造血功能衰竭的疾病,要使造血功能重建,需要一个长期的过程,所以应该树立积极的心态,坚持治疗,保持心情舒畅,定期复查。同时,居住的环境要保持清洁及空气清新,进食易消化、高蛋白、高维生素、低脂的食物。

三、医工交叉应用的展望

AA 的治疗方案包括异基因造血干细胞移植、免疫抑制治疗(immunosuppressive therapy,IST),以及用于治疗难治性 AA 的艾曲波帕(eltrombopag)等。有的患者由于年龄较大或缺乏合适的供体等原因,不具备造血干细胞移植条件,可接受免疫抑制治疗。但是,这些患者中大约有三分之一对 IST 治疗无反应,大约 35% 对 IST 治疗发生反应后又复发。此外,有高达 20% 的患者在接受 IST 治疗后会转化为骨髓增生异常综合征或急性髓系白血病。因此,在临床诊疗中需要更加精确、可靠的诊断手段来预测 AA 患者对 IST 治疗的反应,从而使那些无法从 IST 治疗受益的患者能够接受更加适合的治疗手段。

在以往的研究中,研究者已经发现了 AA 患者存在调节性 T 细胞(Tregs)数量减少和功能减退的现象。目前,有的研究者正在探索 Tregs 的数量和功能与患者对 IST 治疗反应之间的关系,特别是 Tregs 的亚群与 IST 治疗反应之间的关系。此外,在 Tregs 亚群中占优势地位的亚群更可能是传统的 T 细胞亚型还是真正的功能性 Tregs 也是研究者关心的一个重要问题。

如何确定 Tregs 亚群是一项具有挑战性的研究内容,因为 Tregs 的数量通常较少,有时会出现异常的标志物表达情况;此外,以往确定 Tregs 亚群的方法通常具有很强的主观性。现在,使用质谱流式技术可以很小的偏差检测复杂细胞群,并且可达到在单细胞水平上测量超过 40 个参数的表达水平。一项来自伦敦国王学院的研究使用质谱流式技术检测 AA 患者外周血中单细胞层面的抗体水平,然后利用 viSNE 算法根据抗体水平识别 $CD4^+$ T 细胞亚群,特别是 Tregs 亚群。该研究在 AA 患者中发现了 2 个不同的 Tregs 亚群(Treg A 和 Treg B),并利用这些亚群的变化预测了 AA 患者对于 IST 治疗的反应。结果显示,Treg B 在对 IST 治疗有反应的患者中占优势。随着单细胞测序技术的发展,利用 Tregs 亚群或者其他细胞亚群的抗体水平评估 AA 患者的 IST 治疗效果将成为可能。

※ 拓展阅读 ※

骨髓穿刺细胞学

骨髓穿刺是诊断血液系统疾病的常规操作,通过抽吸骨髓细胞形成骨髓涂片后做常规瑞氏染色来评估造血细胞的增生情况,然后对骨髓中各类细胞进行分类计数,观察各类骨髓细胞比例的变化,可以提示是哪一类造血细胞或非造血细胞发生了改变。

一、骨髓穿刺的临床意义

(1)通过观察光镜下骨髓细胞形态和数量是否异常,从而对疾病进行诊断、评估疗效及判断预后。

(2)骨髓涂片还可进行原位杂交的分子生物学研究,片尾的骨髓小粒可以做超微病理观察。

(3)骨髓液也可用于细胞遗传学、造血干细胞培养、药敏实验、流式细胞免疫分型、寄生虫或细菌学检查。

(4)怀疑有骨髓原发性或转移性肿瘤的患者,骨髓穿刺发现肿瘤细胞可明确诊断。

二、骨髓涂片的制备与观察

(一)涂片

涂制血膜时,用推片蘸取适量骨髓液,推片与玻片应呈 30°夹角,用力应均匀,速度要快,不可复推。血膜位于玻片中间 3/5 位置,呈舌头状,不要将血膜涂满整个玻片,因为玻片周围是显微镜观察不到的地方。涂片制成后,应将玻片摇晃几下,使其快速干燥。

（二）染色

（1）将标本平放于染色架上。

（2）滴瑞氏染液于涂片上，用滴管将染液荡散，直至布满整个玻片。停顿1分钟左右，加入缓冲液，用护膜球来回轻吹，使之混匀。

（3）染液与缓冲液比例：染液量要充足，否则染液很快蒸发干燥而沉积于细胞上。染液与缓冲液之比在1∶（2～4），稀释度越大、染色时间越长，细胞着色越均匀。

（4）染色时间：通常染色25～30 min，但应视何种标本、涂膜厚薄、有核细胞数量等而定。染好的标本应放在低倍镜下观察，当有核细胞的核质红蓝分明时，则表示着色满意。

（5）冲洗。用自来水冲洗涂片，要轻轻摇动，使染液沉渣浮起被冲走，切勿先倾去染液再用水冲，否则涂片上的许多染料将沉淀于涂膜上。冲洗时间不可过长，水冲力不可太大，以防脱色或涂膜脱落。冲洗之后将标本竖置在片架上，于空气中自然晾干、备检。

（三）镜下观察

1.低倍镜检查

（1）判断取材、涂片、染色是否满意：涂片太厚，则细胞聚集不能展开，细胞形态不好辨认；涂片太薄，则细胞全被推散，分布不均，分类困难。染色太深，则细胞结构不清；染色太浅，则细胞不易辨认形态。良好的涂片应该是细胞恰好分开又不易分离，细胞染色后红蓝分明。

（2）判断增生程度：根据骨髓中有核细胞与成熟红细胞的大致比例，分为五级，包括增生极度活跃、增生明显活跃、增生活跃、增生减低、增生重度减低。

（3）观察计数巨核细胞数目：在1.5 cm×3 cm骨髓涂片范围内，正常成人有巨核细胞7～136个，平均37个，但是不同标本之间差别很大，此平均数仅作为参考。

2.油镜检查

从血膜中部（体尾交界处）开始，由上至下（或由下至上），从头部向尾部迂回渐进，计数各类有核细胞至少200个，计算粒系细胞各阶段总数和红系细胞各阶段总数，然后算出粒系细胞和红系细胞比例。分类计数时，破坏细胞和核分裂细胞不计算在内。

（四）细胞化学染色

细胞化学（或组织化学）是组织学的一个分支，是在形态学的基础上，应用相应的化学染色方法，研究细胞内的生物化学成分及其定位、定量、代谢功能状态的学科。细胞化学染色能提高血液病的诊断及鉴别诊断的水平，对部分血液病的治疗及预后有重要的指导作用。常用的化学染色方法包括：①铁染色；②髓过氧化物酶（MPO）染色；③苏木黑B染色；④糖原染色；⑤氯乙酸AS-D萘酚酯酶染色；⑥非特异性酯酶染色；⑦中性粒细胞碱性磷酸酶（NAP）染色；⑧酸性磷酸酶染色；⑨瑞氏-吉姆萨混合液染色。

在医学检测中，细胞及组织病理诊断是医学界公认的疾病诊断"金标准"。作为细胞病理领域最具挑战性的骨髓细胞形态学分析诊断，软件、硬件技术实现难度较大，制作流程复杂程度高，专业性比较强，且目前骨髓形态学诊断仍然依赖医生的主观意识,检测和诊断效率低,并且医生的专业水平参差不齐。所以要解决形态学诊断的难题,必须实现检测手段的智能化和自动化。杭州智微信息科技有限公司自主研发的"骨髓细胞形态学分析系统"获得了国家二类医疗器械注册认证,该产品可支持无人值守,24 小时阅片,大幅缩短血液病患者的诊断时间,显著提高诊断效率。这是全国范围内该领域软硬件结合系统的第一张注册证。

骨髓活检术

　　骨髓活检术是用骨髓活检针钻取骨髓活体组织进行病理学检查的一种技术。骨髓组织通过塑料或石蜡包埋组织制备成切片,用苏木素-伊红(HE)或苏木素-吉姆萨-伊红(HGE)染色光镜检查,或用 10%的中性甲醛固定石蜡包埋切片做免疫组化、聚合酶链反应(polymerase chain reaction,PCR)和(或)荧光原位杂交技术(fluorescence in situhybridization,FISH)检测等进行诊断。

一、骨髓活检的临床意义

　　骨髓活检病理检查是肿瘤性疾病诊断的"金标准"。对于非肿瘤性血液病,骨髓组织形态变化的结果可供临床参考,从而排除某些疾病。实际上,骨髓活检与骨髓细胞学检查同等重要,两者相辅相成、互为补充,缺一不可。

二、骨髓活检的指征

　　(1)骨穿干抽与混血。

　　(2)骨髓增殖性肿瘤,特别是考虑骨髓纤维化。

　　(3)骨髓增生异常综合征(MDS),尤其是考虑 MDS 合并骨髓纤维化,低增生性MDS 等需要与再生障碍性贫血鉴别。

　　(4)血液肿瘤,包括各种急/慢性白血病、淋巴瘤、多发性骨髓瘤、系统性肥大细胞增生症的诊断与治疗后疗效评估。

　　(5)非血液系统恶性肿瘤患者考虑骨髓转移。

　　(6)全血细胞减少患者的鉴别诊断。

　　(7)不明原因肝、脾和淋巴结肿大的鉴别诊断。

　　(8)出现长期慢性低热的病因鉴别。

三、骨髓活检取材质量的判定

　　理想的骨髓活检组织应为长 1.5～2.5 cm,直径 2 mm 的圆柱形,外观可见白色的骨皮质和红色的骨髓质。长度不足 1 cm 的标本为不合格标本,应注意儿童骨皮质厚度在 1 cm 左右。

四、常规组织制片技术

石蜡包埋切片技术是传统的病理切片方法,利用石蜡切片可进行免疫组化检测,对白血病、再生障碍性贫血等疾病的诊断有非常重要的作用。因此,在病理诊断中,制片的质量可直接影响诊断的准确率。

(一)固定

将病理活检组织浸泡于适宜的化学试剂,使组织和细胞内的蛋白质凝固、沉淀成不溶性物质,并使组织和细胞尽可能保持原有形态结构,保留组织细胞内所含的各种物质成分,称为组织固定。

(二)取材

送检标本在离体后应立即放入固定液中进行固定,骨髓活检组织主要为髂骨穿刺组织,长度不少于 1 cm。

(三)骨髓脱钙

组织内含有骨质,骨髓内含有骨小梁,因此需要进行脱钙处理。骨髓活检标本脱钙是关键步骤。脱钙时间过久、过酸、冲洗不充分,将会严重损伤或破坏骨小梁间的造血细胞,使细胞收缩变性、脱颗粒乃至溶解、坏死,影响染色结果。如脱钙不足,组织内钙盐残留过多,导致组织较硬无法切片或切片易碎不完整,染色时容易脱片。

(四)组织脱水

组织经固定和水洗后含有大量的水分,水与石蜡不能混合,因此在浸蜡和包埋前,必须进行脱水。

(五)组织透明与浸蜡

为了让石蜡能进入组织块,组织脱水后,必须经过一种既能与乙醇混合,又能溶解石蜡的溶剂,通过这种溶剂的媒介作用,达到石蜡浸入组织块的目的。

(六)组织包埋

组织经浸透液浸透,用包埋剂(石蜡)包裹的过程称为包埋。包埋时,按最大最平的切面或有病灶的一面向下包埋;需要指定包埋面时应做记号标明(如皮肤组织),包埋组织必须与组织面垂直,这样才能保证皮肤的各层结构都能被观察到;包埋数块组织时需要方向一致,组织间距离应紧贴,同时组织要居中。

(七)组织切片

将组织块固定于切片机上,先整理蜡块使组织全部暴露于切面,之后将切成 3 μm 厚的组织切片置于洁净的、特定温度的水中,在水面展平,然后捞至洁净的玻片上,将玻片放置到 60~65 ℃ 的烤箱中烤 20~30 分钟。

(八)组织染色的结果

用苏木素-伊红染色后胞核呈蓝色,胞质呈红色,成熟红细胞为红色。

参考文献

[1]KORDASTI S, COSTANTINI B, SEIDL T, et al. Deep phenotyping of Tregs identifies an immune signature for idiopathic aplastic anemia and predicts response to treatment[J]. Blood, 2016, 128(9): 1193-1205.

[2]DESMOND R, TOWNSLEY D M, DUMITRIU B, et al. Eltrombopag restores trilineage hematopoiesis in refractory severe aplastic anemia that can be sustained on discontinuation of drug[J]. Blood, 2014, 123(12): 1818-1825.

[3]KULASEKARARAJ A G, JIANG J, SMITH A E, et al. Somatic mutations identify a subgroup of aplastic anemia patients who progress to myelodysplastic syndrome[J]. Blood, 2014, 124(17): 2698-2704.

(李鹏 姜慧慧 王璟涛)

第四章　溶血性贫血

第一节　自身免疫性溶血性贫血

学习目的

1.了解自身免疫性溶血性贫血的定义、病因及发病机制。

2.掌握自身免疫性溶血性贫血的临床表现和诊断方法。

3.熟悉自身免疫性溶血性贫血的治疗方法。

案例

患者女性,38 岁,因"乏力、纳差 1 个月余,加重 10 余天"就诊。

目前情况:患者 1 个月余前无明显诱因出现乏力,伴纳差,未予重视,近 10 天乏力、纳差进行性加重,2 天前于当地医院做血常规,结果显示白细胞 7.5×10^9/L,血红蛋白 34 g/L,血小板 177×10^9/L。给予红细胞输注和支持治疗,急诊以"重度贫血"收住院。

查体:患者呈贫血貌,全身皮肤轻度黄染,全身浅表淋巴结未触及。胸骨无压痛,双肺呼吸音粗,未闻及干湿啰音。心率 95 次/分,律齐,各瓣膜听诊区未闻及病理性杂音。腹软,全腹无压痛及反跳痛,肝肋下未触及,脾肋下 5 cm,质韧,无压痛。

入院诊断:①重度贫血;②脾大。

患者重度贫血且脾大,与患者及其家属充分沟通,需行血液化验、影像学检查和骨髓穿刺活检明确病因。

血常规结果显示:白细胞 5.93×10^9/L,血红蛋白 43 g/L,血小板 151×10^9/L,网织红细胞绝对计数 0.22×10^{12}/L,网织红细胞百分数 15.53%;直接胆红素、间接胆红素和乳酸脱氢酶均升高。抗心磷脂抗体阳性,抗核抗体谱、类风湿系列阴性,直接抗人球蛋白试验(Coombs test)IgG、C3 阳性,直接 Coombs 试验 IgM、IgA 阴性,间接 Coombs 试验阴性。外周血 PNH 克隆阴性。

骨髓细胞学结果(见图 1-4-1):粒系增生相对偏低,红系增生明显活跃,RBC 大小不一,嗜多色 RBC 多见,符合溶血性贫血。免疫分型表型未见异常;染色体核型正常。

骨髓活检病理结果(见图 1-4-2):红系细胞增生活跃,MF-2 级。

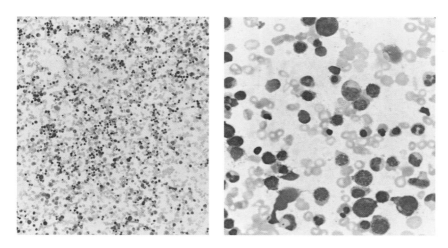

图 1-4-1 骨髓细胞学结果

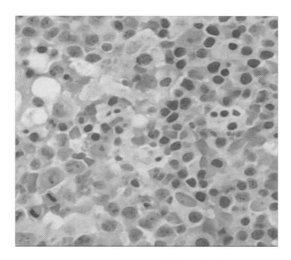

图 1-4-2 骨髓活检病理结果

修正诊断:继发性温抗体型自身免疫性溶血性贫血。

给予患者洗涤红细胞输注,口服泼尼松治疗,患者血象较前好转。

医工结合点:微流体技术和机器学习技术相结合可进行大规模细胞行为研究,并使用智能决策系统支持临床诊断。脾脏在罕见的遗传性溶血性贫血中起着关键的作用,通过红细胞形状分析调整生理脾脏过滤策略,将模拟脾红髓区域狭缝的微流体装置与视频数据分析相结合,用于表征遗传性溶血性贫血中的红细胞。该微流体单元通过评估红细胞的变形能力,从而可以目视检查红细胞在穿过微收缩后恢复原始形状的能力。

思考题

除了常规血液检查、影像学检查和骨髓穿刺活检外,还有哪些手段可以用于自身免

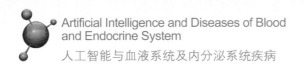

疫性溶血性贫血的诊断？

案例解析

一、疾病概述

（一）定义

自身免疫性溶血性贫血（autoimmune hemolytic anemia，AIHA）是由于机体免疫功能紊乱、产生自身抗体导致红细胞破坏的一种溶血性贫血（hemolytic anemia，HA）。AIHA 的年发病率为（0.8~3.0）/10 万。AIHA 依据是否有明确病因分为继发性和原发性；依据有无红细胞自身抗体分为自身抗体阳性型和自身抗体阴性型；依据自身抗体与红细胞结合所需的最适温度不同分为温抗体型、冷抗体型和混合型。

（二）发病机制

不同病因导致的 HA，其红细胞破坏的机制不同，但红细胞被破坏的部位要么在血管内，要么在血管外，并产生相应的临床表现及实验室改变。原位溶血又被称为"无效性红细胞生成"，指骨髓内的幼红细胞在释放至血液循环之前被破坏，可伴有黄疸，其本质是一种血管外溶血，常见于巨幼细胞贫血。

1.红细胞破坏增加

（1）血管内溶血：正常血循环中衰老的红细胞经单核巨噬细胞破坏，降解为血红蛋白，游离的血红蛋白随即被血浆结合珠蛋白结合，该复合体被运至肝实质，血红蛋白中的血红素被降解为铁和胆绿素，胆绿素被进一步降解为胆红素。快速血管内溶血时，大量血管内溶血超过了结合珠蛋白的处理能力，游离血红蛋白从肾小球滤过，若血红蛋白量超过近曲小管重吸收的能力，则出现血红蛋白尿。被近曲小管上皮细胞重吸收的血红蛋白分解为卟啉、珠蛋白及铁，铁以铁蛋白或含铁血黄素的形式沉积在肾小管上皮细胞中，随上皮细胞脱落，由尿液排出，形成含铁血黄素尿，是慢性血管内溶血的特征。

（2）血管外溶血：血管外溶血是指红细胞被脾脏等单核巨噬细胞系统吞噬消化，释出的血红蛋白分解为珠蛋白和血红素，后者被进一步分解为未结合胆红素。

未结合胆红素通过血循环运输至肝脏，与白蛋白分离后经肝细胞摄取，在肝脏内形成结合胆红素。结合胆红素为水溶性，可通过肾小球滤过，从尿中排出。

结合胆红素由肝细胞分泌，随胆汁排入肠道，经肠道细菌作用还原为类胆原，并随粪便排出。少量粪胆原被肠道重吸收入血，并通过肝细胞重新随胆汁排泄到肠道中，即"粪胆原的肠肝循环"；其中小部分粪胆原通过肾脏随尿排出，称为尿胆原。当溶血程度超过肝脏处理胆红素的能力时会发生溶血性黄疸。慢性血管外溶血由于存在长期高胆红素血症，导致肝功能损害，可出现结合胆红素升高。

2.红系代偿性增生

溶血后可引起骨髓红系代偿性增生，此时外周血网织红细胞比例增加，可达 0.05~0.20。血涂片检查可见有核红细胞，严重溶血时尚可见到幼稚粒细胞。骨髓涂片检查显示骨髓增生活跃,红系细胞比例增高,以中幼和晚幼红细胞为主,粒细胞与红细胞的比例可倒置。

3.温抗体型 AIHA

温抗体型 AIHA 占 AIHA 的 80%～90%,抗体主要为 IgG,其次为 C3,少数为 IgA 和 IgM,37 ℃最活跃,为不完全抗体,吸附于红细胞表面。致敏的红细胞主要在单核巨噬细胞系统内被破坏,发生血管外溶血。IgG 抗体和 C3 同时存在,引起的溶血最重,C3 单独存在引起的溶血最轻。

约 50%的温抗体型 AIHA 原因不明,常见的继发性病因包括:①淋巴细胞增殖性疾病,如淋巴瘤等;②自身免疫性疾病,如系统性红斑狼疮(systemic lupus erythematosus, SLE)等;③感染,特别是病毒感染;④药物,如青霉素、头孢菌素等。

(三)临床表现

自身免疫性溶血性贫血多为慢性血管外溶血,起病缓慢,成年女性多见,以贫血、黄疸和脾大为特征,1/3 的患者有贫血及黄疸,半数以上有轻中度脾大,1/3 有肝大。长期高胆红素血症可并发胆石症和肝功能损害。患者可并发血栓栓塞性疾病,以抗磷脂抗体阳性者多见。感染等诱因可使溶血加重,发生溶血危象及再障危象。10%～20%的患者可合并免疫性血小板减少,称为 Evans 综合征。

继发性患者有原发病的表现。

(四)实验室检查

1.血象及骨髓象

自身免疫性溶血性贫血患者贫血程度轻重不一,多呈正细胞正色素性贫血;网织红细胞比例增高,溶血危象时可高达 0.50;白细胞及血小板多正常,急性溶血阶段白细胞可增多。外周血涂片可见数量不等的球形红细胞及幼红细胞;骨髓呈代偿性增生,以幼红细胞增生为主,可达 80%。再障危象时全血细胞减少,网织红细胞减少甚至缺如;骨髓增生减少。

2.特异性检查

(1)红细胞自身抗体检查-抗人球蛋白试验:①直接抗人球蛋白试验(DAT)检测被覆红细胞膜自身抗体。温抗体型 AIHA 自身抗体与红细胞最佳结合温度为 37 ℃,直接抗人球蛋白试验阳性是本病最具诊断意义的实验室检查结果,主要为抗 IgG 及抗补体 C3 型。②间接抗人球蛋白试验(IAT)检测血清中游离的温抗体,可为阳性或阴性。

(2)病因学检查:无基础疾病者诊断为原发性 AIHA,有基础疾病者则为继发性 AIHA。

二、疾病预防、诊断、治疗、康复

(一)预防

(1)积极治疗原发病及预防自身免疫性疾病。

(2)认真做好预防接种工作,积极防治各种感染性疾病。

(3)要增强体质,合理饮食,避免接触有毒物质。

(二)诊断

AIHA 的诊断依据:有溶血性贫血的临床表现和实验室证据,DAT 阳性,冷凝集素

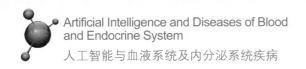

效价在正常范围,近4个月内无输血和特殊药物应用史,可诊断本病。少数 Coombs 试验阴性者需与其他溶血性贫血(特别是遗传性球形红细胞增多症)鉴别。

(三)治疗

1.病因治疗

迅速脱离病因(如药物),控制原发病(如感染、肿瘤、风湿类疾病)。

2.支持治疗

支持治疗的内容包括:①应尽量避免或减少输血。AIHA 由于存在自身抗体,增加了交叉配血的难度,增大了同种抗体致溶血性输血反应的危险。②输血时机应根据贫血程度、有无明显症状、发生速度而定。对于急性溶血性贫血患者,出现严重症状时能排除同种抗体者应立即输注洗涤红细胞。对于慢性贫血患者,HGB 在 70 g/L 以上可不必输血;HGB 在 50～70 g/L 时,如有不能耐受的症状可适当输血;HGB 在 50 g/L 以下应输血。③检测自身抗体抗 ABO、Rh 血型特异性,对供者进行选择及交叉配血试验。交叉配血不完全相合时,选用多份标本交叉配血中反应最弱的输注,缓慢滴注,密切观察有无输血反应。④抢救时不强调应用洗涤红细胞。⑤常规治疗效果欠佳可行血浆置换术或者免疫抑制治疗。⑥输血前加用糖皮质激素可减少和减轻输血反应的发生。

另外,注意碱化利尿、利胆去黄,并注意维持水/电解质平衡。

3.糖皮质激素治疗

推荐在无糖皮质激素使用禁忌的情况下应用糖皮质激素治疗。泼尼松 0.5～1.5 mg/(kg·d),可根据具体情况换为地塞米松、甲泼尼龙等静脉滴注。糖皮质激素用至患者红细胞比容大于 30% 或者 HGB 水平稳定在 100 g/L 以上才考虑减量。若使用推荐剂量治疗 4 周仍未达到上述疗效,建议考虑二线用药。急性重型 AIHA 可能需要使用 100～200 mg/d 的甲泼尼龙,使用 10～14 天才能控制病情。

有效者泼尼松剂量在 4 周内逐渐减至 20～30 mg/d,以后每月递减(减少 2.5～10.0 mg),在此过程中严密检测 HGB 水平和网织红细胞绝对值变化。泼尼松剂量减至 5 mg/d 并持续缓解 2～3 个月后考虑停用。

4.二线治疗

以下情况建议二线治疗:①对糖皮质激素耐药或维持剂量超过 15 mg/d(按泼尼松计算);②其他禁忌或不耐受糖皮质激素治疗;③AIHA 复发;④难治性或重型 AIHA。二线治疗方式有脾切除、利妥昔单抗、环孢素 A 和细胞毒性免疫抑制剂等药物治疗。

(1)脾切除:对于难治性温抗体型 AIHA,可考虑脾切除,尚无指标能预示脾切除的疗效。脾切除后感染发生率增高,但不能排除与免疫抑制剂有关,其他并发症有静脉血栓、肺栓塞、肺动脉高压等。

(2)利妥昔单抗:利妥昔单抗剂量为 375 mg/(m²·d),第 1、8、15、22 天使用,共 4 次。同时,有研究显示小剂量利妥昔单抗(100 mg/d)在降低患者经济负担、减少不良反应的同时,并不降低疗效。监测 B 淋巴细胞水平可以对控制利妥昔单抗的并发症做出指导,并发症包括感染、进行性多灶性白质脑病等。乙型肝炎病毒(hepatitis B virus,HBV)感染患者应在抗病毒药可有效控制病情并持续给药的情况下使用利妥昔单抗。

（3）环孢素：环孢素治疗自身免疫性溶血性贫血已经被广泛应用，多以 3 mg/(kg·d)起给药，维持血药浓度（谷浓度）不低于 $150\sim200$ μg/L。环孢素不良反应有齿龈及毛发增生，高血压，胆红素增高，肾功能受损等。由于环孢素需要达到有效血药浓度后才起效，建议初期与糖皮质激素联用。

（4）细胞毒性免疫抑制剂：最常用的细胞毒性免疫抑制剂有环磷酰胺、硫唑嘌呤、长春碱类药物等，一般有效率为 $40\%\sim60\%$，多数情况下与糖皮质激素联用。

（5）继发性 AIHA 治疗：继发性 AIHA 需要积极治疗原发疾病，其余治疗同原发性 AIHA。多数冷抗体型 AIHA 是继发性的，在治疗 AIHA 的同时，保暖非常重要。

（6）其他药物和治疗方法：静脉免疫球蛋白对部分 AIHA 患者有效。血浆置换对 IgM 型冷抗体效果较好，但对其他吸附在红细胞上的温抗体效果不佳，且置换容易带入大量抗体。

（四）康复

部分患者的发病与外伤、手术、妊娠、精神刺激有关，应尽量避免这些诱发因素，同时避免劳累、感染，应营养均衡，不进食生冷瓜果以免损伤脾胃。还要适当锻炼，增强体质。

三、医工交叉应用的展望

遗传性贫血是由遗传突变（如影响膜复合体或细胞骨架蛋白、血红蛋白或代谢酶）导致的。由于可能造成遗传性贫血的遗传因素非常广泛，且不同类型的遗传性溶血性贫血具有一些相似的临床特征和血液学特征，从而导致鉴别诊断较为复杂，尤其是对于那些轻度和非典型的病例。遗传性溶血性贫血的诊断通常依赖于一系列检测红细胞膜和代谢的实验室功能检查：第一步基于血液学检查（全血计数、红细胞指数、溶血标记物）、外周血涂片检查、渗透脆性试验；第二步包括生化测试，如利用 SDS 聚丙烯酰胺凝胶电泳（SDS polyacrylamide gel electrophoresis，SDS-PAGE）检查膜病变或定量测定红细胞酶活性，以及激光衍射法（ektacytometry）等。最后一步包括利用 Sanger 测序或二代测序（next generation sequencing，NGS）检测受影响基因的分子特征。上述这些检查手段在单独使用时均不能对所有的遗传性溶血病例形成最终诊断结论，甚至对一些难以诊断的患者，即使同时使用所有上述检查手段，仍无法得到确切的诊断结论。因此，医工交叉研究需要开发更多新型的诊断设备以增强遗传性贫血的诊断水平。

参考文献

[1]MOURA P L，DOBBE J G G，STREEKSTRA G J，et al. Rapid diagnosis of hereditary hemolytic anemias using automated rheoscopy and supervised machine learning[J]. British Journal of Haematology，2020，190(4)：e250-e255.

（李鹏）

第二节　阵发性睡眠性血红蛋白尿症

学习目的

1. 了解阵发性睡眠性血红蛋白尿症的定义、病因及发病机制。

2. 掌握阵发性睡眠性血红蛋白尿症的临床表现、辅助检查、诊断方法与鉴别诊断。

3. 熟悉阵发性睡眠性血红蛋白尿症的药物治疗。

案例

患者女性,51岁,因"发现酱油色尿8天"就诊。

目前情况:患者8天前无明显诱因出现一过性腰痛,排尿出现酱油色尿,伴乏力,无发热,无咳嗽、咳痰,无腹痛、腹泻等不适,就诊于当地医院。查血常规,结果显示:白细胞2.76×10^9/L,血红蛋白34 g/L,血小板计数50×10^9/L。患者为求进一步诊治来医院急诊就诊。查血生化,结果显示:谷丙转氨酶(干)31 IU/L、γ-谷氨酰基转移酶(干)40 IU/L、碱性磷酸酶(干)101 IU/L、总蛋白(干)85 g/L、白蛋白(干)52 g/L、总胆红素(干)131 μmol/L、结合胆红素10 μmol/L、未结合胆红素101 μmol/L、尿素氮(干)7.1 mmol/L、肌酐(干)77 μmol/L、谷草转氨酶(干)261 IU/L、肌酸激酶(干)121 IU/L、钾(干)4.18 mmol/L、钠(干)140 mmol/L、氯(干)106 mmol/L、钙(干)2.34 mmol/L。粒细胞PNH克隆的大小为87.77%,单核细胞PNH克隆的大小为95.49%。考虑"溶血性贫血",给予预防出血、抗感染、成分输血、保肝等对症支持治疗后,白细胞1.72×10^9/L、红细胞2.26×10^{12}/L、血红蛋白76 g/L,血小板计数37×10^9/L。现患者小便呈黄色,为求进一步诊治,以"溶血性贫血"收入血液科继续治疗。

初步诊断:①溶血性贫血;②阵发性睡眠性血红蛋白尿。

治疗:入院后给予患者激素、碱化尿液等治疗后,患者好转出院。

医工结合点:拉曼光谱是众所周知的研究生化材料的方法,也用于生物化合物的分子分析。通过对阵发性睡眠性血红蛋白尿症患者单个红细胞的成分分析和机器学习对这些细胞的拉曼光谱进行评估,实现阵发性睡眠性血红蛋白尿症疾病的即时和高精度诊断是有可能的。

思考题

除了血常规、外周血阵发性睡眠性血红蛋白尿症克隆检测外,有没有无创的方法可用于阵发性睡眠性血红蛋白尿的诊断?

案例解析

一、疾病概述

(一)定义

阵发性睡眠性血红蛋白尿症(paroxysmal nocturnal hemoglobinuria,PNH)是由位于 X 染色体(Xp22.1)上的糖化磷脂酰肌醇-A(phosphatidylinositol glycan class A,PIG-A)基因突变导致的获得性造血干细胞克隆性疾病。临床表现为不同程度的发作性血管内溶血、阵发性血红蛋白尿、骨髓造血功能衰竭和静脉血栓形成等。PNH 发病高峰年龄为 20~40 岁,国内男性多于女性。

(二)病因和发病机制

PNH 的病因为位于 X 染色体(Xp22.1)上的 *PIGA* 基因在造血干细胞水平发生体细胞突变。*PIGA* 的蛋白产物是糖基转移酶,是合成糖基磷脂酰肌醇(glycosyl-phosphatidylpostal,GPI)锚所必需的。*PIGA* 异常的造血干细胞及其所有子代细胞(红细胞、粒细胞、单核细胞、淋巴细胞及血小板)GPI 锚合成和表达障碍,造成正常情况下通过与 GPI 锚结合的锚链蛋白无法与之结合,而表现为细胞膜上锚链蛋白缺失。补体调节蛋白 CD55(衰变加速因子)和 CD59(反应性溶血膜抑制因子)属锚链蛋白,前者可抑制补体 C3 转化酶的形成,后者能阻止液相的补体 C9 转变成膜攻击复合物。红细胞膜缺乏 CD55 和 CD59,是 PNH 发生血管内溶血的基础。

PNH 患者的血液是正常和异常细胞的混合体,不同患者 *PIGA* 突变克隆的大小差别显著。此外,*PIGA* 基因表型的嵌合决定了糖基磷脂酰肌醇锚链蛋白的缺失程度。PNH Ⅲ型细胞为完全缺失,Ⅱ型细胞为部分缺失,Ⅰ型细胞表达正常。患者体内各型细胞数量与溶血程度有关。

PNH 具有血栓形成倾向,机制尚未明确,可能与血小板被补体激活、溶血造成的促凝物质增加、纤维蛋白生成及溶解活性异常等因素有关。

(三)临床表现

1.贫血

PNH 患者可有不同程度的贫血。除血管内溶血外,少部分患者可转化为 AA-PNH 综合征,因骨髓衰竭导致贫血;若溶血频繁发作,可因持续含铁血黄素尿而继发缺铁,导致贫血加重。

2.血红蛋白尿

晨起血红蛋白尿是本病典型表现,约 1/4 患者以此为首发症状,重者尿液外观呈酱油或红葡萄酒样;伴乏力、胸骨后及腰腹部疼痛、发热等;轻者可仅为尿隐血试验阳性。睡眠后溶血加重的机制尚未完全阐明,可能与睡眠中血液酸化有关。此外,感染、输血、劳累、服用铁剂等均可诱发血红蛋白尿。

3.血细胞减少的表现

PNH 为骨髓衰竭性疾病,除贫血外,可出现中性粒细胞减少和血小板减少。中性粒细胞减少及功能缺陷可导致各种感染,如支气管、肺、泌尿系统感染等。血小板减少可有出血倾向,严重出血为本病死亡原因之一。

4.血栓形成

约 1/3 患者合并静脉血栓形成,常发生于不同寻常的部位。肝静脉最常见,引起 Budd-Chiari 综合征,为 PNH 最常见的死亡原因;其次为肠系膜、脑静脉和下肢深静脉等,并引起相应的临床表现;动脉栓塞少见。我国患者血栓形成相对少见,发生率为 3%~11%,以肢体浅静脉为主,内脏血栓少见。

5.平滑肌功能障碍

此类患者以腹痛、食管痉挛、吞咽困难和勃起功能障碍为常见症状,可能与溶血产生大量游离血红蛋白使一氧化氮(NO)耗竭致平滑肌功能障碍有关。

(四)实验室检查

1.血象

贫血血象常呈正细胞或大细胞性,也可出现小细胞低色素性贫血;网织红细胞增多,但不如其他 HA 明显;粒细胞通常减少;血小板多中到重度减少。约半数患者全血细胞减少。血涂片可见有核红细胞和红细胞碎片。

2.骨髓象

骨髓增生活跃或明显活跃,尤以红系明显,有时可呈增生低下骨髓象。长期尿铁丢失过多,铁染色示骨髓内、外铁减少。

3.血管内溶血检查

针对发病机制,血管内溶血检查大致可分为三个方面:①红细胞破坏增加的检查;②红系细胞增加的检查;③针对红细胞自身缺陷和外部异常的检查。

4.诊断性试验

诊断性试验包括针对 PNH 红细胞的补体敏感性及血细胞膜上糖基磷脂酰肌醇(glycosylphosphatidyl inositol,GPI)锚链膜蛋白缺乏的相关检查。

(1)流式细胞术:检测 CD55 粒细胞、CD59 粒细胞、单核细胞、红细胞膜上的 CD55 和 CD59 受体表达下降(如 1-4-3 所示)。

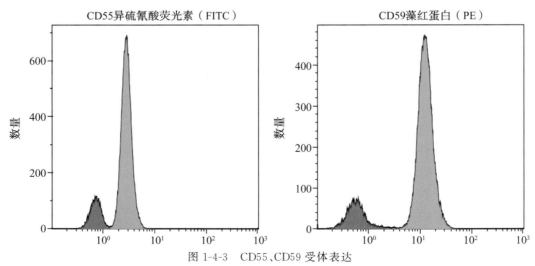

图 1-4-3　CD55、CD59 受体表达

　　流式细胞术检测嗜水气单胞菌溶素变异体：嗜水气单胞菌产生的嗜水气单胞菌溶素前体可以特异性地结合 GPI 锚链蛋白。通过流式细胞术检测外周血粒细胞和单核细胞经荧光标记的变异体(fluorescent aerolysin，FLAER)，可以区分 GPI 蛋白阳性和阴性细胞。目前 FLAER(如 1-4-4 所示)一般用于有核细胞的检测，不能评价红细胞 PNH 克隆，是 PNH 检测的新方法，FLAER 更敏感、更特异，特别是对检测微小 PNH 克隆敏感性较高，且不受输血和溶血的影响。

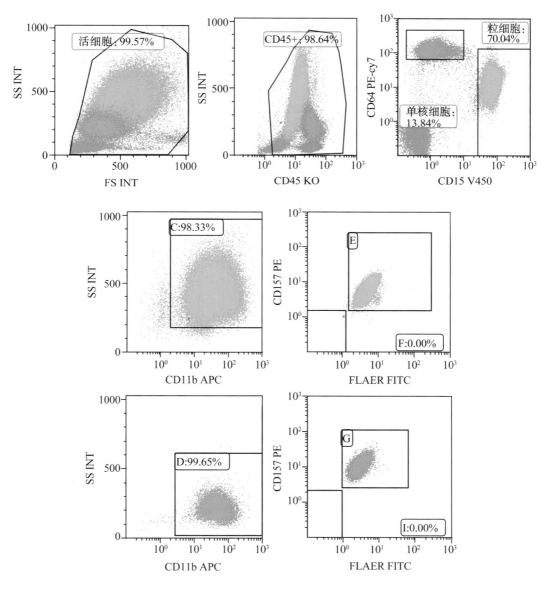

图 1-4-4　FLAER 检测

(2)特异性血清学试验:包括酸化血清溶血试验(Ham 试验)、蔗糖溶血试验、蛇毒因子溶血试验、微量补体敏感试验,这些试验敏感度和特异度均不高。

二、疾病预防、诊断、治疗、康复

(一)预防

预防措施包括预防感染,避免劳累,非必要不输血及血制品,慎用铁剂或含铁药物。

(二)诊断

若患者临床表现符合 PNH,实验室检查具备以下 1 项或 2 项者均可诊断,(1)、(2)两项可以相互佐证。

(1)在酸化血清溶血试验(Ham 试验)、蔗糖溶血试验、蛇毒因子溶血试验、尿潜血(或尿含铁血黄素)等试验中,符合下述任何一种情况均可确认诊断:①两项以上阳性。②一项阳性但是具备下列条件:a.两次以上阳性;b.有溶血的其他直接或间接证据,或有肯定的血红蛋白尿出现;c.能排除其他溶血性疾病。

(2)流式细胞术检测发现,外周血中 CD55 或 CD59 阴性的中性粒细胞或红细胞超过 10%(5%～10% 为可疑),或 FLAER 阴性细胞超过 1%。

PNH 分类(国际 PNH 工作组):①经典型 PNH 类患者有典型的溶血和血栓形成。②合并其他骨髓衰竭性疾病,如 AA 或骨髓增生异常综合征(MDS)。③亚临床型 PNH 患者有微量 PNH 克隆,但没有溶血和血栓的实验室和临床证据。

(三)治疗

1.对症支持治疗

(1)输血:必要时输注红细胞、血小板,宜采用去白红细胞。

(2)雄激素:可用十一酸睾酮、达那唑、司坦唑醇等刺激红细胞生成。

(3)铁剂:如有缺铁证据,使用小剂量(常规量的 1/10～1/3)铁剂治疗,如有溶血应停用铁剂,不常规给予铁剂。

2.控制溶血发作

(1)糖皮质激素:对部分患者有效。急性溶血发作时可给予泼尼松 0.25～1 mg/(kg·d),为避免长期应用的不良反应,应酌情短周期应用。

(2)碳酸氢钠:口服或静脉滴注 5% 碳酸氢钠,碱化血液、尿液。

(3)抗氧化药物:如大剂量维生素 E,对细胞膜有保护作用,效果并不肯定。

(4)抗补体单克隆抗体:艾库组单抗(eculizumab)是抑制末端补体成分活化的重组人源型单克隆抗体,能特异性地结合到人末端补体蛋白 C5,通过抑制人补体 C5 向 C5a 和 C5b 的裂解来阻断炎症因子 C5a 的释放及 C5b-9 的形成。研究表明,该抗体对 C5 有高度亲和力,能阻断 C5a 和 C5b-9 的形成,并保护哺乳动物细胞不受 C5b-9 介导的损伤。该单抗的推荐剂量为前 4 周每周静脉滴注 600 mg,第 5 周 900 mg,以后每 2 周 900 mg,用药至 26 周。由于该单抗抑制机体的免疫系统功能,从而增加了患者对某些严重感染尤其是细菌性脑膜炎的易感性,应用前需接种脑膜炎奈瑟菌疫苗。该药虽能控制溶血症状,但无法彻底治愈 PNH,且有导致突破性溶血的可能性。

3.血栓形成的防治

对于发生血栓者应给予抗凝治疗。研究者对是否采取预防性抗凝治疗尚无定论。

4.异基因造血干细胞移植

异基因造血干细胞移植仍是目前唯一可能治愈本病的方法。但 PNH 并非恶性病，且异基因造血干细胞移植有一定风险，应严格掌握适应证。适应证为人类白细胞抗原（human leukocyte antigen，HLA）相合的同胞供者，且满足以下条件：①合并骨髓衰竭；②难治性 PNH，输血依赖性溶血性贫血；③反复出现危及生命的血栓栓塞事件。

（四）康复

PNH 患者中位生存期为 10～15 年。部分病程较长的患者病情逐渐减轻，出现不同程度的自发缓解。主要死亡原因是感染、血栓形成和出血。PNH 除可转变为 AA 外，少数患者转化为 MDS 或急性白血病，预后不良。

三、医工交叉应用的展望

除了提升检测设备的硬件外，利用机器学习算法提升检测设备的准确性、挖掘更多患者特征也是当前主要的研究方向之一。

（一）单细胞流变仪

激光衍射法（ektacytometry）是红细胞疾病的标准诊断技术，但仅提供细胞群层面的数据，而且其检查结果的解释需要经过培训的专家完成。与之相比，单细胞流变仪可以提供更多信息，具有更高的灵敏度，但是其复杂性较高。目前，有研究者尝试利用机器学习算法协助分析这些数据。来自布里斯托大学等研究机构的研究人员提出了一个初步的基于流变仪诊断多种遗传性贫血亚型的自动化分析框架。在该分析框架中，取患者 1 μL 全血后，在 200 μL 聚乙烯吡咯烷酮溶液（黏度 281 mPas）中稀释。然后利用自动流变仪和细胞分析仪（ARCA）对样品进行评估。每个样品至少分析 1000 个细胞，并输出变形指数（deformability index，DI）和横截面积。最后利用 Python（计算机编程语言）脚本进行统计分析、数据可视化和自动数据集分类。该分析框架只需要少量的血液样品，并且具有效率高、速度快且易扩展的优点，在验证集上的准确率达到了 92%。不过该研究只采用较少的样本量训练机器学习模型，仍然存在十分明显的局限性。如何在更大样本量上验证并改进机器学习算法在单细胞流变仪数据分析中的效果，提升产品的准确率和分析速度并且将其推广到更多种类贫血的诊断中是医工交叉研究的一个有价值的研究方向。

（二）红细胞形态学检测

外周血涂片的红细胞形态分析仍然是诊断过程中的一个基本工具，并且通常是检查的第一个指标。红细胞形态对于一些特定的缺陷具有重要的提示作用。例如，丙酮酸激酶或磷酸三糖异构酶缺乏症患者存在棘球细胞，嘧啶-5-核苷酸酶缺乏症患者有明显的嗜碱性斑点。然而，人工分析红细胞形态会受到一定程度的主观性影响，可能会因缺乏标准化而降低分析结果的可靠性。使用基于人工神经网络的人工智能算法进行细胞形状识别和分类有希望使得外周血形态学分析更快速、有效和标准化。有研究者为瑞典

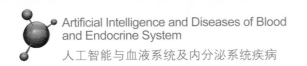

CellaVision 公司的数字显微镜系统 DM96 开发了新型应用模块,可以进行红细胞形态变化的自动识别和分类。该模块的功能在泪滴状红细胞和分裂细胞的分析工作中得到了验证,是非常有应用前景的遗传性溶血性贫血筛查工具。此外,研究者正在开发分析红细胞三维形态学的新型显微镜。与传统的二维显微镜相比,三维显微镜提供的图像信息更丰富,能够更好地反映活细胞的可塑性。将三维成像与人工神经网络相结合,用于红细胞形状识别的技术正处于研究阶段,可能在未来应用于临床中红细胞缺陷的诊断。

※ 拓展阅读 ※

PCR 技术

聚合酶链反应(polymerase chain reaction,PCR)技术是一种根据 DNA 半保留复制原理设计的生物体外核酸扩增技术,是以 DNA 或 cDNA(以 RNA 为模板反转录合成的 DNA)作为模板,上下游 DNA 引物结合到目标 DNA 的特定区域,DNA 聚合酶同时延伸 DNA 双链,经多次重复变性、退火、延伸合成大量的新 DNA 链。PCR 技术是一种选择性 DNA 快速扩增技术,常用于基因检测和分子诊断。

一、血液疾病监测中常见的 PCR 技术

(一)实时荧光定量 PCR(RQ-PCR)技术

1.实时荧光定量 PCR 技术的原理

RQ-PCR 技术是在 PCR 技术的基础上,加入荧光报告基团和荧光淬灭基团,荧光染料可特异性地渗入 DNA 双链,发出荧光信号,随着 PCR 的进行,扩增产物和荧光信号不断累积,通过观察荧光强度的变化来检测扩增产物量的变化,然后通过标准曲线对未知模板进行定量分析。

整个反应过程可分为荧光背景信号阶段、荧光信号指数扩增阶段和平台期三个阶段。在荧光背景信号阶段,背景信号可掩盖 PCR 扩增产生的弱荧光信号,因此无法判断产物量的变化;在荧光信号指数扩增阶段,PCR 扩增产物量的对数值与起始模板量之间存在线性关系;在平台期,扩增信号达到稳定,扩增产物不再增加。

2.实时荧光定量 PCR 技术的分类和特点

根据所用荧光物质的化学原理和检测特异性,将 RQ-PCR 技术分为非探针类和探针类两种。非探针类是利用荧光染料或特殊设计的引物对特异性或非特异性的 PCR 产物进行检测;而探针类是利用荧光素与寡聚核苷酸相连,对特异性的 PCR 产物进行检测。前者简便易行,特异性更高。

3.实时荧光定量 PCR 在血液疾病中的应用

(1)血液疾病的诊断:费城染色体是慢性髓细胞性白血病(chronic myelogenous leukemia,CML)的特异性异常染色体,其易位产生 *BCR/ABL* 融合基因,利用定量聚合酶链反应(quantitative PCR,qPCR)检测该融合基因可监测患者的预后。

急性髓系白血病部分分化型（M$_2$）的变异型 t（8；21）可产生一种融合基因——*AML 1-ETO*，这种融合基因在 M$_2$ 中的发生率为 20%～40%，在 M2b 中可达 90%，通过 RQ-PCR 检测该融合基因可准确鉴别这两种白血病。

急性早幼粒细胞白血病特异性染色体易位是 t（15；17）（q22；q21），易位的结果是 15 号染色体上的早幼粒白血病基因（*PML*）和 17 号染色体上的维 A 酸受体 a 基因（*RARA*）融合产生 *PML-RARA* 融合基因。RQ-PCR 技术可监测该融合基因表达的变化情况，对治疗方案的选择有明确的指导作用。

急性粒-单核细胞白血病（M$_4$）中存在一类特殊类型的白血病，即 M4E$_0$，在 90% 以上的患者中可检测到 inv（16）（p13；q22），为 16 号染色体长臂上的 *CBFβ* 基因与短臂上的 *MYH 11* 基因发生融合，产生融合基因 *CBFβ-MYH 11*，该基因表达的患者预后比较好，可用 RQ-PCR 技术检测该融合基因的表达变化情况来观察患者的预后。

（2）血液疾病微小残留监测：在血液系统中，当恶性细胞具备某种肿瘤特异的克隆性基因改变时，可使用 PCR 检测血液疾病微小残留病（minimal residual disease，MRD）。TCR/Ig 基因重排是检测 MRD 可靠的标志分子。染色体易位产生的融合基因及其转录产物（mRNA）可作为检测 MRD 的标志物。例如，急性早幼粒细胞白血病易位形成的 *PML-RARA* 融合基因，可作为 MRD 检测的标志物。*WT 1* 基因在各类白血病中高度表达，可以作为一个广谱的白血病标志物，用于 MRD 的检测。

4.实时荧光定量 PCR 存在的问题及展望

RQ-PCR 作为一种核酸定量技术，实现了传统 PCR 定性到定量的跨越，但是目前该技术还存在一定的局限性。例如，实验操作是否符合规范；实验中是否存在合理的对照和重复等。因各实验室制定的标准曲线存在差异，采用的统计方法也不尽相同，造成实验结果之间缺乏可重复性和可比性。该技术对设备的要求比较高、荧光探针价格较高，但随着科技的进步、仪器设备和试剂设备的价格不断降低以及相关知识的普及，RQ-PCR 将成为未来分子生物学实验室必备的研究手段。

（二）反转录 PCR 技术

反转录 PCR 又称"逆转录 PCR（reverse transcription-polymerase chain reaction，RT-PCR）"，是一种将 RNA 的反转录和 cDNA 的 PCR 相结合的实验技术。该技术常用于检测细胞或组织中基因表达水平、细胞中 RNA 病毒的含量和直接克隆特定基因的 cDNA 序列等。

（三）数字 PCR

数字 PCR（digital PCR，dPCR）是近年发展起来的一种新的核酸检测和定量的技术，与传统的 PCR 方法相比，计算核酸拷贝数的方法不同，而且不需要建立标准曲线、灵敏性、特异性更优。

目前，临床上利用细胞遗传学、RQ-PCR 和多参数流式细胞术（multiparameter flow cytometry，MFC）等方法进行 MRD 评估，dPCR 技术可能提供了一种同时监测多个突变的方法，能够更精确地预测复发并处理进化和遗传异质性。

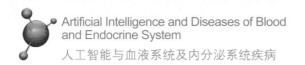
二、PCR 的临床血液病学应用

各种新型 PCR 技术不断涌现,使分子检测实现了从定性到定量的进展,使得 PCR 在基因诊断、白血病分型、指导治疗、判断预后和微小残留病检测等血液学研究中的应用越来越广泛。

(一)恶性血液病融合基因和基因突变的检测

白血病中染色体重排的常见原因有染色体易位和插入。染色体重排在分子水平上常形成融合基因,融合基因检测对疾病的诊断、分型、治疗方案的选择、预后判断以及微小残留病变的检测都有重要的意义。

(二)免疫球蛋白重链(IgH)基因和 T 细胞受体(T cell receptor,TCR)基因重排的检测

IgH 基因重排是出现个体多样性和独特性的主要原因。利用 PCR 及其衍生技术检测基因重排,敏感而特异,是进行疗效监测、判断预后、预防复发的重要技术手段。白血病细胞是单克隆性的,首先用 PCR 方法对重排基因进行扩增,白血病细胞扩增产物经毛细管电泳后形成的条带是单一的,而正常白细胞的扩增产物大小不等,呈模糊的阶梯状。

(三)遗传性血液病的诊断

血红蛋白病、血友病都是常见的遗传性疾病。基因缺陷包括基因缺失、点突变、插入、倒位等。PCR 结合酶切位点分析点突变,即当点突变使某一酶切位点消失或在某一区域出现新的酶切位点时,可用该酶切位点两侧的引物进行扩增,然后将扩增产物用适当的内切酶切割,根据电泳图谱来判断有无内切酶切点的改变。

(四)HLA 基因多态性检测

人类白细胞抗原(human leucocyte antigen,HLA)基因多态性检测可采用 PCR 扩增产物的反相杂交(斑点杂交),具体方式为将每个位点的所有寡核苷酸探针固定在固相支持物上,引物生物素化后,进行待测 DNA 基因扩增,从而得到生物素化的 DNA 放大产物。用此产物与膜上的探针杂交并进行显色或化学发光,这样每个样本只需杂交一次即可完成。此方法适合骨髓移植时的 HLA 基因配型及 HLA 基因与疾病相关性分析等。

(五)肿瘤细胞多药耐药基因的检测

多药耐药性是指肿瘤细胞接触多种药物后,对作用机制不同的药物产生耐药性。研究表明,MRD 常与多药耐药基因(MDR 1)过度表达有关。研究发现,急性髓细胞白血病 MRD 1 的表达与预后密切相关,即 MDR 1 阳性者完全缓解(complete response,CR)率低,生存期短,且易早期复发。

参考文献

［1］FERMO E，VERCELLATI C，BIANCHI P. Screening tools for hereditary hemolytic anemia：New concepts and strategies［J］. Expert Review of Hematology，2021，14(3)：281-292.

［2］RISINGER M，EMBERESH M，KALFA T A. Rare hereditary hemolytic anemias：Diagnostic approach and considerations in management［J］. Hematol Oncol Clin North Am，2019，33：373-392.

（李鹏　姜慧慧　王璟涛）

第五章

骨髓增生异常综合征

1.了解骨髓增生异常综合征的定义、病因和发病机制。

2.掌握骨髓增生异常综合征的分型、实验室检查和诊断方法。

3.熟悉骨髓增生异常综合征的鉴别诊断和预后分层。

4.熟悉骨髓增生异常综合征的治疗手段。

案例

患者男性,62岁,既往脑梗死病史10余年,现遗留脑梗死后遗症,发现血压升高2个月余,血压最高155/94 mmHg,口服"硝苯地平"治疗,未规律检测血压。患者现因"发现全血细胞减少4个月,诊为骨髓增生异常综合征1个月"来到医院血液科住院治疗。

目前情况:患者4个月前因"脑梗死"于当地医院住院,期间发现贫血及白细胞、血小板减少(未见报告),骨髓细胞学显示骨髓细胞量偏少,原始细胞比例偏高,部分粒系胞浆颗粒增多、增粗,粒红比例倒置,血小板少见。1个月前患者前往当地县人民医院就诊,血常规结果显示白细胞 1.9×10^9/L,中性粒细胞计数 0.63×10^9/L,血红蛋白 118 g/L,血小板 60×10^9/L。再次完善骨髓细胞学,结果显示骨髓增生异常综合征(EB2)骨髓象,未行特殊处理。为行进一步诊治,门诊以"骨髓增生异常综合征"将患者收入血液科。

辅助检查:行骨髓细胞学、血常规、骨髓染色体核型分析、骨髓 MDS 全基因组芯片检测等检查。

骨髓细胞学(2020年6月3日):骨髓细胞轻度偏少,原始细胞比例偏高,部分粒系细胞胞浆颗粒增多、增粗,粒细胞与红细胞比例倒置,血小板少见,请结合骨髓活检、流式细胞免疫分型及分子遗传学等其他检查排除骨髓增生异常综合征可能。

血常规(2020年8月11日):白细胞 1.9×10^9/L,中性粒细胞计数 0.63×10^9/L,血红蛋白 118 g/L,血小板 60×10^9/L。

骨髓细胞学(2020年8月25日):考虑骨髓增生异常综合征(RAEB2)骨髓象(图1-5-1)。免疫分型:骨髓中可见约12.17%髓系原始幼稚细胞,考虑骨髓增生异常综合征（MDS RAEB2）。

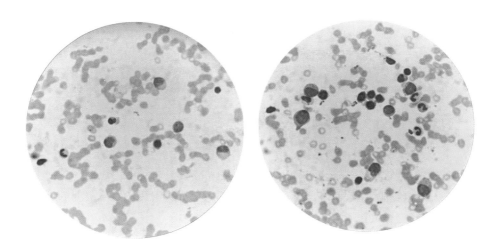

图 1-5-1　骨髓形态学

骨髓染色体核型分析（2020 年 8 月 29 日）：未见克隆性异常。

骨髓 MDS 全基因组芯片检测（2020 年 9 月 1 日）：未见明显异常。

入院诊断：①骨髓增生异常综合征（EB2）；②脑梗死个人史。

根据患者的辅助检查结果，患者被诊断为骨髓增生异常综合征（MDS EB2，IPSS 评分 2 分，中危－2，IPSS-R 评分 5 分，高危，WPSS 评分 3 分，高危），为较高危患者。患者 62 岁，既往有高血压、脑梗死病史，现遗留脑梗死后遗症，家属考虑到移植相关风险，拒绝行异基因造血干细胞移植。排除相关治疗禁忌后，分别于 2020 年 9 月 14 日、10 月 22 日、11 月 25 日、12 月 24 日给予患者地西他滨单药治疗 4 个周期，具体为每周期地西他滨 20 mg/（m^2 · d），用 5 天，每 28 天为一个周期。4 个周期后评估患者骨髓细胞学，结果显示：偶见幼稚单核细胞，骨髓增生异常综合征（EB2 治疗后），流式免疫残留可见 0.64% 异常髓系原始细胞，复查血常规，白细胞 3.12×10^9/L，中性粒细胞计数 1.76×10^9/L，血红蛋白132 g/L，血小板 212×10^9/L。根据骨髓增生异常综合征国际工作组疗效评估标准，患者获得了完全缓解。现在患者每 4 周接受一次地西他滨单药治疗，始终处于完全缓解状态，生活质量很高。患者对治疗效果非常满意。

医工结合点：尽管骨髓增生异常综合征患者对去甲基化药物的治疗耐受性良好，但反应率只有30%～40%，提前预测去甲基化药物的治疗反应是很有必要的。利用机器学习算法，通过基因组的生物标志物可识别出大约三分之一对去甲基化药物治疗无反应的骨髓增生异常综合征患者，这反映出机器学习技术在将基因组数据转化为有用的临床工具方面具有重要的作用。

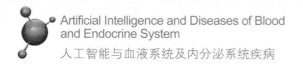
思考题

血液涂片的解读依赖于医生的肉眼观察和经验判断,难免会存在一定的主观性,有哪些医工结合设备和人工智能算法能够对血液涂片进行自动化分析?

案例解析

一、疾病概述

(一)定义

骨髓增生异常综合征(myelodysplastic syndrome,MDS)是一组起源于造血干细胞的异质性髓系细胞克隆性疾病,其特点是髓系细胞发育异常,表现为无效造血、难治性血细胞减少,高风险向急性髓系白血病(AML)转化。

(二)流行病学

任何年龄男、女均可发病,老年人较多见。欧美国家的研究资料显示,MDS发病率为6.5/10万,70岁以上者高达(20~35)/10万,已超过白血病发病率,成为严重威胁人类健康的疾病。我国尚无MDS确切发病率统计,但随着人口老龄化的发展,MDS发病率将会逐年增长。

(三)病因和发病机制

原发性MDS的确切病因尚不明确,继发性MDS见于烷化剂、拓扑异构酶抑制剂、放射线、有机毒物等密切接触者。

MDS是起源于造血干细胞的克隆性疾病,异常克隆细胞在骨髓中发生分化、成熟障碍,出现病态、无效造血,并有高风险向AML转化的趋势。部分MDS患者可发现造血细胞中有基因突变或表观遗传学改变或染色体异常或骨髓造血微环境异常,这些异常改变可能参与MDS的多因素、多步骤、连续动态的发生发展过程。

(四)分型及临床表现

1982年,法美英(French-American-British,FAB)协作组提出以形态学为基础的MDS分型(表1-5-1),主要根据MDS患者外周血和骨髓细胞发育异常的特征,特别是原始细胞比例、环状铁粒幼红细胞比例、Auer小体及外周血单核细胞数量,将MDS分为5个亚型,即难治性贫血(refractory anemia,RA)、环形铁粒幼细胞性难治性贫血(RA with ringed sideroblasts,RAS/RARS)、难治性贫血伴原始细胞增多(RA with excess blasts,RAEB)、难治性贫血伴原始细胞增多转变型(RAEB in transformation,RAEB-t)、慢性粒-单核细胞性白血病(chronic myelomonocytic leukemia,CMML)。

表 1-5-1 MDS 的 FAB 分型

FAB 类型	外周血	骨髓
RA	原始细胞<1%	原始细胞<5%
RAS	原始细胞<1%	原始细胞<5%,环形铁幼粒细胞>有核红细胞 15%
RAEB	原始细胞<5%	原始细胞 5%～20%
RAEB-t	原始细胞≥5%	原始细胞>20%而<30%;或幼粒细胞出现 Auer 小体
CMML	原始细胞<5%,单核细胞绝对值>1×10⁹/L	原始细胞 5%～20%

WHO 2016 分型标准(表 1-5-2):WHO 提出了新的 MDS 分型标准,认为骨髓原始细胞达 20%即为急性白血病,将 RAEB-t 归为 AML,并将 CMML 归为骨髓增生异常综合征/骨髓增殖性肿瘤(MDS/MPN)。2016 年版 WHO 分型标准更强调病态造血累及的细胞系和骨髓中原始细胞比例,删除了"难治性贫血"命名。将有 5 号染色体长臂缺失伴或不伴其他一种染色体异常(排除 7 号染色体异常)的 MDS 独立为伴有孤立 del(5q)的 MDS;增加了 MDS 未能分类(MDS-U)。目前,临床上平行使用 FAB 和 WHO 分型标准。

表 1-5-2 MDS 2016 年 WHO 修订分型

分型		病态造血	细胞减少系列[1]	环形铁粒幼红细胞%	骨髓和外周血原始细胞	常规核型分析
MDS 伴单系病态造血(MDS-SLD)		1	1 或 2	<15% 或 <5%[2]	骨髓<5%,外周血<1%,无 Auer 小体	任何核型,但不符合伴孤立 del(5q)MDS 标准
MDS 伴多系病态造血(MDS-MLD)		2 或 3	1～3	<15% 或 <5%[2]	骨髓<5%,外周血<1%,无 Auer 小体	任何核型,但不符合伴孤立 del(5q)MDS 标准
MDS 伴环形铁粒幼细胞(MDS-RS)	MDS-RS-SLD	1	1 或 2	≥15% 或 ≥5%[2]	骨髓<5%,外周血<1%,无 Auer 小体	任何核型,但不符合伴孤立 del(5q)MDS 标准
	MDS-RS-MLD	2 或 3	1～3	≥15% 或 ≥5%[2]	骨髓<5%,外周血<1%,无 Auer 小体	任何核型,但不符合伴孤立 del(5q)MDS 标准
MDS 伴孤立 del(5q)		1～3	1 或 2	任何比例	骨髓<5%,外周血<1%,无 Auer 小体	仅有 del(5q),可以伴有 1 个其他异常[−7 或 del(7q)除外]

续表

分型		病态造血	细胞减少系列[1]	环形铁粒幼细胞%	骨髓和外周血原始细胞	常规核型分析
MDS 伴原始细胞增多（MDS-EB）	MDS-EB-1	0～3	1～3	任何比例	骨髓 5%～9% 或外周血 2%～4%，无 Auer 小体	任何核型
	MDS-EB-2	0～3	1～3	任何比例	骨髓 10%～19% 或外周血 5%～19%，或有 Auer 小体	任何核型
MDS-未分类（MDS-U）	血中有 1% 的原始细胞	1～3	1～3	任何比例	骨髓＜5%，外周血=1%[3]，无 Auer 小体	任何核型
	单系病态造血并全血细胞减少	1	3	任何比例	骨髓＜5%，外周血＜1%，无 Auer 小体	任何核型
	根据定义，MDS 的细胞遗传学异常	0	1～3	＜15%[4]	骨髓＜5%，外周血＜1%，无 Auer 小体	根据定义，MDS 的核型异常
	儿童难治性血细胞减少症	1～3	1～3	无	骨髓＜5%，外周血＜2%	

注：[1]血细胞减少的定义：血红蛋白小于 100 g/L，血小板计数小于 $100×10^9$/L，中性粒细胞绝对计数小于 $1.8×10^9$/L，极少数情况下，MDS 可见这些水平以上的轻度贫血或血小板减少；外周血单核细胞必须小于 $1×10^9$/L；

[2]如果存在 SF3B1 突变；

[3]外周血 1% 的原始细胞必须有两次不同场合检查的记录；

[4]若环形铁粒幼细胞大于等于 15% 的病例有红系明显病态造血，则归类为 MDS-RS-SLD。

几乎所有的 MDS 患者都有贫血症状，表现为乏力、疲倦等。约 60% 的 MDS 患者有中性粒细胞减少，由于存在中性粒细胞功能低下，使得 MDS 患者容易发生感染，约有 20% 的 MDS 患者死于感染。40%～60% 的 MDS 患者有血小板减少，随着疾病进展可出现进行性血小板减少。

（五）实验室检查

1.血象和骨髓象

MDS 患者持续一系或多系血细胞减少：血红蛋白小于 100 g/L、中性粒细胞小于 $1.8×10^9$/L、血小板小于 $100×10^9$/L。骨髓增生度多在活跃以上，少部分呈增生减低。MDS 患者的常见病态造血见表 1-5-3。

2.细胞遗传学检查

40%～70% 的 MDS 患者有克隆性染色体核型异常，以 +8、5/5q⁻、-7/7q⁻、20q⁻ 最为常见。利用荧光原位杂交技术（FISH）可提高细胞遗传学异常的检出率。

3.骨髓活检病理检查

骨髓病理活检可提供患者骨髓内细胞增生程度、巨核细胞数量、原始细胞群体、骨髓纤维化及肿瘤骨髓转移等重要信息,有助于排除其他可能导致血细胞减少的因素或疾病。

4.免疫分型检查

流式细胞术可检测到 MDS 患者骨髓细胞表型存在异常,对于低危 MDS 与非克隆性血细胞减少症的鉴别诊断有一定价值。

5.分子生物学检查

使用高通量测序技术,多数 MDS 患者骨髓细胞中可检出体细胞性基因突变,对MDS 的诊断及预后判断有潜在应用价值。

表 1-5-3　MDS 的常见病态造血

红系	粒系细胞	巨核系细胞
细胞核		
核出芽	核分叶减少	小巨核细胞
核间桥	假 Pelger-huet;pelgeriod	核少分叶
核碎裂	不规则核分叶增多	多核(正常巨核细胞为单核分叶)
多核		
核多分叶		
巨幼样变		
细胞质		
环状铁粒幼细胞	胞体小或异常增大	—
空泡	颗粒减少或无颗粒	
PAS 染色阳性	假 Chediak-Higashi 颗粒 Auer 小体	

二、疾病预防、诊断、治疗、康复

(一)预防

骨髓增生异常综合征的详细发病原因尚不明确,因此并没有确切有效的预防措施。目前已知的主要危险因素包括接触电离辐射及有毒有害化学物质等。除了避免上述危险因素,还应保持健康的生活状态,劳逸结合,适当加强体育锻炼,多吃富含蛋白质和维生素的食物,提高机体的免疫力,避免细菌、病毒感染等。

（二）诊断

1.诊断

MDS 的最低诊断标准如下文所述，其中血细胞减少的标准为中性粒细胞绝对值低于 $1.8\times10^9/L$，血红蛋白低于 $100\,g/L$，血小板计数低于 $100\times10^9/L$。

MDS 诊断需满足两个必要条件和一个主要标准：

（1）必要条件（两条均须满足）：①持续 4 个月一系或多系血细胞减少（如检出原始细胞增多或 MDS 相关细胞遗传学异常，无需等待可诊断 MDS）。②排除其他可导致血细胞减少和发育异常的造血及非造血系统疾病。

（2）MDS 相关（主要）标准（至少满足一条）：①发育异常：骨髓涂片中红细胞系、粒细胞系、巨核细胞系发育异常细胞的比例≥10%。②环状铁粒幼红细胞占有核红细胞比例≥15%，或≥5%且同时伴有 SF3B1 突变。③原始细胞：骨髓涂片原始细胞达 5%～19%（或外周血涂片 2%～19%）。④常规核型分析或 FISH 检出有 MDS 诊断意义的染色体异常。

（3）辅助标准：对于符合必要条件、未达主要标准、存在输血依赖的大细胞性贫血等常见 MDS 临床表现的患者，如符合大于等于 2 条辅助标准，诊断为疑似 MDS。①骨髓活检切片的形态学或免疫组化结果支持 MDS 诊断。②骨髓细胞的流式细胞术检测发现多个 MDS 相关的表型异常，并提示红系和（或）髓系存在单克隆细胞群。③基因测序检出 MDS 相关基因突变，提示存在髓系细胞的克隆群体。

2.预后分组

MDS 患者常用危险度分层系统包括国际预后积分系统（IPSS）、WHO 分型预后积分系统（WPSS）和修订的国际预后积分系统（IPSS-R）。

（1）IPSS：IPSS 危险度的分级根据骨髓原始细胞比例、血细胞减少的程度和骨髓细胞遗传学特征确定（表 1-5-4）。

表 1-5-4　骨髓增生异常综合征的国际预后积分系统（IPSS）

预后变量	积分				
	0	0.5	1	1.5	2
骨髓原始细胞（%）	<5	5～10	—	11～20	21～30
染色体核型[a]	好	中等	差	—	—
血细胞减少系列[b]	0～1	2～3	—	—	—

注：[a] 预后好核型：正常，－Y，del（5 q），del（20 q）。预后中等核型：其余异常。预后差核型：复杂（≥3 个异常）或 7 号染色体异常。[b] 中性粒细胞绝对计数小于 $1.8\times10^9/L$，血红蛋白小于 $100\,g/L$，血小板计数小于 $100\times10^9/L$。IPSS 危险度分类：低危：0 分。中危－1：0.5～1 分。中危－2：1.5～2 分。高危：大于等于 2.5 分。

（2）WPSS：红细胞输注依赖及铁过载不仅导致器官损害，也可直接损害造血系统功能，从而可能影响 MDS 患者的自然病程。2011 年修订的 WPSS 预后评分系统将评分依据中的红细胞输注依赖改为血红蛋白水平。WPSS 作为一个时间连续性的评价系统，可在患者病程中的任何时间点对预后进行评估（表 1-5-5）。

表 1-5-5　骨髓增生异常综合征（MDS）的 WHO 分型预后积分系统（WPSS，2011 年版）

预后变量	积分			
	0	1	2	3
WHO 分类	RCUD、RARS、伴有单纯 del(5 q) 的 MDS	RCMD	RAEB-1	RAEB-2
染色体核型[a]	好	中等	差	—
严重贫血[b]	无	有		

注：RCUD：难治性血细胞减少伴单系发育异常；RARS：难治性贫血伴有环状铁粒幼红细胞；RCMD：难治性血细胞减少伴有多系发育异常；RAEB：难治性贫血伴有原始细胞过多。[a] 预后好核型：正常核型，－Y，del(5 q)，del(20 q)；预后中等核型：其余异常；预后差核型：复杂（≥3 个异常）或 7 号染色体异常。[b] 男性患者血红蛋白＜90 g/L，女性患者血红蛋白＜80 g/L。WPSS 危险度分类：极低危：0 分；低危：1 分；中危：2 分；高危：3～4 分；极高危：5～6 分。

（3）IPSS-R：IPSS-R 积分系统被认为是 MDS 预后评估的"金标准"，是 MDS 预后国际工作组在 2012 年对 IPSS 预后评分系统修订的最新版本（表 1-5-6），其对预后的评估效力明显优于 IPSS、WPSS。然而，IPSS-R 也有其局限性，其预后评估是否适用于接受化疗或靶向药物治疗的患者依然未知；其他具有独立预后意义的因素未包含其中，如红细胞的输注依赖、基因突变，特别是基因突变可能有助于更精准的预后评估。

表 1-5-6　修订的 MDS 国际预后积分系统（IPSS-R）

预后变量	积分						
	0	0.5	1	1.5	2	3	4
细胞遗传学[*]	极好	—	好	—	中等	差	极差
骨髓原始细胞（%）	≤2	—	＞2～＜5	—	5～10	＞10	—
血红蛋白（g/L）	≥100	—	80～＜100	＜80	—	—	—
中性粒细胞绝对值（×10⁹/L）	≥0.8	<0.8	—	—	—	—	—
血小板（×10⁹/L）	≥100	50～＜100	＜50	—	—	—	—

注：[*] 极好：del(11q)，－Y；好：正常核型，del(20q)，del(12p)，del(5q)，del(5q) 附加另一种异常；中等：＋8，del(7q)，i(17q)，＋19 及其他 1 个或 2 个独立克隆的染色体异常；差：－7，inv(3)/t(3q)/del(3q)，－7/del(7q) 附加另一种异常，复杂异常（3 个）；极差：复杂异常（3 个以上）。IPSS-R 危险度分类：极低危：小于等于1.5 分；低危：1.5～3 分；中危：3～4.5 分；高危：4.5～6 分；极高危：超过 6 分。

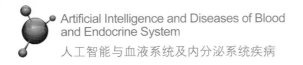

3.鉴别诊断

MDS 的诊断依赖骨髓细胞学中细胞发育异常的形态学表现、原始细胞比例升高和细胞遗传学异常。MDS 的诊断仍然是排除性诊断,应首先排除反应性血细胞减少或细胞发育异常,需要与 MDS 相鉴别的常见因素或疾病如下:

(1)慢性再生障碍性贫血(CAA):CAA 常需与 MDS-MLD 相鉴别。MDS-MLD 的网织红细胞可正常或升高,外周血可见到有核红细胞,骨髓病态造血明显,早期细胞比例不低或增加,染色体异常,而 CAA 一般无上述异常。

(2)阵发性睡眠性血红蛋白尿症(PNH):也可出现全血细胞减少和病态造血,但 PNH 检测可发现外周血细胞表面锚链蛋白缺失,酸化血清溶血试验(acidified-serum hemolysis test,又称"Ham test")阳性及血管内溶血的改变。

(3)巨幼细胞贫血:MDS 患者细胞病态造血可见巨幼样变,易与巨幼细胞贫血混淆,但后者是由于叶酸、维生素 B_{12} 缺乏所致,补充后可纠正贫血,而 MDS 的叶酸、维生素 B_{12} 水平不低,用叶酸、维生素 B_{12} 治疗无效。

(4)慢性髓细胞性白血病(CML):CML 患者的 Ph 染色体、BCR-ABL 融合基因检测为阳性,而慢性粒-单核细胞白血病(chronic myelomonocytic leukemia,CMML)则无。

(三)治疗

MDS 患者自然病程和预后的差异性很大,治疗宜个体化。应根据 MDS 患者的预后分组,同时结合患者年龄、体能状况、合并疾病、治疗依从性等进行综合分析,选择治疗方案。MDS 可按预后积分系统分为两组:较低危组[IPSS-低危组、中危-1 组,IPSS-R-极低危组、低危组和中危组(≤3.5 分),WPSS-极低危组、低危组和中危组]和较高危组[IPSS-中危-2 组、高危组,IPSS-R-中危组(>3.5 分)、高危组和极高危组,WPSS-高危组和极高危组]。较低危组的治疗目标是改善造血、提高生活质量,较高危组 MDS 治疗目标是延缓疾病进展、延长生存期和治愈(图 1-5-2)。

1.支持治疗

支持治疗最主要目标是提升患者生活质量,包括成分输血、促红细胞生成素(EPO)、G-CSF 或 GM-CSF 和去铁治疗。

(1)成分输血:一般在 HGB 低于 60 g/L 或伴有明显贫血症状时可给予红细胞输注。患者为老年人、机体代偿能力受限、需氧量增加时,建议 HGB≤80 g/L 时给予红细胞输注。PLT<$10×10^9$/L 或有活动性出血时,应给予血小板输注。

(2)造血生长因子:G-CSF/GM-CSF,推荐用于中性粒细胞缺乏且伴有反复或持续性感染的 MDS 患者。输血依赖的较低危组 MDS 患者可采用 EPO±G-CSF 治疗,治疗前 EPO 水平小于 500 IU/mL 和红细胞输注依赖较轻(每月<8 U)的 MDS 患者 EPO 治疗反应率更高。

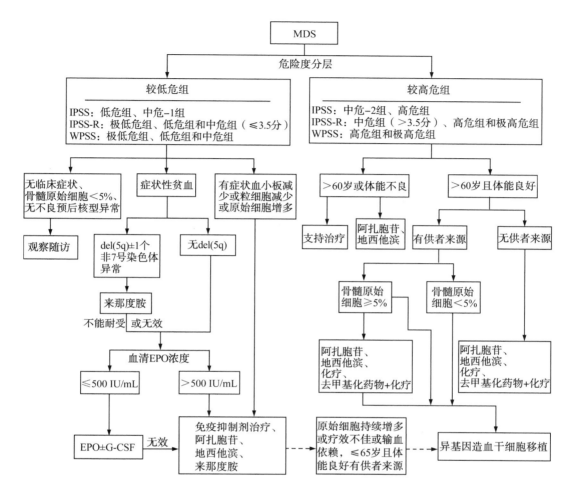

图 1-5-2　MDS 的治疗路径

（3）去铁治疗：对于红细胞输注依赖的患者，应定期监测血清铁蛋白（serum ferritin，SF）水平、累计输血量和器官功能监测（心、肝、胰腺），评价铁过载程度（有条件的单位可采用 MRI 评估心脏和肝脏的铁沉积程度）。去铁治疗可有效降低 SF 水平及脏器中的铁含量。对于预期寿命大于等于 1 年、总量超过 80 U、SF 大于等于 1000 $\mu g/L$ 至少 2 个月、输血依赖的患者，可实施去铁治疗，并以 SF 为主要监测及控制指标（目标是将 SF 控制在 500～1000 $\mu g/L$）。常用的去铁药物有去铁胺和地拉罗司等。

2.免疫调节剂治疗

常用的免疫调节药物包括沙利度胺和来那度胺等。部分患者接受沙利度胺治疗后红系造血可改善，减轻或脱离输血依赖，然而患者常难以耐受长期应用后出现的神经毒性等不良反应。对于伴有 del(5q)±1 种其他异常（除 −7/7q− 外）的较低危组 MDS 患者，如存在输血依赖性贫血，可应用来那度胺治疗，部分患者可减轻或脱离输血依赖，并获得细胞遗传学缓解，延长生存。对于不伴有 del(5q) 的较低危组 MDS 患者，如存在输

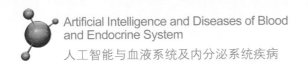

血依赖性贫血且对细胞因子治疗效果不佳或不适合采用细胞因子治疗,也可以选择来那度胺治疗。来那度胺的常用剂量为每天 10 mg,用药 21 天,每 28 天为一个疗程。伴有del(5q) 的 MDS 患者,如出现下列情况,不建议应用来那度胺:①骨髓原始细胞比例大于5％;②复杂染色体核型;③IPSS 中危-2 或高危组;④TP 53 基因突变。

3.免疫抑制剂治疗

免疫抑制治疗(immunosuppressive therapy,IST)包括抗胸腺细胞球蛋白(antilymphocyte globulin,ATG)和环孢素 A,可考虑用于具备下列条件的患者:预后分组为较低危、骨髓原始细胞比例小于 5％或骨髓增生低下、正常核型或单纯＋8 染色体改变、存在输血依赖、HLA-DR15 阳性或存在 PNH 克隆。

4.去甲基化药物

常用的去甲基化药物包括 5-阿扎胞苷(azacitidine,AZA)和 5-阿扎-2-脱氧胞苷(decitabine,地西他滨)。去甲基化药物可应用于较高危组 MDS 患者,与支持治疗组相比,去甲基化药物治疗组患者向 AML 进展的风险可降低、生存改善。较低危组 MDS 患者如出现严重粒细胞减少和(或)血小板减少,也可应用去甲基化药物治疗,以改善血细胞减少。

(1)AZA:AZA 的推荐用法为 75 mg/(m² · d)×7 d,皮下注射,28 天为一个疗程。接受 AZA 治疗的 MDS 患者,首次获得治疗反应的中位时间为 3 个疗程,约 90％治疗有效的患者在 6 个疗程内获得治疗反应。因此,推荐 MDS 患者接受 AZA 治疗 6 个疗程后评价治疗反应,有效患者可持续使用。

(2)地西他滨:地西他滨的最佳给药方案仍在不断探索中,对于较低危组 MDS 患者的地西他滨最佳给药方案,研究者迄今尚未达成共识。推荐方案之一为 20 mg/(m² · d)×5 d,每 4 周为一个疗程。推荐 MDS 患者接受地西他滨治疗 4～6 个疗程后评价治疗反应,有效患者可持续使用。

5.化疗

较高危组尤其是原始细胞比例增高的患者预后较差,化疗是选择非造血干细胞移植患者的治疗方式之一。可采取 AML 标准 3＋7 诱导方案或预激方案。预激方案在国内广泛应用于较高危 MDS 患者,为小剂量阿糖胞苷(10 mg/m²,每 12 小时一次,皮下注射,注射 14 天)基础上加用 G-CSF,并联合阿克拉霉素或高三尖杉酯碱或去甲氧柔红霉素。预激方案治疗较高危 MDS 患者的完全缓解率可达 40％～60％,且老年或身体机能较差的患者对预激方案的耐受性优于常规 AML 化疗方案。预激方案也可与去甲基化药物联合。

6.异基因造血干细胞移植(allo-HSCT)

allo-HSCT 是目前唯一能根治 MDS 的方法,造血干细胞来源包括同胞全相合供者、非血缘供者和单倍型相合血缘供者。allo-HSCT 的适应证为:①年龄小于 65 岁、较高危组 MDS 患者;②年龄小于 65 岁、伴有严重血细胞减少、经其他治疗无效或伴有不良预后、遗传学异常(如－7、3q26 染色体重排,TP 53 基因突变,复杂核型,单体核型)的较低危组患者。拟行 allo-HSCT 的患者,如骨髓原始细胞大于等于 5％,在等待移植的过程中可应用化疗或去甲基化药物或二者联合桥接 allo-HSCT,但不应耽误移植的进行。

7.其他

雄激素对部分有贫血表现的 MDS 患者有促进红系造血作用,是 MDS 治疗的常用辅助治疗药物,包括达那唑、司坦唑醇和十一酸睾丸酮。接受雄激素治疗的患者应定期检测肝功能。此外有报道,全反式维甲酸及某些中药成分对 MDS 有治疗作用,建议进一步开展临床试验证实。

（四）康复

指导患者养成良好的生活习惯,按时起居,睡眠充足,劳逸结合,避免过度劳累,保持良好、平和的心理状态。患者不宜出入人群聚集的场所,少会客,应讲究个人卫生,注意预防感染,有出血、乏力、发热、头痛等症状应及时就医,按时服药,定期复查血常规、肝肾功等,按时回院化疗。

三、医工交叉应用的展望

机器学习是计算机科学和统计学的一个分支,是当前人工智能研究最核心的内容之一,它可以从训练数据中学习不同变量之间的潜在规律并构建预测模型。目前,机器学习在病理学、放射学、基因组学和电子健康记录数据分析方面取得了显著的进展,能够在疾病诊断、预后评估和制定治疗方案等诊疗过程中改善血液恶性肿瘤的临床管理质量。

例如,血液系统肿瘤患者的预后情况存在非常大的异质性,对患者预后情况进行风险分层能够为临床医生提供必要的依据,有利于为患者制定更加合理的治疗方案（如为高风险组患者进行更高强度的化疗）。但在目前临床实践中,仍然缺乏足够准确的预测工具。例如,对于骨髓增生异常综合征,目前广泛使用的预后风险分层工具有国际预后评分系统（the International Prognostic Scoring System）和修订的国际预后评分系统（Revised International Prognostic Scoring System）。然而利用这两个工具得到的患者风险分层仍然存在很大的异质性。据研究表明,在对接受治疗后的骨髓增生异常综合征患者的总生存期进行预测时,利用国际预后评分系统划分的风险组别的统计有效一致指数（C-index）仅为 0.64,利用修订的国际预后评分系统划分的风险组别的 C-index 也仅达到0.66。因此,开发更加准确的血液系统肿瘤患者风险分层工具对个性化精准诊疗具有重要意义,有希望成为医工交叉研究的一项重要内容。

此外,即使目前已经有许多针对血液系统恶性肿瘤的靶向治疗手段,但是对一线治疗药物有治疗反应的患者比例仍然不理想。通常在一线治疗药物无法发挥作用时,才会考虑使用二线治疗药物,然而患者对某些治疗药物的反应可能需要几个月才能显现（例如,对骨髓增生异常综合征患者使用的低甲基化药物）,判定一线治疗药物无效时患者已经接受了较长时间的无效治疗甚至发生明显的疾病进展。针对这一问题,许多研究人员正在开发基于机器学习算法的辅助诊疗系统,用于在治疗前辅助临床医生评估患者对各种药物的治疗反应,从而制定更加个性化的治疗方案。此外,这种辅助诊疗系统还有助于在治疗期间对患者进行持续监测。利用动态预测机器学习模型可在开始治疗后,根据治疗早期患者的血细胞计数变化快速识别可能有反应的患者。并根据对治疗反应的早

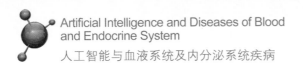

期预测在治疗早期进行治疗药物的调整，从而减少患者接受无效治疗的时间和不必要的不良反应。

山东大学齐鲁医院血液科纪春岩教授团队联合中科院软件研究所开发了血液病智能辅助诊疗系统，利用人工智能技术为医生提供精准化、智慧化的血液病辅助诊断和治疗决策，并于2018年9月在山东大学齐鲁医院正式上线运行。该系统上线后，以患者身份证号为唯一识别号，以列表的方式提供所有疗程的关键数据，包括治疗方案、免疫分型、融合基因等。实现了FAB分型、欧洲白血病免疫学分型协作组（European Group of Immunological Characterization of Leukemias，EGIL）标准、预后危险度分级等计算功能，并综合所有相关信息，给出诊断及用药推荐方案，方便医生进行选择，辅助形成最终的治疗方案。目前，研究者计划推广到多家医疗机构，该系统未来将通过新一代人工智能技术结合多中心临床数据，提升辅助诊疗算法性能，从而帮助医生寻找难治性血液病潜在的临床规律，为进一步实现血液病的精确诊断与个性化治疗提供更科学、方便的辅助手段。

随着计算资源的成本变得越来越低，基于机器学习模型的辅助工具的可及性也越来越高，我们相信，在医工交叉研究的促进下，这些辅助工具将会越来越多地融入血液病的研究和诊疗实践当中。不过，目前的人工智能研究仍存在一些不足之处，需要研究者在未来的研究中进行完善。例如，目前大多数基于机器学习的研究都是基于单个机构的数据集进行的，这对机器学习模型在新环境中的部署造成了很大的潜在限制。因此，多中心之间的数据共享需求越来越明显。由于各中心在医疗设备型号、设备参数、检测条件、实验室检测人员的使用习惯等方面存在差异，各中心的实验室检查数据存在不可忽略的异质性，即存在中心效应（centre effect）。这种中心效应会降低机器学习模型的泛化能力，是限制人工智能产品落地的一大因素。如何减弱甚至消除中心效应的影响是贯穿于整个医工交叉与医学人工智能研究中的一个研究问题。

此外，在进行医学决策时，临床医生需要根据复杂且常常相互矛盾的数据进行权衡。在数据模棱两可的情况下，他们需要为所做的决策提供合理的理由。因此，当人工智能辅助工具应用于临床诊疗决策时，其结果需要具有可解释性。但当前绝大部分机器学习算法在设计时关注提高性能而不是解释性。为了提高性能，模型结构变得越来越复杂，尤其是喷薄而出的各种深度学习算法，其网络结构十分复杂且相关理论尚没有跟上实践应用的步伐。如何在保证模型性能的前提下提高其内部可解释性是使人工智能技术真正被更多临床医生和患者接受的现实需求，也是完善人工智能算法理论基础的必然要求。

（一）血液涂片的自动化分析

MDS的初步诊断主要基于临床信息、血细胞计数、外周血和骨髓细胞形态学异常检测、流式细胞术和遗传学研究。其中，血液涂片的显微镜检查是一种低成本、易获取的评估细胞形态学是否异常的工具。MDS患者中性粒细胞发育异常包括胞质颗粒的减少，显微镜下的形态学检查标准为细胞质颗粒含量减少至正常中性粒细胞的2/3。不过，人眼较难准确量化胞质颗粒数量的异常，而且不同检查人员的观察结果经常会出现相当大的差异,从而导致诊断结果难以一致。因此,开发用于 MDS 诊断的胞质颗粒自动检测手段是一项重要的临床诊疗需求。

深度学习能够使用多层网络结构从输入图像中提取高级特征,不依赖于手动构造的特征,已经在很多图像分析研究中取得了极佳的预测结果。自深度学习出现以来,越来越多的研究将其应用于开发恶性疾病检测的新方法和新模型,特别是基于图像分析的辅助诊断工具。其中,卷积神经网络(convolutional neural networks,CNN)经常被用于血液学中的医学图像分析。西班牙研究者开发了一种用于自动识别外周血中性粒细胞发育不良的新型 CNN 模型,其灵敏度和特异度分别为 95.5% 和 94.3%。

(二)基于患者电子健康记录的 MDS 风险识别

鉴于诊断 MDS 的困难,临床上需要新技术来检测 MDS 的发病。利用自动血液分析仪、新一代测序技术和新型流式细胞术可能会对疾病早期检测 MDS 有所帮助。然而,这些新工具通常尚未在常规的临床诊疗实践中得到普及,而且只有在临床医生开始怀疑某个患者患有 MDS 后才会开展这些检测。所以这些新技术也不太可能解决 MDS 早期发现率不足的问题。为了解决这一问题,Dascena 公司的研究者开发了一种机器学习算法,能够在不依赖骨髓活检和细胞遗传学检测的情况下,利用两年的电子健康记录(electronic health records,EHR)数据,在 MDS 确诊前一年预测其患 MDS 的风险。该研究对 2007 年至 2020 年美国 790470 名 45 岁以上的患者进行回顾性分析,建立了一个梯度增强决策树模型(gradient boosted decision tree model,XGB),用以预测确诊 MDS 前两年患者数据中的生命体征、实验室结果和人口统计数据。在测试集上,XGB 模型一年内预测 MDS 的曲线下面积(AUC)值为 0.8,敏感性为 0.79,特异性为 0.80。这一算法能够用于社区人群 MDS 风险监控,是早期识别 MDS 高风险人群的有力工具。

(三)异基因造血干细胞移植(allo-HSCT)治疗效果评估

异基因造血干细胞移植(allogeneic hematopoietic stem cell transplantation,allo-HSCT)是目前唯一可能治愈 MDS 的疗法。目前,只有 10%~15% 的患者接受了 allo-HSCT 治疗,其原因之一可能是患者对接受 allo-HSCT 治疗后较高的死亡率有所担忧。allo-HSCT 治疗后出现复发或者并发症均可能导致患者死亡。因此,确定哪些患者可能受益于 allo-HSCT、哪些患者可能无法从 allo-HSCT 治疗中受益,在临床诊疗中是一个至关重要的问题。

目前,相关临床指南推荐具有中-2 级或高级别风险的早期 MDS 患者和具有低风险的晚期 MDS 患者接受 allo-HSCT 治疗。其背后的基本原理是利用马尔可夫决策模型预测分析 MDS 患者接受清髓和低强度骨髓移植的收益。不过这类模型没有考虑到 MDS 的异质性以及当前预后评分系统存在高估或者低估患者风险的偏倚。一些基因组研究表明,体细胞突变可能对 allo-HSCT 治疗后的结果有影响。不过在这些被研究的体细胞突变中,除了 TP 53 突变外,其它突变的作用仍然存在争议。造成这些研究结果之间存在差异的原因可能与患者来源、样本量、所研究体细胞突变以及所用的统计方法不同有关。虽然具有 TP 53 突变的 MDS 患者在接受 allo-HSCT 治疗后总生存期的中位数仅有 6 个月,但是仍然有 20%~25% 的患者在移植后存活 24 个月以上。这一数据表明,一

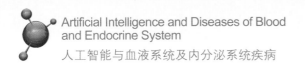
小部分 MDS 患者能够受益于 allo-HSCT 治疗。在进行 allo-HSCT 治疗前识别出这些患者是临床中一项非常重要又具有很大挑战的研究任务。

针对这一问题，来自克利夫兰诊所等研究机构的研究者开展了一项研究，利用一个大型 MDS 队列中注册收集的临床和基因组学数据以及机器学习算法构建了一个可以预测 allo-HSCT 治疗效果的个性化预测模型。该研究收集了在国际血液和骨髓移植研究中心登记注册的 1514 名 MDS 患者信息，并采集这些患者的外周血以检测髓系恶性肿瘤中 129 个常见突变基因的突变情况。然后利用随机生存森林算法建立模型。该模型可以给出某个特定患者在接受 allo-HSCT 治疗后不同时间点的生存概率，有助于医生和患者对是否接受 allo-HSCT 治疗作出决定。

参考文献

[1]ACEVEDO A，MERINO A，BOLDÚ L，et al. A new convolutional neural network predictive model for the automatic recognition of hypogranulated neutrophils in myelodysplastic syndromes[J]. Computers in Biology and Medicine，2021，134：104479.

[2]RADHACHANDRAN A，GARIKIPATI A，IQBAL Z，et al. A machine learning approach to predicting risk of myelodysplastic syndrome[J]. Leukemia Research，2021，109：106639.

[3]NAZHA A，HU Z H，WANG T，et al. A personalized prediction model for outcomes after allogeneic hematopoietic cell transplant in patients with myelodysplastic syndromes patients[J]. Biology of Blood and Marrow Transplantation，2020，26(11)：2139-2146.

[4]LINDSLEY R C，SABER W，MAR B G，et al. Prognostic mutations in myelodysplastic syndrome after stem-cell transplantation[J]. N Engl J Med，2017，376：536-547.

（孙艳萍　王璟涛）

第六章　白血病

第一节　急性白血病

学习目的

1. 了解白血病的定义、分类、病因及发病机制。
2. 熟悉急性白血病的临床表现和诊断方法。
3. 了解急性白血病的治疗方法。
4. 掌握急性白血病相关医工结合的需求、现状及进展。

临床案例

患者男性,33岁,乙肝携带者,3周前无明显诱因出现腹胀、纳差,无腹痛、腹泻、恶心、呕吐。8天前出现牙龈出血,于消化科就诊,查血常规,结果显示白细胞 77.05×10^9/L,血红蛋白 104 g/L,血小板 74×10^9/L。医生建议其于血液科就诊,行骨髓穿刺,骨髓细胞形态学显示原始细胞占 82%,考虑急性白血病。就诊前两天患者出现咳嗽、咳少量白痰、痰中带血,低热,复查血常规显示白细胞 106.9×10^9/L,血红蛋白 74 g/L,血小板 17×10^9/L。胸腹 CT 平扫:双肺炎症,双侧腋窝、纵隔及腹腔多发肿大淋巴结影,肝脾肿大。入院查体:生命体征正常,体表面积 2.02 m^2,东部肿瘤协作组(Easter Cooperative Oncology Group,ECOG)评分 1 分。轻度贫血貌,皮肤可见少许瘀斑。双侧耳后、颌下、颈部、腋窝、腹股沟可触及多个肿大淋巴结,最大 2 cm×3 cm,质韧,有压痛,活动度较差。牙龈肿胀、出血,双侧扁桃体Ⅰ°肿大。胸骨无压痛,双肺呼吸音低,未闻及干湿罗音。心律齐,心音有力,各瓣膜听诊区未闻及病理性杂音。腹软,无压痛、反跳痛,肝脾肋下未触及。双下肢无水肿。

表 1-6-1　ECOG 评分

分数	活动状态
0	活动能力完全正常,与起病前活动能力无任何差异
1	能自由走动及从事轻体力活动,包括一般家务或办公室工作,但不能从事较重的体力活动

续表

分数	活动状态
2	能自由走动及生活自理,但已丧失工作能力,日间不少于一半时间可以起床活动
3	生活仅能部分自理,日间一半以上时间卧床或坐轮椅
4	卧床不起,生活不能自理

初步诊断:①急性白血病;②肺炎;③慢性乙型病毒性肝炎。

诊断过程:入院后查血常规:白细胞 $61.08×10^9$/L,血红蛋白 69 g/L,血小板 $11×10^9$/L。乳酸脱氢酶 468 U/L。乙肝五项结果显示小三阳。HBV-DNA 定量 $1.1×10^3$ IU/mL。降钙素原 0.169 ng/mL。行骨髓穿刺、骨髓活检术,骨髓细胞形态学(图 1-6-1)显示:增生明显活跃,单核系异常增生,原始、幼稚单核细胞占 86%,髓过氧化物酶(myeloperoxidase,MPO)(−)~(+),过碘酸雪夫染色(periodic acid-schiff stain,PAS,也称糖原染色)(−),神经元特异性烯醇化酶(neuron specific enolase,NSE)(+),氟化钠(NaF)抑制(+),形态学支持急性髓系白血病(M5b)。骨髓病理活检(图 1-6-2):骨髓增生较活跃(70%~80%),幼稚髓系阶段细胞增多,胞体大,胞浆丰富,胞核多不规则,偏成熟阶段粒红系细胞散在分布,巨核细胞少见。网状纤维染色(MF-0 至 1 级)。外周血细胞形态:白细胞明显增高,原始、幼稚单核细胞占 90%。免疫分型显示异常细胞群表达 CD38、CD123、HLA-DR、CD13、CD11b、CD33brit、CD64、CD14dim、CD45dim,不表达 CD34、CD117、CD15、CD16、CD10、CD19、CD20、CD22、CD5、CD7、CD56、CD3,符合异常髓系幼稚细胞表型。白血病融合基因筛查及二代测序基因突变筛查均为阴性。染色体核型分析(图 1-6-3):46,XY,t(5;17)(p12;q11)[4]/47,idem,+19[12]/47,idem,+del(1)(p11p36)[2]/46,XY[2]。明确诊断为急性髓系白血病(AML-M5b),预后不良组。

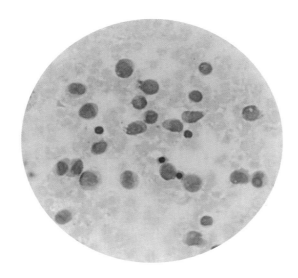

图 1-6-1 骨髓形态学

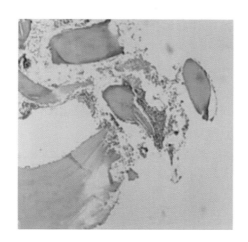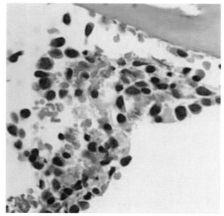

图 1-6-2　骨髓活检

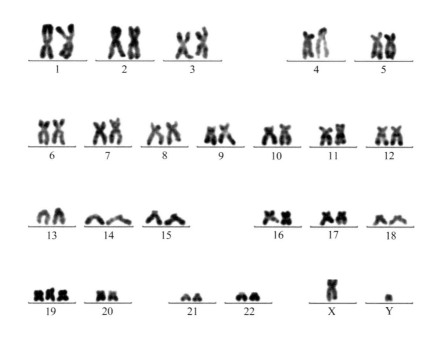

图 1-6-3　染色体核型分析

　　诱导缓解治疗:给予羟基脲降细胞预处理后,2017 年 7 月 1 日开始去甲氧柔红霉素＋阿糖胞苷(IA)方案化疗,并给予水化、抗生素、成分输血、止吐等对症支持治疗。化疗后患者进入骨髓抑制期,化疗后第 7 天(2017 年 7 月 14 日),复查血常规显示:白细胞 0.21×10^9/L,中性粒细胞 0,血红蛋白 57 g/L,血小板 10×10^9/L。复查骨髓穿刺,骨髓细胞形态学显示骨髓增生低下,未见白血病细胞。继续给予人粒细胞刺激因子、红细胞输注、血小板输注等支持治疗,等待恢复。化疗后第 28 天(2017 年 8 月 4 日)复查血常规,结果显示:白细胞 2.83×10^9/L,中性粒细胞 1.57×10^9/L,血红蛋白 100 g/L,血小板

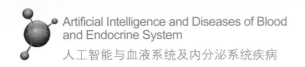

283×10⁹/L。复查骨髓穿刺,骨髓细胞形态学提示骨髓增生活跃,幼稚单核细胞占 2%,达到完全缓解(complete remission,CR)。微小残留病(MRD)阴性。

缓解后治疗:2017 年 8 月 6 日行腰椎穿刺并鞘内注射化疗药物(甲氨蝶呤 10 mg、阿糖胞苷 50 mg、地塞米松 5 mg),预防中枢神经系统白血病。患者属预后不良组,应尽早行 allo-HSCT,寻找供者,抽取患者与其妹妹外周血行 HLA 配型。寻找供者期间,2017 年 8 月 7 日开始行大剂量阿糖胞苷[3 g/(m² · 12 h)×3 天]巩固强化治疗。

复发及挽救治疗:2017 年 9 月 6 日复查血常规,白细胞 14.59×10⁹/L,单核细胞比例为 14.6%,血红蛋白 116 g/L,血小板 256×10⁹/L。复查骨髓穿刺,骨髓细胞形态学显示骨髓增生活跃,原始、幼稚单核细胞占 41%。患者诊断为复发难治性 AML,高危。给予米托蒽醌＋阿糖胞苷＋依托泊苷(MAE)方案挽救化疗,达 CR,MRD 阴性。患者与其妹妹为半相合,2017 年 10 月行单倍体造血干细胞移植。

医工结合点:MRD 评估在 AML 临床管理决策中的作用越来越重要。但是并非所有的医疗机构都能检测 MRD,MRD 的检测要求具有较高的准确性。机器学习技术可利用大型多中心 MRD 数据集,建立起能够准确评估 MRD 的 ML 模型,可为临床实践提供高质量、标准化和自动化的 MRD 评估。

思考题

急性白血病患者对治疗手段的反应相差较大,有哪些人工智能算法能够辅助医生在治疗前评估患者对治疗方案的反应,从而为患者选择最佳的治疗方案?

案例解析

一、疾病概述

(一)定义

白血病(leukemia)是一类起源于造血干细胞的恶性克隆性疾病,白血病细胞因增殖失控、分化障碍、凋亡受阻而停滞在细胞发育的不同阶段,并大量累积于骨髓和其他造血组织中,使骨髓正常造血功能受抑制并浸润其他器官和组织。

根据白血病细胞的分化程度和自然病程,一般将白血病分为急性白血病和慢性白血病两大类。急性白血病(acute leukemia,AL)的细胞分化停滞在较早阶段,多为原始细胞及早期幼稚细胞,病情发展迅速,自然病程仅有几个月。慢性白血病(chronic leukemia,CL)的细胞分化停滞在较晚的阶段,多为较成熟幼稚细胞和成熟细胞,病情发展相对缓慢,自然病程可达数年。

根据受累的细胞系列,AL 分为急性髓系白血病(acute myelogenous leukemia,AML)和急性淋巴细胞白血病(acute lymphoblastic leukemia,ALL);CL 分为慢性髓性白血病(chronic myelogenous leukemia,CML)、慢性淋巴细胞白血病(chronic lymphocytic leukemia,

CLL)以及少见类型的白血病(如毛细胞白血病、幼淋巴细胞白血病等)。目前,按照 WHO 造血系统和淋巴组织肿瘤分类,CLL 与小淋巴细胞淋巴瘤为一类疾病,所以 CLL 的诊疗规范归入淋巴瘤部分。

（二）流行病学

我国白血病发病率为(3～4)/10 万,白血病致死率在恶性肿瘤所致的死亡中,居第 6 位(男)和第 7 位(女);在儿童及 35 岁以下成人中,则居第 1 位。

我国 AL 比 CL 多见(约 5.5∶1),其中 AML 最多(1.62/10 万),其次为 ALL(0.69/10 万)、CML(0.39/10 万)、CLL 少见(0.05/10 万)。男性发病率略高于女性(1.81∶1)。成人 AL 中以 AML 多见,儿童以 ALL 多见。CML 随年龄增长而发病率逐渐升高。CLL 在 50 岁以后发病才明显增多。我国白血病发病率与亚洲其他国家相近,低于欧美国家。尤其是 CLL 不足我国白血病总发病率的 5%,而其在欧美国家则占 25%～30%。

（三）病因及发病机制

人类白血病的病因尚不完全清楚,目前被认为与白血病发病有关的因素有以下几类:

1.生物因素

生物因素主要是病毒感染。例如,成人 T 细胞白血病/淋巴瘤(adult T-cell leukemia/lymphoma,ATLL)可由人类 T 淋巴细胞病毒Ⅰ型(human T lymphotrophic virus-Ⅰ,HTLV-1)所致。病毒感染机体后,作为内源性病毒整合并潜伏在宿主细胞内,在某些理化因素作用下被激活而诱发白血病;或作为外源性病毒由外界以横向方式传播感染,直接致病。

2.物理因素

物理因素包括 X 射线、γ 射线等电离辐射。早在 1911 年就有研究者报道了放射工作者发生白血病的病例。日本广岛及长崎受原子弹袭击后,幸存者中白血病发病率比未受照射的人群高 30 倍和 17 倍,患者多为 AL 和 CML。研究表明,大面积和大剂量照射可使骨髓抑制和机体免疫力下降,DNA 突变、断裂和重组,导致白血病发生。

3.化学因素

多年接触苯以及含有苯的有机溶剂与白血病发生有关。乙双吗啉是乙亚胺的衍生物,具有极强的致染色体畸变和致白血病作用。抗肿瘤药物烷化剂和拓扑异构酶Ⅱ抑制剂有致白血病的作用。化学物质所致的白血病以 AML 多见。

4.遗传因素

家族性白血病约占白血病的 0.7%。单卵孪生子,如果一个人发生白血病,另一个人的发病率为 1/5,比双卵孪生者高 12 倍。唐氏综合征(Down syndrome)有 21 号染色体三体改变,其白血病发病率达 50/10 万,比正常人群高 20 倍。先天性再生障碍性贫血(Fanconi anemia)、布卢姆综合征(Bloom syndrome,又称"侏儒面部毛细血管扩张综合征")、共济失调-毛细血管扩张症及先天性免疫球蛋白缺乏症等患者的白血病发病率均较高。

5.其他血液病

某些血液病最终可能发展为白血病,如骨髓增生异常综合征(MDS)、淋巴瘤、多发性

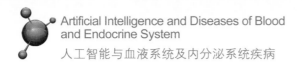

骨髓瘤、阵发性睡眠性血红蛋白尿(PNH)等。

白血病的发生可能是多步骤的,目前认为至少有两类分子事件共同参与发病,即"二次打击"学说。其一,各种原因所致的造血细胞内一些基因的决定性突变(如 *RAS*、*MYC* 等基因突变)激活某种信号通路,导致克隆性异常造血细胞生成,此类细胞获得增殖和(或)生存优势、多有凋亡受阻;其二,某些遗传学改变(如形成 *PML*/*RARA* 等融合基因)可能会涉及某些转录因子,导致造血细胞分化阻滞或分化紊乱。

(四)分类

目前临床经常使用的分型方法有 FAB 分型和 WHO 分型。FAB 分型基于对患者骨髓涂片细胞形态学和组织化学染色的观察与计数,是最基本的诊断学依据,目前其临床重要性逐渐下降。WHO 分型是综合利用白血病细胞形态学(morphology)、免疫学(immunology)、细胞遗传学(cytogenetics)和分子生物学特征(molecular biology)制定的新分型系统,简称"MICM",更方便用于选择治疗方案及预后判断。

1.AL 的 FAB 分型

(1)AML 的 FAB 分型

1)M_0(急性髓细胞白血病微分化型,minimally differentiated AML):骨髓原始细胞比例大于等于 30%,无嗜天青颗粒及 Auer 小体,核仁明显,光镜下髓过氧化物酶(MPO)及苏丹黑 B 阳性细胞比例低于 3%;在电镜下,MPO 阳性;CD33 或 CD13 等髓系抗原可呈阳性,淋系抗原通常为阴性;血小板抗原为阴性。

2)M_1(急性粒细胞白血病未分化型,AML without maturation):原粒细胞(Ⅰ型+Ⅱ型,原粒细胞质中无颗粒者为Ⅰ型,出现少数颗粒者为Ⅱ型)占骨髓非红系有核细胞(NEC,指不包括浆细胞、淋巴细胞、组织嗜碱细胞、巨噬细胞及所有红系有核细胞的骨髓有核细胞计数)的 90% 以上,其中至少 3% 以上细胞为 MPO 阳性。

3)M_2(急性粒细胞白血病部分分化型,AML with maturation):原粒细胞占骨髓NEC 的 30%~89%,其他粒细胞比例大于等于 10%,单核细胞少于 20%。

4)M_3(急性早幼粒细胞白血病,acute promyelocytic leukemia,APL):骨髓中以颗粒增多的早幼粒细胞为主,此类细胞在 NEC 中的比例大于等于 30%。

5)M_4(急性粒-单核细胞白血病,acute myelomonocytic leukemia,AMMoL):骨髓中原始细胞占 NEC 的 30% 以上,各阶段粒细胞的比例大于等于 20%,各阶段单核细胞的比例大于等于 20%。

6)M_4E_O(AML with eosinophilia):除具有上述 M_4 型的特点外,嗜酸性粒细胞在NEC 中的比例大于等于 5%。

7)M_5(急性单核细胞白血病,acute monocytic leukemia,AMoL):骨髓 NEC 中原单核、幼单核细胞比例大于等于 30%,且原单核、幼单核及单核细胞比例大于等于 80%。原单核细胞比例大于等于 80% 为 M5a,少于 80% 为 M5b。

8)M_6(红白血病,erythroleukemia,EL):骨髓中幼红细胞的比例大于等于 50%,NEC 中原始细胞(Ⅰ型+Ⅱ型)的比例大于等于 30%。

9)M_7(急性巨核细胞白血病,acute megakaryoblastic leukemia,AMeL):骨髓中原

始巨核细胞的比例大于等于 30%,血小板抗原阳性,血小板过氧化酶阳性。

（2）ALL 的 FAB 分型

1）L$_1$:原始和幼淋巴细胞以小细胞(直径≤12 μm)为主。

2）L$_2$:原始和幼淋巴细胞以大细胞(直径>12 μm)为主。

3）L$_3$[伯基特(Burkitt)型]:原始和幼淋巴细胞以大细胞为主,大小一致,胞浆多,细胞内有明显空泡,胞质为嗜碱性,染色深。

2.AL 的 WHO 分型

（1）AML 的 WHO 分型(2016 年)

1）伴重现性遗传学异常的 AML：① AML 伴 t（8；21）（q22；q22.1）/*RUNX 1-RUNX 1T 1*。②AML 伴 inv(16)(p13.1q22)或 t(16;16)(p13.1;q22)/*CBFB-MYH 11*。③APL 伴 *PML-RARA*。④ AML 伴 t（9；11）（p21.3；q23.3）/*MLLT 3-KMT 2A*。⑤AML伴 t(6;9)(p23;q34.1)/*DEK-NUP 214*。⑥AML 伴 inv(3)(q21.3q26.2)或 t(3;3)(q21.3;q26.2)；*GATA 2*，*MECOM*。⑦AML(原始巨核细胞性)伴 t(1;22)(p13.3;q13.3)/*RBM 15-MKL 1*。⑧AML 伴 *BCR-ABL 1*(暂命名)。⑨AML 伴 *NPM 1* 突变。⑩AML 伴 *CEBPA* 双等位基因突变。⑪AML 伴 *RUNX 1* 突变(暂命令)。

2）AML 伴骨髓增生异常相关改变。

3）治疗相关 AML。

4）非特殊类型 AML(AML,NOS)：AML 微分化型、AML 未分化型、AML 部分分化型、急性粒-单核细胞白血病、急性单核细胞白血病、纯红血病、急性巨核细胞白血病、急性嗜碱性粒细胞白血病、急性全髓增生伴骨髓纤维化。

5）髓系肉瘤。

6）Down 综合征相关的髓系增殖：短暂髓系造血异常（transient abnormal myelopoiesis,TAM)、Down 综合征相关的髓系白血病。

（2）ALL 的 WHO 分型(2016 年)

1）原始 B 淋巴细胞白血病：①B-ALL,非特指型(NOS)。②伴重现性遗传学异常的 B-ALL：B-ALL 伴 t（9；22）（q34.1；q11.2)/*BCR-ABL 1*、B-ALL 伴 t（v；11q23.3)/*KMT 2A* 重排、B-ALL 伴 t(12;21)(p13.2;q22.1)/*ETV 6-RUNX 1*、B-ALL 伴超二倍体、B-ALL 伴亚二倍体、B-ALL 伴 t(5;14)(q31.1;q32.3)/*IL 3-IGH*、B-ALL 伴 t(1;19)(q23；p13.3)/*TCF 3-PBX 1*。③暂命名：B-ALL,*BCR-ABL 1* 样、B-ALL 伴 21 号染色体内部扩增(iAMP21)。

2）原始 T 淋巴细胞白血病：①暂命名：早期前体 T 淋巴细胞白血病(ETP-ALL)。②暂命名：自然杀伤细胞(natural killer cell,NK cell)白血病。

（五）临床表现

1.正常骨髓造血功能受抑制表现

（1）贫血：部分患者因病程短,可无贫血;半数患者就诊时已有重度贫血,尤其是继发于 MDS 者。

（2）发热：半数患者以发热为早期表现,可低热,体温亦可高达 39～40 ℃ 或以上,伴有畏寒、出汗等。虽然白血病本身存在发热症状,但高热往往提示有继发感染。感染可发生在各部位,以口腔、牙龈、咽峡最常见,可发生溃疡或坏死;肺部感染、肛周炎、肛旁脓肿亦常见,严重时可有血液感染。最常见的致病菌为革兰阴性杆菌,如肺炎克雷伯杆菌、铜绿假单胞菌、大肠埃希菌、硝酸盐不动杆菌等;革兰阳性球菌导致感染的概率有所上升,如金黄色葡萄球菌、表皮葡萄球菌、肠球菌等。长期应用抗生素及粒细胞缺乏者可出现真菌感染,如念珠菌、曲霉菌、隐球菌等。因患者伴有免疫功能缺陷,可发生病毒感染,如单纯疱疹病毒、带状疱疹病毒、巨细胞病毒感染等。偶见卡氏肺孢子虫病。

(3)出血:以出血为早期表现者近40%。出血可发生在全身各部位,以皮肤出血点、瘀点、瘀斑、鼻出血、牙龈出血、月经过多为多见。眼底出血可致视力障碍。APL易并发凝血异常而出现全身广泛性出血。颅内出血时会发生头痛、呕吐、瞳孔大小不对称,甚至昏迷、死亡。有资料表明,死于出血的 AL 患者占 62.24%,其中 87% 为颅内出血。大量白血病细胞在血管中淤滞及浸润、血小板减少、凝血异常以及感染是出血的主要原因。

2.白血病细胞增殖浸润的表现

(1)淋巴结和肝脾大:淋巴结肿大以 ALL 较多见;纵隔淋巴结肿大常见于 T-ALL;肝脾大多为轻至中度,除 CML 急性变外,巨脾罕见。

(2)骨骼和关节:骨骼和关节常有胸骨下段局部压痛,可出现关节、骨骼疼痛,尤以儿童多见。发生骨髓坏死时,可引起骨骼剧痛。

(3)眼部:部分 AML 可伴粒细胞肉瘤,或称"绿色瘤"(chloroma),常累及骨膜,以眼眶部位最常见,可引起眼球突出、复视或失明。

(4)口腔和皮肤:AL 尤其是 M_4 和 M_5,白血病细胞浸润可导致牙龈增生、肿胀;皮肤可出现蓝灰色斑丘疹,局部皮肤隆起、变硬,呈紫蓝色结节。

(5)中枢神经系统:中枢神经系统是白血病最常见的髓外浸润部位。多数化疗药物难以通过血脑屏障,不能有效杀灭隐藏在中枢神经系统的白血病细胞,因而引起中枢神经系统白血病(central nervous system leukemia, CNSL)。轻者表现为头痛、头晕,重者有呕吐、颈项强直,甚至抽搐、昏迷。CNSL 可发生在疾病各时期,尤其是治疗后缓解期,以 ALL 最常见,儿童尤甚,其次为 M_4、M_5 和 M_2。

(6)睾丸:多为一侧睾丸无痛性肿大,另一侧虽无肿大,但在活检时往往也发现有白血病细胞浸润。睾丸白血病多见于 AL 化疗缓解后的幼儿和青年,是仅次于 CNSL 的白血病髓外复发部位。

(7)其他:白血病可浸润其他组织器官,肺、心、消化道、泌尿生殖系统等均可受累。

(六)实验室检查

1.血象

大多数患者白细胞增多,白细胞多于 $10 \times 10^9/L$ 者称为白细胞增多性白血病;也有患者白细胞计数正常或减少,低者白细胞可少于 $1.0 \times 10^9/L$,为白细胞不增多性白血病。血涂片分类检查可见数量不等的原始和幼稚细胞,但白细胞不增多型病例血片上很难找到原始细胞。患者常有不同程度的正常细胞性贫血,少数患者血片上红细胞大小不等,可找到幼红细胞。约50%的患者血小板不足 $60 \times 10^9/L$,晚期血小板往往极度减少。

2.骨髓细胞形态学

骨髓细胞形态学(图 1-6-4)是诊断 AL 的主要依据和必做检查。FAB 分型将原始细胞含量大于等于骨髓非红系有核细胞的 30% 定义为 AL 的诊断标准,WHO 分型则将这一比例下降至大于等于 20%,并提出原始细胞比例小于 20% 但伴有 t(15;17)/PML-RARA、t(8;21)/RUNX1-RUNX1T1、inv(16) 或 t(16;16)/CBFB-MYH11 者亦应诊断为 AML。多数 AL 骨髓象有核细胞显著增生,以原始细胞为主;少数 AL 骨髓象增生低下,称为低增生性 AL。

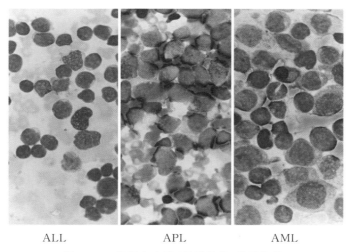

ALL   APL   AML

图 1-6-4　急性白血病(骨髓涂片,瑞氏染色)

3.细胞化学

细胞化学染色如图 1-6-5 所示。细胞化学鉴别主要用于协助鉴别各类白血病。常见白血病的细胞化学反应见表 1-6-2。

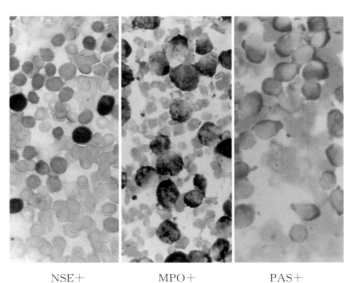

NSE+   MPO+   PAS+

图 1-6-5　细胞化学染色

表 1-6-2　常见 AL 的细胞化学鉴别

染色方法	急淋白血病	急粒白血病	急单白血病
髓过氧化物酶 （MPO）	（－）	分化差的原始细胞（－）～（＋） 分化好的原始细胞（＋）～（＋＋＋）	（－）～（＋）
糖原染色 （PAS）	（＋） 成块或粗颗粒状	（－）或（＋） 弥漫性淡红色或细颗粒状	（－）或（＋） 弥漫性淡红色或细颗粒状
非特异性酯酶 （NSE）	（－）	（－）～（＋） NaF 抑制＜50％	（＋） NaF 抑制≥50％

4.免疫分型

免疫分型指根据白血病细胞表达的系列相关抗原,确定其分型。免疫分型应采用多参数流式细胞术,可以参考欧洲白血病免疫学分型协作组（EGIL）标准（表 1-6-3、表 1-6-4）。造血干/祖细胞表达 CD34,APL 细胞通常表达 CD13、CD33 和 CD117,不表达 HLA-DR 和 CD34,还可表达 CD9,其他常用的免疫分型标志见表 1-6-3。混合表型急性白血病包括双表型急性白血病（白血病细胞同时表达髓系和淋系抗原）和双克隆急性白血病（两群来源于各自干细胞的白血病细胞分别表达髓系和淋系抗原）,其髓系和一个淋系积分均大于 2（表 1-6-3）。混合表型急性白血病的系列确定建议参照《WHO（2008）造血与淋巴组织肿瘤分类》的标准（表 1-6-5）,可以同时参考 EGIL 1998 标准（表 1-6-3）。

表 1-6-3　急性白血病的免疫学积分系统（EGIL，1998）

积分	B 淋巴细胞系	T 淋巴细胞系	髓系
2	CD79a	胞质/膜 CD3	MPO
	CyCD22	抗 TCRα/β	
	CyIgM	抗 TCRγ/δ	
1	CD19	CD2	CD117
	CD20	CD5	CD13
	CD10	CD8	CD33
		CD10	CD65
0.5	TdT	TdT	CD14
	CD24	CD7	CD15
		CD1a	CD64

注:每一系列大于 2 分才可以诊断。

表 1-6-4　急性淋巴细胞白血病(ALL)的免疫学分型(EGIL,1995)

亚型	免疫学标准
B 系 ALL	CD19、CD79a、CD22 至少两个阳性
早期前 B-ALL(B-Ⅰ)	无其他 B 细胞分化抗原表达
普通型 ALL(B-Ⅱ)	CD10$^+$
前 B-ALL(B-Ⅲ)	胞质 IgM$^+$
成熟 B-ALL(B-Ⅳ)	胞质或膜 κ 或 λ$^+$
T 系 ALL	胞质/膜 CD3$^+$
早期前 T-ALL(T-Ⅰ)	CD7$^+$
前 T-ALL(T-Ⅱ)	CD2$^+$ 和(或)CD5$^+$ 和(或)CD8$^+$
皮质 T-ALL(T-Ⅲ)	CD1a$^+$
成熟 T-ALL(T-Ⅳ)	膜 CD3$^+$,CD1a$^-$
α/β$^+$ T-ALL(A 组)	抗 TCRα/β$^+$
γ/δ$^+$ T-ALL(B 组)	抗 TCRγ/δ$^+$
伴髓系抗原表达的 ALL(My$^+$ ALL)	表达 1 或 2 个髓系标志,但又不满足杂合性急性白血病的诊断标准

注:α/β$^+$ T-ALL、γ/δ$^+$ T-ALL 是根据膜表面 T 细胞受体的表达情况进行的分组。

表 1-6-5　混合表型急性白血病的 WHO 2008 诊断标准

系列	诊断标准
髓系	髓过氧化物酶阳性(流式细胞术、免疫组化或细胞化学)或单核细胞分化特征(NSE、CD11c、CD14、CD64、溶菌酶至少两种阳性)
T 细胞系	胞质 CD3(CyCD3,流式细胞术或免疫组化)或膜 CD3 阳性(混合型急性白血病中少见)
B 细胞系(需要多种抗原)	①CD19 强表达,CD79a、CyCD22、CD10 至少一种强阳性;
	②CD19 弱表达,CD79a、CyCD22、CD10 至少两种强阳性

5.细胞遗传学和分子生物学检查

白血病常伴有特异的细胞遗传学(染色体核型)和分子生物学改变(如融合基因、基因突变)。例如,99% 的 APL 有 t(15;17)(q22;q12),该易位使 15 号染色体上的 *PML*(早幼粒白血病基因)与 17 号染色体上 *RARA*(维 A 酸受体基因)形成 *PML-RARA* 融合基因,其蛋白产物导致细胞分化阻滞和凋亡不足,这是 APL 发病及用全反式维 A 酸及砷剂治疗有效的分子基础。为保证诊断分型准确、预后判断合理可靠,应常规进行遗传

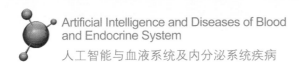

学检查,包括染色体核型分析及必要的荧光原位杂交(FISH)检查,建议开展二代测序技术(NGS)检测基因突变。

AML 分子学检查:*PML-RARA*、*RUNX 1-RUNX 1T 1*、*CBFB-MYH 11*、*MLL*(*KMT 2A*)重排、*BCR-ABL 1* 融合基因及 *C-Kit*、*FLT 3-ITD*、*NPM 1*、*CEBPA*、*TP 53*、*RUNX 1*(*AML1*)、*ASXL 1*、*IDH 1*、*IDH 2*、*DNMT 3a* 基因突变,这些检查是 AML 分型和危险度分层及指导治疗方案的基础。*TET 2* 及 RNA 剪接染色质修饰基因(包括 *SF 3B 1*、*U 2AF 1*、*SRSF 2*、*ZRSR 2*、*EZH 2*、*BCOR*、*STAG 2*)突变,对于 AML 的预后判断及治疗药物选择具有一定的指导意义。对于有 *CEBPA*、*RUNX 1*(*AML 1*)、*DDX 41* 等基因突变的患者,建议进行体细胞检查排除胚系易感 AML。

ALL 分子学检查:包括 *MLL*、*CRLF 2*、*JAK 2* 等基因重排、*TP 53* 基因缺失、*BCR-ABL 1* 融合基因筛查、*IKZF 1* 和 *CDKN 2A/B* 缺失等,为患者诊断分型、预后判断、靶向治疗提供依据。

医工交叉点:目前,白血病分子学检查中基因突变的检测主要由第二代测序技术(NGS)进行。二代测序技术是基于 PCR 和基因芯片发展而来的 DNA 测序技术。现有的技术平台主要包括罗氏(Roche)的 454 FLX、因美约(Illumina)的 Miseq/Hiseq 等。与第一代的合成终止测序技术不同,二代测序引入了可逆终止末端,实现了边合成边测序,从而大大提高了测序通量,可以一次对几十、几百万条 DNA 分子进行测序。不过,二代测序也存在读长短的缺点,必须将基因组打断成长度不超过 500 bp 的小片段再测序。这是因为二代测序为了增强荧光信号强度需要将单个 DNA 分子扩增为相同 DNA 组成的基因簇,然而随着读长增长,基因簇复制的协同性降低,导致碱基测序质量下降。针对这一问题,研究者正在开发三代测序。目前,三代测序主要有两种技术,即太平洋生物科学公司(PacBio)的 SMRT 和牛津纳米技术公司(Oxford Nanopore Technologies)的纳米孔单分子测序技术。其测序读长都可以达到十万碱基对的级别,远远高于二代测序技术。但是三代测序技术尚未成熟,其测序错误率比二代测序高很多,且通量远低于二代测序。

6.血液生化检查

患者血清尿酸浓度增高,特别是在化疗期间。尿酸排泄量增加,甚至出现尿酸结晶。患者发生弥散性血管内凝血(disseminated intravascular coagulation,DIC)时可出现凝血异常。患者血清乳酸脱氢酶(lactate dehydrogenase,LDH)可增高。

7.脑脊液检查

患者出现 CNSL 时,脑脊液压力升高,白细胞数增加,蛋白质增多,而糖定量减少。涂片中可找到白血病细胞。

二、疾病预防、诊断、治疗、康复

(一)预防

白血病的病因尚不明确,可能与环境因素有关,所以我们在日常生活应尽量做到以下几点:①避免过多地接触 X 射线、γ 射线等电离辐射。②减少苯的接触,保持室内空气流通,减少家庭室内环境污染。③不要滥用药物,免疫抑制剂、细胞毒类药物要在医生的指导下使用,切勿长期使用或滥用。④注意饮食卫生,不吃过期、含有防腐剂的食品及垃圾食品。⑤保证充足的睡眠,营养均衡,多吃蔬菜水果,参加体育锻炼,增强免疫力。

(二)诊断

1.诊断标准

急性白血病的诊断参照《WHO(2016)造血和淋巴组织肿瘤分类》标准,诊断 AL 的外周血或骨髓原始细胞下限为 20%。

此外,当患者被证实有克隆性重现性细胞遗传学异常 t(8;21)(q22;q22)、inv(16)(p13q22)或 t(16;16)(p13;q22)以及 t(15;17)(q22;q12)时,即使原始细胞不足 20%,也应诊断为 AML。

根据临床表现、血象和骨髓象特点,诊断白血病一般不难。但因白血病细胞 MICM 特征的不同,治疗方案及预后亦随之改变,故应尽量获得初诊患者全面 MICM 资料,以便评价预后,指导治疗,并应注意排除下述疾病:

(1)骨髓增生异常综合征:该病的 EB 型除病态造血外,外周血中有原始和幼稚细胞,全血细胞减少,染色体异常,易与白血病相混淆。但骨髓中原始细胞小于 20%,且病史较长。

(2)某些感染引起的白细胞异常:如传染性单核细胞增多症,血象中出现异形淋巴细胞,但形态与原始细胞不同,血清中嗜异性抗体效价逐步上升,病程短,可自愈。百日咳、传染性淋巴细胞增多症、风疹等病毒感染时,血象中淋巴细胞增多,但淋巴细胞形态正常,骨髓原幼细胞不增多。

(3)巨幼细胞贫血:巨幼细胞贫血有时可与白血病相混淆。但前者骨髓中原始细胞不增多,幼红细胞 PAS 反应常为阴性,予以叶酸、维生素 B_{12} 治疗有效。

(4)急性粒细胞缺乏症恢复期:在药物或某些感染引起的粒细胞缺乏症的恢复期,骨髓中原、幼粒细胞增多。但该症多有明确病因,血小板正常,原、幼粒细胞中无 Auer 小体及染色体异常。短期内骨髓粒细胞成熟恢复正常。

2.预后分组

(1)AML(非 APL)预后分组:目前,国内主要根据初诊时白血病细胞遗传学和分子学的改变进行 AML 遗传学预后分组,具体分组见表1-6-6。

表 1-6-6　AML 患者的预后危险度

预后等级	细胞遗传学	分子遗传学
预后良好	inv(16)(p13q22)/t(16;16)(p13;q22) t(8;21)(q22;q22)	NPM1 突变但不伴有 FLT3-ITD 突变,或者伴有低等位基因比 FLT3-ITD 突变[a] CEBPA 双突变

续表

预后等级	细胞遗传学	分子遗传学
预后中等	正常核型 t(9;11)(p22;q23) 其他异常	inv(16)(p13q22)/t(16;16)(p13;q22)伴有 $C\text{-}Kit$ 突变[b] t(8;21)(q22;q22)伴有 $C\text{-}Kit$ 突变[b] $NPM\,1$ 野生型但不伴有 $FLT\,3\text{-}ITD$ 突变,或伴有低等位基因比 $FLT\,3\text{-}ITD$ 突变[a](不伴有遗传学预后因素) $NPM\,1$ 突变伴有高等位基因比 $FLT\,3\text{-}ITD$ 突变[a]
预后不良	单体核型 复杂核型(≥3 种),不伴有 t(8;21)(q22;q22)、inv(16)(p13q22)或 t(16;16)(p13;q22)或 t(15;17)(q22;q12) —5 —7 5q— —17 或 abn(17p) 11q23 染色体易位,除外 t(9;11) inv(3)(q21q26.2)或 t(3;3)(q21;q26.2) t(6;9)(p23;q34) t(9;22)(q34.1;q11.2)	$TP\,53$ 突变 $RUNX\,1$($AML\,1$)突变[c] $ASXL\,1$ 突变[c] $NPM\,1$ 野生型伴有高等位基因比 $FLT\,3\text{-}ITD$ 突变[ac]

注:[a]低等位基因比小于 0.5,高等位基因比为大于等于 0.5。如没有进行 $FLT\,3$ 等位基因比检测,$FLT\,3\text{-}ITD$ 阳性应该按照高等位基因比对待。[b]$C\text{-}Kit\,D\,816$ 突变对 t(8;21)(q22;q22)、inv(16)(p13q22)/t(16;16)(p13;q22)患者预后具有影响,其他的位点突变对预后没有影响,仍归入预后良好组。[c]这些异常如果发生于预后良好组,不应作为不良预后标志。单体核型:两个或两个以上常染色体单体,或一个常染色体单体合并至少一个染色体结构异常。$DNMT\,3a$、RNA 剪接染色质修饰基因突变($SF\,3B\,1$,$U\,2AF\,1$,$SRSF\,2$,$ZRSR\,2$,$EZH\,2$,$BCOR$,$STAG\,2$)在不同时伴有 t(8;21)(q22;q22)、inv(16)(p13q22)/t(16;16)(p13;q22)、t(15;17)(q22;q12)时,预后不良。但其循证医学证据级别不能等同于 $TP\,53$、$ASXL\,1$、$RUNX\,1$ 等突变,暂不作为危险度分层的依据。

此外,AML 不良预后因素还有:①患者年龄大于等于 60 岁;②此前有 MDS 或骨髓增殖性肿瘤(myeloproliferative neoplasma,MPN)病史;③治疗相关性或继发性 AML;④高白细胞计数(WBC 大于等于 100×10^9/L);⑤合并 CNSL;⑥合并髓外浸润(除外肝、脾、淋巴结受累)。

(2)APL 预后分组

1)低危:WBC 小于 10×10^9/L,PLT 大于等于 40×10^9/L。

2)中危:WBC 小于 10×10^9/L,PLT 小于 40×10^9/L。

3)高危:WBC 大于等于 10×10^9/L。

也可以仅根据 WBC 是否大于等于 $10 \times 10^9 / L$，将 APL 分为低危和高危。

（3）成人 ALL 预后分组：参考美国国立综合癌症网络（National Comprehensive Cancer Network，NCCN）2021 年细胞遗传学预后分组和 Gökbuget 等（主要的非遗传学因素）建议的危险度分组标准（表 1-6-7、表 1-6-8）。

表 1-6-7　成人急性 B 淋巴细胞白血病的细胞遗传学预后分组（NCCN 2021）

组别	细胞遗传学
预后良好组	高超二倍体（51～65 条染色体；4、10、17 三体预后最好） t(12;21)(p13;q22)或 *TEL-AML 1*
预后不良组	低二倍体（<44 条染色体） *KMT 2A* 重排：t(4;11)或其他 t(v;14q32)/IgH t(9;22)(q34;q11.2)或 *BCR-ABL 1* [a] 复杂染色体异常（≥5 种染色体异常） *BCR-ABL 1* 样（Ph 样）ALL 　　*JAK-STAT*、*CRLF 2r*、*EPORr*、*JAK 1/2/3r*、*TYK 2r*；*SH 2B 3*、*IL 7R*、*JAK 1/2/3* 突变 　　ABL 同源激酶重排阳性（如 *ABL 1*、*ABL 2*、*PDGFRA*、*PDGFRB*、*FGFR* 等） 　　其他（*NTRKr*、*FLT 3r*、*LYNr*、*PTL 2Br*） 21 号染色体内部扩增（iAMP 21-ALL） t(17;19)或 *TCF3-HLF* 融合基因阳性 *IKZF1* 改变

注：[a] 随着酪氨酸激酶抑制剂的应用，Ph 阳性急性淋巴细胞白血病的预后逐渐改善。

表 1-6-8　成人急性淋巴细胞白血病（ALL）预后危险度分组（非遗传学因素）

因素	预后好	预后差	
		B-ALL	T-ALL
诊断时			
WBC（$\times 10^9 / L$）	<30	>30	>100
免疫表型	胸腺 T	早期前 B（CD10$^-$） 前体 B（CD10$^-$）	早期前 T（CD1a$^-$，sCD3$^-$） 成熟 T（CD1a$^-$，sCD3$^+$）
治疗个体反应			
达 CR 的时间	早期	较晚（>3～4 周）	
CR 后 MRD	阴性/<10^{-4}	阳性/≥10^{-4}	
年龄	<35 岁	≥35 岁	
其他因素	依从性、耐受性等		
	多药耐药基因过表达、药物代谢相关基因的多态性等		

注：ETP-ALL 为预后较差的类型，因文章发表年代早，此表未包括这一类型（引自 GÖKBUGET N. Sem Hematol，2009，46：64）。

（4）复发 AML 预后分组：对于复发的年轻 AML 患者（年龄≤60 岁），欧洲白血病网（European leukemia net，ELN）推荐根据患者年龄、缓解至复发的时间、细胞遗传学以及是否接受过造血干细胞移植（hematopoietic stem cell transplantation，HSCT）积分系统进行预后评估（见表 1-6-9）。

表 1-6-9　年轻复发急性髓系白血病（AML）预后评估

预后组别	积分	1 年 OS 率（%）	5 年 OS 率（%）
低危（占 9%）	0～6	70	46
中危（占 25%）	7～9	49	18
高危（占 66%）	10～14	16	4

注：OS 指总生存。评估适用于 15～60 岁的复发 AML（除外 M3）患者，分数计算依据如下：

①缓解至复发时间：大于 18 个月计 0 分，7～18 个月计 3 分，小于等于 6 个月计 5 分；

②初发时细胞遗传学：inv(16)或 t(16;16)计 0 分，t(8;21)计 3 分，其他计 5 分；

③是否进行过造血干细胞移植：否计 0 分，是计 2 分；

④复发时年龄：≤35 岁计 0 分，36～45 岁计 1 分，>45 岁计 2 分。

分数累加后得出复发患者的积分，并归为低危、中危或高危，可作为参考。

（三）治疗

根据患者的 MICM 结果及临床特点进行预后危险分层，按照患方意愿、经济能力，选择并设计最完整、系统的治疗方案。治疗时需要考虑减少患者反复穿刺的痛苦，建议留置深静脉导管。适合行异基因造血干细胞移植（allo-HSCT）者应抽血做 HLA 配型。

1.一般治疗

（1）紧急处理高白细胞血症：当循环血液中白细胞数大于 $100×10^9$/L，患者可产生白细胞淤滞症（leukostasis），表现为呼吸困难、低氧血症、反应迟钝、言语不清、颅内出血等。病理学显示白血病血栓栓塞与出血并存，高白细胞不仅会增加患者早期死亡率，也增加髓外白血病的发病率和复发率。因此，当血中白细胞大于 $100×10^9$/L 时，就应紧急使用血细胞分离机，单采清除过高的白细胞（APL 一般不推荐），同时给予水化和碱化。可根据白血病类型给予相应方案化疗，也可先用所谓的"化疗前短期预处理"：ALL 患者用糖皮质激素（如泼尼松、地塞米松等）口服或静脉给药，连续 3～5 天，可以和环磷酰胺（CTX）联合应用[200 mg/（m² · d），静脉滴注，连续 3～5 天]；AML 患者用羟基脲 1.5～2.5 g/6 h（总量 6～10 g/d）约 36 小时，然后进行联合化疗。需预防白血病细胞溶解诱发的高尿酸血症、酸中毒、电解质紊乱、凝血异常等并发症。

（2）防治感染：白血病患者常伴有粒细胞减少或缺乏，特别在化疗、放疗后，粒细胞缺乏将持续相当长时间，此时患者宜住层流病房或消毒隔离病房。G-CSF 可缩短粒细胞缺乏期，用于 ALL、老年、强化疗或伴感染的 AML 患者。对于发热患者，应做细菌培养和药敏试验，并迅速进行经验性抗生素治疗。

（3）成分输血支持：严重贫血者可吸氧、输浓缩红细胞，但白细胞淤滞时不宜马上输红细胞,以免进一步增加血黏度。血小板计数过低会引起出血,需输注单采血小板悬液。为防止异体免疫反应所致无效输注和发热反应,输血时可采用白细胞滤器去除成分血中的白细胞。为预防输血相关移植物抗宿主病(TA-GVHD),输血前应将含细胞成分的血液辐照 25~30 Gy,以灭活其中的淋巴细胞。

(4)防治高尿酸血症肾病:由于白血病细胞大量破坏,特别在化疗时更甚,血清和尿中尿酸浓度增高,积聚在肾小管,引起阻塞而发生高尿酸血症肾病。因此应鼓励患者多饮水。最好 24 小时持续静脉补液,使每小时尿量大于 150 mL/m² 并保持碱性尿。在化疗同时给予别嘌醇,每次 100 mg,每日 3 次,以抑制尿酸合成。少数患者对别嘌醇会出现严重皮肤过敏反应,应予注意。当患者出现少尿、无尿、肾功能不全等症状时,应按急性肾衰竭处理。

(5)维持营养:白血病系严重消耗性疾病,特别是当化疗、放疗引起患者消化道黏膜炎及功能紊乱时,应注意补充营养,维持水、电解质平衡,给予患者高蛋白、高热量、易消化食物,必要时经静脉补充营养。

2.抗白血病治疗

抗白血病治疗的第一阶段是诱导缓解治疗,主要方法是联合化疗,目标是使患者迅速获得 CR。所谓"CR",即白血病的症状和体征消失,外周血无原始细胞,无髓外白血病;骨髓三系造血恢复,原始细胞比例低于 5%;外周血中性粒细胞(ANC)超过 $1.0×10^9$/L,血小板(PLT)计数大于等于 $100×10^9$/L。理想的 CR 为初诊时免疫学、细胞遗传学和分子生物学异常标志均消失。血细胞计数未完全恢复的完全缓解(CRi)指满足 CR 的其他标准且无输血依赖,但持续性 PLT 低于 $100×10^9$/L 和(或)ANC 小于等于 $1.0×10^9$/L。部分缓解(partial remission,PR)指血细胞计数符合 CR 标准,骨髓原始细胞比例为 5%~25% 且较治疗前下降大于等于 50%。

达到 CR 后进入抗白血病治疗的第二阶段,即缓解后治疗,主要方法为化疗和 HSCT。诱导缓解获 CR 后,体内的白血病细胞由发病时的 10^{10}~10^{12}(数量级)降至 10^8~10^9(数量级),这些残留的白血病细胞称为微小残留病灶(MRD)。MRD 水平可预测复发,必须定期进行监测。MRD 持续阴性的患者有望获长期无病生存(disease free survival,DFS)甚至治愈(DFS 持续 10 年以上)。

3.AML(非 APL)的治疗

所有 AML 患者,在能够参加临床研究的情况下,均建议首选参加临床研究。在缺乏临床研究的条件下,可以参照下述建议进行治疗。AML 治疗方案的选择主要根据患者年龄、对治疗的耐受性、遗传学危险度分层及治疗后的 MRD 进行动态调整。初诊不能耐受强烈治疗的患者经过低强度诱导治疗达 CR 后,如果可以耐受强化疗,应按照可以耐受强化疗患者的标准进行治疗方案的选择。此外,在进行危险度分层时,除按照遗传学进行危险度分层外,近年还发现可以根据 MRD 对 AML 进行动态分层。对于 MRD 持续阳性,或者 MRD 由阴性转为阳性,尤其是巩固治疗完成后 MRD 阳性的患者,虽然遗传学分层属于预后中低危组,仍然建议进行造血干细胞移植。近年来,由于强化疗、HSCT 及有力的支持治疗,60 岁以下 AML 患者的预后有很大改善,30%~50% 的 AML(非 APL)

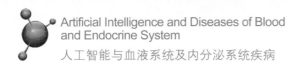

患者有望长期生存。

（1）年龄小于 60 岁的 AML 患者

1）诱导缓解治疗

①常规的诱导缓解治疗方案（即"3＋7"方案）：标准剂量阿糖胞苷（cytarabine，Ara-C）100～200 mg/（m²·d）×7 d 联合去甲氧柔红霉素（IDA）12 mg/（m²·d）×3 d（即 IA 方案）或柔红霉素（DNR）60～90 mg/（m²·d）×3 d（即 DA 方案）。

②含中剂量 Ara-C 的诱导治疗方案：高三尖杉酯碱（homoharringtonine，HHT）2 mg/（m²·d）×7 d，DNR 40 mg/（m²·d）×3 d，Ara-C 前 4 天为 100 mg/（m²·d），第 5、6、7 天为每 12 小时 1 g。

③其他诱导治疗方案：HHT（或三尖杉酯碱）联合标准剂量 Ara-C 的方案（HA）；IA、DA、MA 及 HA＋蒽环类药物组成的三药方案，如 HAA（HA＋阿克拉霉素）、HAD（HA＋DNR）等。标准剂量 Ara-C 为 100～200 mg/（m²·d）×7 d；IDA10～12 mg/（m²·d）×3 d、DNR 45～90 mg/（m²·d）×3 d、米托蒽醌（Mitox）6～10 mg/（m²·d）×3 d、阿克拉霉素 20 mg/d×7 d、HHT 2～2.5 mg/（m²·d）×7 d[或 4 mg/（m²·d）×3 d]。

临床工作中可以参照上述方案，具体药物剂量可根据患者情况调整。对于有严重合并症患者，参照老年不耐受强烈化疗患者的治疗方案。诱导缓解治疗总 CR 率为 50%～80%。我国研究者率先应用的 HA 方案 CR 率为 60%～65%。HAD、HAA 等三药方案可进一步提高 CR 率。剂量增加的诱导化疗能提高 1 疗程 CR 率和缓解质量，但治疗相关毒性亦随之增加。中大剂量 Ara-C 联合蒽环类的方案不能提高 CR 率，但可延长年轻患者的 DFS。1 疗程获 CR 者 DFS 长，2 个标准疗程仍未获得 CR 提示存在原发耐药，需换化疗方案或行 allo-HSCT。

2）诱导治疗后监测：诱导治疗后恢复期（停化疗后第 21～28 天）复查骨髓以评价疗效，根据骨髓情况决定下一步的治疗方案。对于接受标准剂量，尤其是接受低强度诱导治疗的患者，可以在诱导治疗骨髓抑制期（停化疗后第 7～14 天）复查骨髓情况，可以根据骨髓原始细胞残留情况，调整治疗方案。

标准剂量 Ara-C 诱导治疗后监测方式如下：

停化疗后第 7～14 天复查骨髓：①存在明显的残留白血病细胞（≥10%），可以考虑双诱导治疗，建议方案：a.标准剂量 Ara-C＋蒽环或蒽醌类等药物（IDA 或 DNR、Mitox 等）；b.含 G-CSF 的预激方案（如 CAG 方案：G-CSF＋Ara-C＋阿克拉霉素）；c.等待观察（尤其是处于骨髓增生低下状态时）。②残留白血病细胞不足 10%，但无增生低下，可给予双诱导治疗，采用标准剂量 Ara-C＋IDA 或 DNR、Mitox 等，或等待恢复。③增生低下，残留白血病细胞不足 10% 时等待恢复。

停化疗后第 21～28 天（骨髓恢复）复查骨髓、血象：①CR，进入缓解后治疗。②白血病细胞比例下降不足 60% 的患者，按诱导治疗失败对待。③未取得 CR，但白血病细胞比例下降超过 60% 的患者可重复原方案 1 个疗程，也可换二线方案。④增生低下：残留白血病细胞不足 10% 时，等待恢复；残留白血病细胞大于等于 10% 时，可考虑下一步治疗（参考双诱导治疗的方案或按诱导治疗失败患者选择治疗方案）。

含中大剂量 Ara-C 方案的诱导治疗后监测：停化疗后第 21～28 天（骨髓恢复）复查骨髓、血象：①CR，进入缓解后治疗。②骨髓已恢复，但未达到 CR 标准的，按诱导治疗失败对待。③增生低下：残留白血病细胞不足 10% 时，等待恢复；残留白血病细胞大于等于 10% 时，按治疗失败对待。

3）缓解后治疗：按遗传学预后危险度分层治疗；蒽环类药物的剂量同诱导治疗方案。

预后良好组：①多疗程的大剂量 Ara-C：大剂量 Ara-C［3 g/（m² · 12 h），6 个剂量］，3～4 个疗程，单药应用。②其他缓解后治疗方案：a.中大剂量 Ara-C［1～2 g/（m² · 12 h），6 个剂量］为基础的方案：与蒽环/蒽醌类、氟达拉滨等联合应用，2～3 个疗程后行标准剂量化疗，总的缓解后化疗周期大于等于 4 个疗程。b.2～3 个疗程中大剂量 Ara-C 为基础的方案巩固治疗，继而行自体造血干细胞移植。c.标准剂量化疗（Ara-C 联合蒽环/蒽醌类、HHT、鬼臼类等），总的缓解后化疗周期大于等于 6 个疗程或标准剂量化疗巩固 3～4 个疗程后行自体造血干细胞移植。

预后中等组：①异基因造血干细胞移植，寻找供者期间行 1～2 个疗程的中大剂量 Ara-C 为基础的化疗或标准剂量化疗。②多疗程的大剂量 Ara-C。③2～3 个疗程中大剂量 Ara-C 为基础的巩固治疗后自体造血干细胞移植。④其他巩固治疗方案：a.中大剂量 Ara-C 为基础的方案：与蒽环/蒽醌类等药物联合应用，2～3 个疗程后行标准剂量化疗，总的缓解后化疗周期大于等于 4 个疗程。b.标准剂量化疗（Ara-C 联合蒽环/蒽醌类、HHT、鬼臼类等），总的缓解后化疗周期大于等于 6 个疗程或标准剂量化疗巩固 3～4 个疗程后行自体造血干细胞移植。

预后不良组：①尽早行异基因造血干细胞移植，寻找供者期间行 1～2 个疗程的中大剂量 Ara-C 为基础的化疗或标准剂量化疗。②对于无条件移植的患者，给予多疗程的大剂量 Ara-C。③其他巩固治疗方案：a.2～3 个疗程的中大剂量 Ara-C 为基础的化疗，或标准剂量化疗巩固，继而行自体造血干细胞移植。b.标准剂量化疗巩固（≥6 个疗程）。

未进行染色体核型等检查、无法进行危险度分层者：参考预后中等细胞遗传学或分子异常组患者治疗方法。若诊断时 WBC 大于等于 100×10^9/L，则按预后不良组治疗。

异基因造血干细胞移植后，视复发风险及造血重建状态，FLT3-ITD 阳性患者可以选择 FLT3 抑制剂进行维持治疗，其他患者可以选择去甲基化药物维持治疗。

（2）年龄大于等于 60 岁的 AML 患者

1）60～75 岁患者的诱导治疗：适合接受强化疗的患者（根据年龄、PS 评分及合并基础疾病判断）。

治疗前应尽量获得遗传学结果，根据患者的预后可以分为两种情况：①没有不良预后因素（不良遗传学异常、前期血液病病史、治疗相关 AML）：a.标准剂量化疗：标准剂量 IA 或 DA 方案。b.低强度化疗方案，具体方案见具有不良预后因素患者的低强度化疗方案。对于治疗前没有获得遗传学结果的患者，治疗原则可以参照没有不良预后因素患者的治疗方法。②具有不良预后因素（不良遗传学异常、前期血液病病史、治疗相关 AML）：a.低强度化疗：维奈克拉联合阿扎胞苷或地西他滨；阿扎胞苷或地西他滨单药；小剂量化疗 ±G-CSF（如小剂量 Ara-C 为基础的方案：CAG、CHG、CMG 等，C-阿糖胞苷、A-阿克拉霉素、

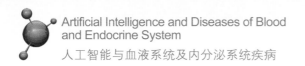

H-高三尖杉酯碱、M-米托蒽醌);阿扎胞苷或地西他滨联合小剂量化疗等。化疗药物及使用剂量推荐:维奈克拉(第1天100 mg;第2天200 mg;第3～28天400 mg)、阿扎胞苷[75 mg/(m^2·d),7天]、地西他滨[20 mg/(m^2·d),5天]。b.标准剂量化疗:标准剂量IA或DA方案。

不适合强化疗的患者:a.低强度化疗:维奈克拉联合阿扎胞苷或地西他滨,阿扎胞苷或地西他滨单药,阿扎胞苷或地西他滨联合小剂量化疗;小剂量化疗±G-CSF。b.支持治疗。

2)年龄大于等于75岁或小于75岁且合并严重非血液学并发症患者的诱导治疗:①低强度化疗:维奈克拉联合阿扎胞苷或地西他滨,阿扎胞苷或地西他滨单药,阿扎胞苷或地西他滨联合小剂量化疗;小剂量化疗±G-CSF。②支持治疗。

强诱导化疗后骨髓情况监测及对策:停化疗后第21～28天复查骨髓、血象:①CR,进入缓解后治疗。②白血病细胞比例下降不足60%的患者,按诱导失败对待。③未达CR,但白血病细胞比例下降超过60%的患者,可重复原方案1个疗程或更换二线方案。④增生低下:残留白血病细胞低于10%时,等待恢复;残留白血病细胞大于等于10%时,按诱导治疗失败对待。

缓解后的治疗:①经过标准剂量诱导化疗达CR:a.标准剂量Ara-C[75～100 mg/(m^2·d),用药5～7天]为基础的方案巩固强化治疗。可与蒽环或蒽醌类(IDA、DNR或Mitox等)、HHT、鬼臼类等联合。总的缓解后化疗周期为4～6个疗程。b.年龄小于70岁,一般状况良好、肾功能正常(肌酐清除率≥70 mL/min)、预后良好或伴有分子遗传学异常的正常核型预后良好患者可接受Ara-C 0.5～2 g/(m^2·12 h),使用4～6个剂量,1～2个疗程。后改为标准剂量方案治疗,总的缓解后治疗周期为4～6个疗程。c.年龄小于70岁,一般状况良好、重要脏器功能基本正常、伴有预后不良因素、有合适供者的患者,可采用非清髓预处理的异基因造血干细胞移植治疗。d.去甲基化药物(如阿扎胞苷或地西他滨)治疗,直至疾病进展。②经过低强度诱导化疗达CR:对于一些预后良好、达到CR后能够耐受标准剂量化疗的患者,可以按经过标准剂量诱导化疗达CR的患者处理,也可以继续前期的低强度治疗方案:a.维奈克拉(400 mg,第1～28天)联合阿扎胞苷[75 mg/(m^2·d),7天]或地西他滨[20 mg/(m^2·d),5天],直至疾病进展。b.阿扎胞苷或地西他滨单药,直至疾病进展。阿扎胞苷或地西他滨联合小剂量化疗;小剂量化疗±G-CSF。③维持治疗:经过诱导和巩固治疗后,患者可用去甲基化药物(如阿扎胞苷或地西他滨)进行维持治疗,直至疾病进展。

AML患者CNSL的预防和治疗:AML患者CNSL的发生率远低于急性淋巴细胞白血病(ALL),一般不到3%。参考NCCN的意见,在诊断时对无症状的患者不建议行腰椎穿刺(腰穿)检查。诊断时有头痛、精神混乱、感觉异常的患者应先行放射学检查(CT/MRI),以排除神经系统出血或肿块。这些症状也可能是由于白细胞淤滞引起,可通过白细胞分离等降低白细胞计数的措施解决。若体征不清楚、无颅内出血的证据,可在纠正出凝血紊乱和血小板支持的情况下行腰穿。脑脊液中发现白血病细胞者,应在全身化疗的同时鞘注Ara-C(40～50 mg/次)和(或)甲氨蝶呤(MTX,5～15 mg/次)+地塞米松

（5～10 mg/次），2 次/周，直至脑脊液正常，以后每周一次，行 4～6 周。脑脊液正常者：观察。如果症状持续存在，可以再次腰穿。发现颅内或脊髓肿块或颅压增高者，建议先行放射治疗；然后鞘注药物（2 次/周）直至脑脊液正常，以后每周 1 次，行 4～6 周。

无神经系统症状且第 1 次 CR（CR_1）后腰穿筛查脑脊液发现白血病细胞者，鞘注化疗药物（2 次/周），直至脑脊液恢复正常，以后每周一次，使用 4～6 周。若患者接受大剂量 Ara-C 治疗，应于治疗完成后复查脑脊液（证实脑脊液正常）；也可以配合腰穿、鞘注，至脑脊液恢复正常。腰穿筛查脑脊液正常者，建议进行 4 次鞘注治疗。尤其是治疗前 WBC 大于等于 40×10^9/L 或单核细胞白血病（M4 和 M5）、t（8；21）/*RUNX 1-RUNX 1T 1*、inv（16）白血病患者。

化疗药物的毒副作用：在 AML 的整个治疗过程中应特别注意化疗药物的心脏毒性问题，注意监测心功能（包括心电图、心肌酶、超声心动图等）。DNR 的最大累积剂量为 550 mg/m^2。对于活动性或隐匿性心血管疾病、目前或既往接受过纵隔或心脏周围区域的放疗、既往采用其他蒽环类或蒽二酮类药物治疗、同时使用其他抑制心肌收缩功能的药物或具有心脏毒性的药物如曲妥珠单抗等情况，累积剂量一般不超过 400 mg/m^2。IDA 的最大累积剂量为 290 mg/m^2，Mitox 的最大累积剂量为 160 mg/m^2。计算累积剂量时还应考虑整个治疗周期的持续时间、同类药物（如不同的蒽环类药物）的使用情况。HD Ara-C 最严重的并发症是小脑共济失调，发生后必须停药。皮疹、发热、眼结膜炎也常见，可用糖皮质激素常规预防。

4.复发和难治 AML 的治疗

复发性白血病诊断标准：CR 后外周血再次出现白血病细胞或骨髓中原始细胞大于等于 5%（排除巩固化疗后骨髓再生等其他原因）或髓外出现白血病细胞浸润。

难治性白血病诊断标准：经过标准方案治疗 2 个疗程无效的初治病例；CR 后经过巩固强化治疗，12 个月内复发者；在 12 个月后复发但经过常规化疗无效者；2 次或多次复发者；髓外白血病持续存在者。

近年来出现不少 AML 的治疗新药，这类新药为一些复发难治 AML 患者带来再次获得缓解的机会。即便如此，复发难治白血病的疗效依然欠佳。在选择化疗方案时，应综合考虑患者细胞分子遗传学、突变基因、复发时间、患者个体因素（如年龄、体能状况、合并症、早期治疗方案）等因素，以及患者及家属的治疗意愿。再次强调，对复发难治性 AML 患者应重新进行染色体和分子遗传学的检查（如二代测序、RNA 测序等），以帮助其选择合适的治疗方案或临床试验。针对靶向药物的使用，除了用作维持治疗，一般不主张单药使用，大多联合去甲基化药物或与化疗药物联合。

（1）治疗原则

1）年龄小于 60 岁：①早期复发者（缓解后 12 个月以内复发者）：a.临床试验（强烈推荐）；b.靶向药物治疗，如有 *FLT 3* 突变的患者可以选择吉瑞替尼、索拉菲尼等，其他患者可根据情况选用 Bcl-2 抑制剂维奈克拉、IDH1 抑制剂艾伏尼布、IDH2 抑制剂恩西地平等；c.挽救化疗，获得 CR 后继续行同胞相合或无关供者 HSCT；d.直接进行 allo-HSCT。②晚期复发者（缓解 12 个月以上复发者）：a.重复初始有效的诱导化疗方案，如达到再次

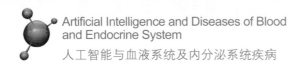

缓解,考虑进行 allo-HSCT;b.临床试验;c.靶向药物治疗;d.挽救化疗,CR 后行同胞相合或无关供者 HSCT。③难治性患者按照早期复发者方案处理。

2)年龄大于等于 60 岁:①早期复发者:a.临床试验(强烈推荐);b.新药(包括靶向药物与非靶向药物)治疗;c.最佳支持治疗;d.挽救化疗,CR 后如体能状况好可以考虑进行allo-HSCT。②晚期复发者:a.临床试验(强烈推荐);b.重复初始有效的诱导化疗方案;c.新药(包括靶向药物与非靶向药物)治疗;d.挽救化疗,CR 后如体能状况好可以考虑行allo-HSCT;e.最佳支持治疗(用于不能耐受或不愿意进一步治疗的患者)。

(2)复发难治性 AML 的治疗方案

1)靶向治疗±去甲基化药物:①$FLT 3-ITD$ 突变:a.吉瑞替尼(Gilteritinib):是一种新型、强效、高选择性、Ⅰ型口服 FLT3/AXL 抑制剂,与Ⅱ型抑制剂的不同在于吉瑞替尼通常不受激活环突变(如 D835 点突变)的影响,能够结合 $FLT 3$ 突变的活性构象和非活性构象,可用于 $FLT 3-ITD$ 和 $FLT 3-TKD$ 突变,治疗剂量为 120 mg/d。b.索拉菲尼+去甲基化药物(阿扎胞苷或地西他滨):索拉菲尼 200 mg,每日 2 次;阿扎胞苷 75 mg/(m² • d),第 1～7 天使用;或地西他滨 20 mg/(m² • d),第 1～5 天使用。②$FLT 3-TKD$ 突变:吉瑞替尼,治疗剂量为 120 mg/d。③$IDH 1$ 突变:艾伏尼布 500 mg/d,可联合去甲基化药物,去甲基化药物剂量及用法同上。④$IDH 2$ 突变:恩西地平 100 mg/d,可联合去甲基化药物,去甲基化药物剂量及用法同上。⑤由于 $IDH 1/2$ 突变对 Bcl-2 抑制剂维奈克拉均比较敏感,因此 $IDH 1/2$ 突变者可以应用维奈克拉联合去甲基化药物。

2)联合化疗:分为强烈化疗和非强烈化疗。强烈化疗方案包含以嘌呤类似物(如氟达拉滨、克拉屈滨)为主的方案,缓解率为 30%～45%,中位生存期为 8～9 个月。非强烈化疗方案包括去甲基化药物、小剂量 Ara-C 和 Bcl-2 抑制剂等。①强烈化疗方案:用于一般情况好,耐受性好的患者:a.CLAG±IDA/Mitox 方案:克拉屈滨、Ara-C、G-CSF,加或不加 IDA/Mitox;具体用法:克拉屈滨 5 mg/(m² • d),第 1～5 天使用;Ara-C 1～2 g/(m² • d),克拉屈滨用后 4 h 使用,第 1～5 天使用,静脉滴注 3 h;G-CSF 300 μg/(m² • d),第 0～5 天使用(WBC>20×10⁹/L 时暂停);IDA 10～12 mg/(m² • d),第 1～3 天,或 Mitox 10～12 mg/(m² • d),第 1～3 天。b.大剂量 Ara-C±蒽环类药物:Ara-C 1～3 g/m²,每 12 h 一次,第 1、3、5 天使用;联合 DNR 45 mg/(m² • d)或 IDA 10 mg/(m² • d),第 2、4、6 天使用。或 Ara-C(既往没有用过大剂量 Ara-C 的患者可以选择)3 g/m²,每 12 h 一次,第 1～3 天使用。c.FLAG±IDA 方案:氟达拉滨、Ara-C、G-CSF±IDA;具体用法:氟达拉滨 30 mg/(m² • d),第 1～5 天使用;Ara-C 1～2 g/(m² • d),氟达拉滨用后 4 h 使用,第 1～5 天使用,静脉滴注 3 h;G-CSF 300 μg/m²,第 0～5 天使用;IDA 10～12 mg/(m² • d),第 1～3 天使用。d.HAA(HAD)方案:HHT 2 mg/(m² • d),第 1～7 天使用[或 HHT 4 mg/(m² • d),分 2 次给药,第 1～3 天使用];Ara-C 100～200 mg/(m² • d),第 1～7 天使用;Acla 20 mg/d,第 1～7 天[或 DNR 45 mg/(m² • d),第 1～3 天使用]。e.EA±Mitox 方案:依托泊苷(Vp16)、Ara-C±Mitox;具体用法:Vp16 100 mg/(m² • d),第 1～5 天使用;Ara-C 100～150 mg/(m² • d),第 1～7 天使用;Mitox 10 mg/(m² • d),第 1～5天使用。f.CAG 方案:G-CSF 300 μg/m²,每 12 h 一次,第 0～14 天使用;Acla 20 mg/d,第

1～4 天使用；Ara-C 10 mg/m²，皮下注射，每 12 h 一次，第 1～14 天使用。②非强烈化疗方案：对于体能状况差、耐受较差的患者，可选择非强烈化疗方案：a.去甲基化药物：阿扎胞苷 75 mg/(m²·d)，第 1～7 天使用，28 天为 1 个疗程，直至患者出现疾病恶化或严重不良反应；地西他滨 20 mg/(m²·d)，第 1～5 天使用，28 天为 1 个疗程，直至患者出现疾病恶化或严重不良反应。b.小剂量 Ara-C：Ara-C 10 mg/m²，皮下注射，每 12 h 一次，第 1～14 天使用。c.维奈克拉＋去甲基化药物/小剂量 Ara-C：维奈克拉联合去甲基化药物（维奈克拉剂量为第 1 天 100 mg，第 2 天 200 mg，第 3 天开始每天 400 mg 直至第 28 天），去甲基化药物[阿扎胞苷 75 mg/(m²·d)，第 1～7 天使用；地西他滨 25 mg/(m²·d)，第 1～5 天使用]；维奈克拉联合小剂量 Ara-C：维奈克拉剂量为第 1 天 100 mg，第 2 天 200 mg，第 3 天 400 mg，第 4 天开始每天 600 mg 直至第 28 天；Ara-C 10 mg/m²，皮下注射，每 12 h 一次，第 1～10 天使用。

3）allo-HSCT：复发难治性 AML 患者获得缓解后如条件许可应尽早进行 allo-HSCT。对于某些患者，尤其是原发耐药或早期复发且无法缓解的患者也可以直接采取 allo-HSCT 作为挽救治疗措施。

4）免疫治疗：主要包括 CAR-T 细胞治疗和双靶点抗体治疗。由于 AML 表面的特异性抗原不仅在白血病细胞膜上表达，还在正常造血干细胞膜上表达，CAR-T 细胞治疗和双靶点抗体治疗可能会导致正常造血干细胞的损伤，目前尚处于试验阶段。

5.APL 的治疗

目前，随着全反式维 A 酸（ATRA）及砷剂的规范化临床应用，APL 已成为基本不用进行造血干细胞移植即可治愈的白血病。

（1）诱导治疗：低/中危 APL 患者多采用全反式维 A 酸（ATRA）联合砷剂进行双诱导治疗，直到 CR，总计约 1 个月。ATRA 作用于 *RARA* 可诱导带有 PML-RARA 的 APL 细胞分化成熟，剂量为 25 mg/(m²·d)。砷剂作用于 PML，小剂量能诱导 APL 细胞分化，大剂量能诱导其凋亡，剂量为三氧化二砷（简称"亚砷酸"，ATO）0.16 mg/(kg·d)或复方黄黛片 60 mg/(kg·d)。ATRA 联合砷剂能缩短达 CR 时间。若在治疗过程中白细胞增高，可酌情加用羟基脲、蒽环类药物或阿糖胞苷控制白细胞。砷剂不耐受或无砷剂药品时，可采用 ATRA 联合蒽环类药物诱导治疗。高危 APL 患者采用 ATRA＋砷剂＋化疗诱导。

治疗过程中需警惕出现分化综合征（differentiation syndrome），其机制可能与细胞因子大量释放和黏附分子表达增加有关，临床表现为不明原因发热、呼吸困难、胸腔或心包积液、肺部浸润、肾脏衰竭、低血压、体重增加 5 kg，符合 2～3 个临床表现者属于轻度分化综合征，符合 4 个或更多个者属于重度分化综合征。分化综合征通常发生于初诊或复发患者，WBC 超过 10×10^9/L 并持续增长者，应考虑停用 ATRA 或亚砷酸，或者减量，并密切关注体液容量负荷和肺功能状态，尽早使用地塞米松（10 mg，静脉注射，每日 2 次）直至低氧血症解除。

ATRA 的其他不良反应有头痛、颅内压增高、肝功能损害等；ATO 的其他不良反应有肝功能损害、心电图 QT 间期延长、消化道反应等。

APL 合并凝血功能障碍和出血者积极输注血小板以维持 PLT 大于等于（30～50）×10^9/L；输注冷沉淀、纤维蛋白原、凝血酶原复合物和冰冻血浆维持纤维蛋白原大于 1500 mg/L 及凝血酶原时间（prothrombin time，PT）和活化部分凝血活酶时间（activated partial thromboplastin time，APTT）值接近正常。新鲜冷冻血浆和冷沉淀可减少出血导致的早期死亡。监测 DIC 相关指标直至凝血功能正常。如有器官大出血，可应用重组人凝血因子Ⅶa。

高白细胞 APL 患者的治疗：不推荐白细胞分离术。可给予水化及化疗药物。APL 诱导治疗期间不主张应用 G-CSF。

（2）疗效评价和监测：①诱导阶段评估：ATRA 的诱导分化作用可以持续较长时间，在诱导治疗后较早行骨髓评价可能不能反映实际情况。因此，骨髓形态学评价一般在第 4～6 周、血细胞计数恢复后进行，此时，细胞遗传学一般正常，而 PML-RARA 或发病时相应异常基因转录多数患者仍为阳性。CR 标准同其他 AML。②微小残留病（MRD）监测：建议采用定量 PCR 监测骨髓 PML-RARA 转录水平，治疗期间建议 2～3 个月进行一次分子学反应评估，持续监测 2 年。上述融合基因持续阴性者继续维持治疗，融合基因阳性者 4 周内复查。复查阴性者继续维持治疗，确实阳性者按复发处理。流式细胞术对 APL 的 MRD 敏感性显著小于定量 PCR，因此不建议单纯采用流式细胞术对 APL 进行 MRD 监测。

（3）缓解后治疗：APL 患者 CR 后预防性鞘内用药 2～6 次，预防 CNSL。APL 在获得分子学缓解后可采用化疗巩固或 ATRA＋砷剂巩固；巩固治疗后可采用 ATRA/砷剂交替维持或 ATRA/6-MP/MTX 交替维持治疗约 2 年，期间应定期监测并维持 PML-RARA 融合基因阴性。

（4）复发和难治 APL 的治疗：首次复发一般采用亚砷酸±ATRA±蒽环类化疗进行再次诱导治疗。诱导缓解后必须进行鞘内注射，预防中枢神经系统白血病。达再次缓解（细胞形态学）者进行 PML-RARA 融合基因检测，融合基因阴性者行自体造血干细胞移植或亚砷酸巩固治疗（不适合移植者）6 个疗程，融合基因阳性者进入临床研究或行异基因造血干细胞移植。再诱导未缓解者可加入临床研究或行异基因造血干细胞移植。

6.ALL 的治疗

经过化疗方案的不断优化，目前儿童 ALL 的长期 DFS 已经达到 80％以上；青少年 ALL 宜采用儿童方案治疗。随着支持治疗的加强、多药联合和高剂量化疗方案以及 HSCT 的应用，成人 ALL 的 CR 率可达 80％～90％，3～5 年 DFS 率达 30％～60％。ALL 治疗方案的选择需要考虑患者年龄、ALL 亚型、治疗后的 MRD、是否有干细胞供体和靶向治疗药物等多重因素。

（1）诱导缓解治疗

1）治疗原则：①年轻成人和青少年患者（＜40 岁，AYA）：a.临床试验。b.儿童特点联合化疗方案（优先选择）。c.多药联合化疗方案。②成年患者（≥40 岁）：a.小于 60 岁的患者，可以入组临床试验，或采用多药联合化疗；b.大于等于 60 岁者，可以入组临床试验，或采用多药化疗，或长春碱类、糖皮质激素方案诱导治疗。

2）治疗方案：一般以 4 周方案为基础。对于年轻成人和非老年 ALL 患者，至少应予长春新碱(VCR)或长春地辛(VDS)、蒽环/蒽醌类药物[如柔红霉素(DNR)、去甲氧柔红霉素(IDA)、阿霉素、米托蒽醌等]、糖皮质激素(如泼尼松、地塞米松等)为基础的方案(如VDP、VIP)诱导治疗。推荐采用VDP方案联合左旋门冬酰胺酶(L-Asp)或培门冬酶(PEG-Asp)和环磷酰胺(CTX)组成的VDCLP方案,鼓励开展临床研究,也可以采用Hyper-CVAD方案。

VCR的主要不良反应为末梢神经炎和便秘;使用蒽环类药物需要警惕心脏毒性;L-ASP或PEG-Asp主要不良反应为肝功能损害、胰腺炎、凝血因子及白蛋白合成减少和过敏反应。单次应用CTX剂量较大时(超过1 g)可给予以美司钠解救。

诱导治疗第14天复查骨髓,根据骨髓情况调整第3周的治疗。诱导治疗第(28 ± 7)天评估疗效,包括骨髓形态学和微小残留病(MRD)水平,未能达CR或血细胞未完全恢复的CR(CRi)患者进入挽救治疗。

对于60岁以上的老年患者,根据体能状态评估可以采用长春碱类、糖皮质激素,或长春碱类、糖皮质激素联合巯嘌呤(6-MP)、甲氨蝶呤(MTX)的低强度治疗方案;也可以应用长春碱类、蒽环类药物、CTX、Asp、糖皮质激素等药物的多药化疗方案(中高强度治疗),酌情调整药物剂量。体能状态较差、伴严重感染(不适合常规治疗)的非老年患者也可以采用低强度治疗方案,情况好转后再调整治疗。

(2)缓解后治疗:缓解后的治疗一般分巩固强化和维持治疗两个阶段。

1)治疗原则:①年轻成人和青少年患者:a.继续多药联合化疗(尤其是MRD阴性者);b.异基因造血干细胞移植(allo-HSCT:尤其是MRD阳性、诊断时高白细胞计数伴预后不良细胞遗传学异常的B-ALL、T-ALL患者)。②成年患者:a.小于60岁者,继续多药联合化疗(尤其是MRD阴性者)或考虑allo-HSCT(尤其是诊断时高白细胞计数伴预后不良细胞遗传学异常的B-ALL、T-ALL患者)。b.大于等于60岁、体能状态好的患者可采用多药联合化疗,伴不良预后因素者可考虑减低剂量预处理的allo-HSCT;不适合强烈治疗者(高龄、体能状态较差、有严重脏器并发症者等)可考虑低强度化疗。③各年龄组诱导缓解后MRD阳性的B-ALL患者可以采用CD19/CD3双抗(Blinatumomab,贝林妥欧单抗)清除残留病细胞后行allo-HSCT,或直接行allo-HSCT;也可以进行探索性研究。

2)巩固强化治疗:缓解后强烈的巩固治疗可清除残存的白血病细胞、提高疗效,但是巩固治疗方案在不同的研究组、不同的人群并不相同。一般应给予多疗程的治疗,药物组合包括诱导治疗使用的药物(如长春碱类药物、蒽环类药物、糖皮质激素等)、HD-MTX、Ara-C、6-巯嘌呤(6-MP)、门冬酰胺酶等。缓解后治疗可以包括再诱导方案(如VDLP方案)1~2个疗程,HD-MTX、Ara-C为基础的方案各2~4个疗程。在整个治疗过程中应强调参考儿童ALL方案的设计,强调非骨髓抑制性药物(包括糖皮质激素、长春碱类、L-Asp)的应用。

①一般应含有HD-MTX方案。MTX 1~3 g/m²(T-ALL可以用到5 g/m²)。HD-MTX的主要不良反应为黏膜炎、肝肾功能损害,故在治疗时需要充分水化、碱化和及时亚叶酸钙解救。应用HD-MTX时应争取进行血清MTX浓度监测,至血清MTX浓度低于0.1 μmol/L(或低于0.25 μmol/L)时结合临床情况可停止解救。不能及时获取MTX

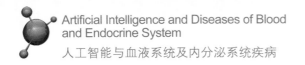

浓度时,应关注血清肌酐的变化和黏膜损伤情况。

②应含有 Ara-C 为基础的方案。Ara-C 可以为标准剂量、分段应用(如 CTX、Ara-C、6-MP 为基础的 CAM 方案),或中大剂量 Ara-C 为基础的方案。

③继续应用 Asp,与其他药物(如 MTX、Ara-C 等)组成联合方案。

④缓解后 6 个月左右参考诱导治疗方案给予再诱导强化 1 次。

⑤造血干细胞移植:考虑 allo-HSCT 的患者应在一定的巩固强化治疗后尽快移植。无合适供者的预后不良组患者(尤其是 MRD 持续阳性者)、预后良好组患者(MRD 阴性者)可以考虑在充分的巩固强化治疗后进行自体造血干细胞移植(auto-HSCT),auto-HSCT 后应继续给予一定的维持治疗。无移植条件的患者、持续属于预后良好组的患者可以按计划巩固强化治疗。

⑥老年患者可以适当调整治疗强度(如降低 Ara-C、MTX、Asp 等的用量)。

(3)维持治疗:ALL 患者强调维持治疗,基本方案为 6-MP 60～75 mg/m² 每日一次,MTX 15～20 mg/m² 每周一次。6-MP 晚上用药效果较好。可以用硫鸟嘌呤(6-TG)替代 6-MP。维持治疗期间应注意监测血常规和肝功能,调整用药剂量。如未行 allo-HSCT,ALL 在缓解后的巩固维持治疗一般需持续 2～3 年,定期检测 MRD 并根据 ALL 亚型决定巩固和维持治疗的强度和时间。

(4)Ph⁺ ALL 的治疗:诱导缓解治疗与 Ph⁻ ALL 一样,一旦融合基因(PCR 方法)或染色体核型/FISH 证实为 Ph/BCR-ABL1 阳性(应明确转录本类型,如 P210、P190 或少见类型转录本)则进入 Ph⁺ ALL 治疗流程,可以不再应用 Asp。自确诊之日起(或酌情于第 8 或 15 天开始)即可以加用酪氨酸激酶抑制剂(tyrosine kinase inhibitor,TKI)进行靶向治疗,推荐用药剂量为伊马替尼 400～800 mg/d、达沙替尼 100～140 mg/d 等。若粒细胞缺乏(尤其是 ANC<0.2×10⁹/L)持续时间较长(超过 1 周)、出现感染发热等并发症时,可以临时停用 TKI,以减少患者的风险。诱导治疗也可以在保证 TKI 用药的前提下适当降低化疗强度(如采用长春碱类药物、糖皮质激素联合 TKI 的方案),以保证患者安全。判断疗效时需同时复查细胞遗传学、BCR-ABL 融合基因定量。

Ph⁺ ALL 缓解后治疗原则上参考 Ph⁻ ALL,但可以不再使用 Asp。推荐持续应用 TKI 至维持治疗结束。无条件应用 TKI 或多种 TKI 不耐受的患者按一般 Ph⁻ ALL 的方案治疗。有合适供者的患者建议选择 allo-HSCT,合并其他不良预后因素者(如出现 ABL1 激酶突变、流式细胞术检测的 MRD 持续阳性或融合基因定量持续达不到主要分子学缓解、MRD 指标呈上升趋势)优先选择 allo-HSCT。移植后继续用 TKI 维持治疗(使用时间为 1～2 年)。MRD 阳性的 Ph⁺ ALL 患者可以采用 CD19/CD3 双抗(Blinatumomab,贝林妥欧单抗)±TKI 清除残留病变细胞后行 allo-HSCT,或直接行 allo-HSCT;也可以进行探索性研究。无合适供者的患者,按计划继续行多药化疗＋TKI 治疗,BCR-ABL 融合基因转阴性者(尤其是 3～6 个月内转阴性者),可以考虑 auto-HSCT,移植后予 TKI 维持治疗。治疗过程中应定期监测 BCR-ABL 1 融合基因水平(推荐定量检测)和 MRD(流式细胞术),MRD 出现波动者应及时进行 allo-HSCT。

Ph⁺ ALL 维持治疗:①可以应用 TKI 治疗者,用 TKI 为基础的维持治疗(可以联合

VCR、糖皮质激素或 6-MP、MTX；或联合干扰素），至 CR 后至少 2 年。②不能坚持 TKI 治疗者，采用干扰素维持治疗，300 万 U/次，隔日一次[可以联合 VCR、糖皮质激素和（或）6-MP、MTX]，缓解后至少治疗 2 年。维持治疗期间应尽量保证每 3～6 个月复查一次骨髓象、融合基因（*BCR-ABL 1*）定量和（或）流式细胞术 MRD。

（5）ETP-ALL 的治疗：目前的经验证明，采用 ALL 的传统诱导治疗方案（如 VDCLP 等）治疗 ETP-ALL 的 CR 率低、缓解质量差（MRD 偏高）；单纯化疗的长期生存率低。诱导治疗疗效不理想的患者应及时调整含 Ara-C 的方案治疗（或其他试验性研究方案），取得 CR 后尽快行 allo-HSCT。

（6）*BCR-ABL 1* 样 ALL 的治疗：*BCR-ABL 1* 样 ALL 的重要特点是存在涉及 *BCR-ABL 1* 外的其他酪氨酸激酶的易位（形成多种融合基因）、*CRLF 2* 易位和（或）JAK-STAT 信号通路基因突变。可以根据不同的分子学特点联合相应的靶向药物治疗，如涉及 *ABL* 系列融合基因的患者可以联合达沙替尼等酪氨酸激酶抑制剂（TKI）治疗；涉及 *JAK 2* 家族或 JAK-STAT 通路异常的患者可以联合 *JAK 2* 抑制剂芦可替尼（ruxolitinib）治疗。*BCR-ABL 1* 样 ALL 预后较差，应及早行 allo-HSCT。

（7）中枢神经系统白血病（CNSL）的防治和睾丸白血病的治疗：因存在血脑屏障和血睾屏障，很多化疗药物无法进入中枢神经系统和睾丸，中枢神经系统和睾丸从而成为了白血病细胞的"庇护所"。CNSL 是 ALL 复发的主要根源之一，严重影响 ALL 的疗效。诊断时有神经系统症状者应先进行头颅影像学检查（CT 或 MRI 检查），排除出血或占位性病变后再考虑腰穿，无神经系统症状者按计划进行 CNSL 的预防。有条件的医疗机构应尽可能采用流式细胞术进行脑脊液检测。

1）CNSL 状态分类：①CNS-1：白细胞分类无原始淋巴细胞（不考虑脑脊液白细胞计数）。②CNS-2：脑脊液白细胞计数小于 5 个/mL，可见原始淋巴细胞。③CNS-3：脑脊液白细胞计数大于等于 5 个/mL，可见原始淋巴细胞。

2）CNSL 诊断标准：目前 CNSL 尚无统一诊断标准。1985 年讨论关于 ALL 预后差的危险因素时，提出 CNSL 下列诊断标准：脑脊液白细胞计数大于等于 0.005×10^9/L（5 个/mL），离心标本证明细胞为原始细胞者，即可诊断 CNSL。流式细胞术检测脑脊液在 CNSL 中的诊断意义尚无一致意见，但出现阳性应按 CNSL 对待。

3）CNSL 的预防：任何类型的成人 ALL 均应强调 CNSL 的早期预防。预防措施包括：①鞘内化疗。②放射治疗。③大剂量全身化疗。④多种措施联合应用。

鞘内化疗是预防 CNSL 的主要措施。诱导治疗过程中没有中枢神经系统症状者可以在血细胞计数达安全水平后行腰穿、鞘注。鞘内注射主要用药包括地塞米松、MTX、Ara-C，常用剂量为 MTX 每次 10～15 mg、Ara-C 每次 30～50 mg、地塞米松每次 5～10 mg，三联（或两联）用药。巩固强化治疗中也应进行积极的 CNSL 预防，主要是腰穿、鞘注（鞘注次数一般应达 6 次以上，高危组患者可达 12 次以上），鞘注频率一般不超过 2 次/周。

预防性头颅放疗：目前已较少采用预防性头颅放疗。18 岁以上的高危组患者或 40 岁以上（不考虑造血干细胞移植）的患者可考虑预防性头颅放疗，放疗一般在缓解后的巩固化疗期或维持治疗时进行。预防性照射部位一般为单纯头颅，总剂量为 1800～2000 cGy，

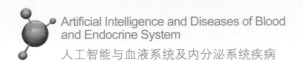

分次完成。

4)CNSL 的治疗:确诊 CNSL 的 ALL 患者,尤其是症状和体征明显者,建议先行腰穿、鞘注,每周 2 次,直至脑脊液正常;以后每周 1 次,行 4～6 周。也可以在鞘注化疗药物至脑脊液白细胞计数正常、症状体征好转后再行放疗(头颅＋脊髓放疗)。建议头颅放疗剂量为 2000～2400 cGy、脊髓放疗剂量为 1800～2000 cGy,分次完成。进行过预防性头颅放疗的患者原则上不进行二次放疗。

对于睾丸白血病患者,即使仅有单侧睾丸白血病也要进行双侧照射和全身化疗。

(8)难治复发 ALL 的治疗:ALL 一旦复发,无论采用何种化疗方案,总的二次缓解期通常短暂,长期生存率低。单纯髓外复发者多能同时检出骨髓 MRD,血液学复发会随之出现。因此在进行髓外局部治疗的同时,需行全身化疗。

1)难治复发 Ph⁻ ALL:难治复发 Ph⁻ ALL 的治疗目前无统一意见,可以选择的方案包括:①临床试验:如新药临床试验,各种靶点的 CAR-T 细胞治疗(如靶向 CD19、CD22、CD20 的单靶点或双靶点 CAR-T 细胞治疗 B-ALL,靶向 CD7 的 CAR-T 细胞治疗 T-ALL 等)及研究者发起的临床研究(如 CD38 单抗治疗 CD38 阳性的 ALL,西达本胺为基础的 T-ALL 方案,Bcl-2 抑制剂的应用等)等。②难治复发 B-ALL 可以考虑 CD19/CD3 双抗 (Blinatumomab,贝林妥欧单抗)、CD22 抗体偶联药物(IO)为基础的挽救治疗。③CD20 阳性 B-ALL 患者可以联合 CD20 单克隆抗体(利妥昔单抗)治疗(如 MopAD 方案)。④强化的 Hyper-CVAD 方案。⑤中大剂量 Ara-C 为主的联合化疗方案(如氟达拉滨联合 Ara-C 方案)。⑥其他联合化疗方案(如 Vp16、异环磷酰胺、米托蒽醌方案)。⑦T-ALL 可以采用奈拉滨(Nelarabine)单药或奈拉滨为基础的治疗。

2)难治复发 Ph⁺ ALL:①临床试验:如新药临床试验,各种靶点的 CAR-T 细胞治疗 (如靶向 CD19,CD22,CD20 的单靶点或双靶点 CAR-T 细胞等)及研究者发起的临床研究(如 Bcl-2 抑制剂的应用等)等。②规范应用 TKI 为基础的治疗中复发、难治的患者:以 ABL1 激酶区突变结果、前期用药情况为依据,选择合适的 TKI 药物。可以继续联合化疗(参考初诊患者的诱导治疗方案)。③CD19/CD3 双抗、CD22 抗体偶联药物为基础的挽救治疗。④无敏感 TKI 选择的患者可以采用复发难治 Ph⁻ ALL 的治疗方案。

无论是 Ph⁻ ALL 还是 Ph⁺ ALL,在挽救治疗的同时即应考虑造血干细胞移植,及时寻找供者,尽快实施 allo-HSCT。

(9)HSCT 对治愈成人 ALL 至关重要:allo-HSCT 可使 40％～65％的患者长期存活,主要适应证包括:①复发难治 ALL。②CR$_2$ 期 ALL。③CR$_1$ 期高危 ALL,如细胞遗传学分析为 Ph⁺ 染色体、亚二倍体者,MLL 基因重排阳性者,WBC 大于等于 30×10^9/L 的前 B-ALL 和 WBC 大于等于 100×10^9/L 的 T-ALL,获 CR 时间大于 4～6 周,CR 后在巩固维持治疗期间 MRD 持续存在或仍不断升高者。

(四)康复

(1)一定要树立治疗的信心,保持乐观情绪,积极配合治疗。

(2)患者免疫力较低,应尽量避免去人口密集的场所活动,那里是细菌的滋生场所,体内一旦受到细菌入侵,很容易发生感染。

（3）平时饮食要合理，多吃一些高蛋白、高热量、高纤维的食物，禁忌油腻、生冷、辛辣的刺激性食物。

（4）在日常生活中，尽量避免接触电脑等辐射，若不可避免每天最好不超过两小时，持续一小时后活动十分钟，有益于身心健康。

三、医工交叉应用的展望

（一）AML 的预防

急性髓系白血病（AML）的发病风险随年龄增长而增加，而且 65 岁以后确诊的 AML 患者的死亡率超过 90%。大多数情况下，AML 在发病前没有任何可检测的早期症状，患者就诊时通常已经出现骨髓衰竭等急性并发症。来自加拿大玛嘉烈公主癌症中心等研究机构的研究者发现，新发 AML 病例在白血病前期即已发生造血干细胞和祖细胞（hematopoietic stem cells and progenitor cells，HSPCS）突变积累，但在没有发展成 AML 的健康人的衰老过程中，HSPCS 也会出现 AML 突变，这一现象被称为年龄相关的克隆造血（age-related cloned hematopoietic，ARCH）。他们使用深度测序来分析在 AML 中反复突变的基因以区分可能发展为 AML 的高风险个体与低风险个体。通过分析平均在 AML 诊断前 6.3 年（AML 诊断前组）获得的 95 名患者的外周血细胞以及 414 名年龄和性别与之相匹配的个体（对照组）的外周血细胞，研究者发现，与对照组相比，AML 诊断前组中的个体具有更多的基因突变和更高的等位基因变异频率。这表明 AML 诊断前组中的个体有更大的克隆扩增及特定基因的突变。这些遗传参数被用于构建可以准确预测个体出现 AML 之前的生存时间的预测模型；并在一个包含 29 例 AML 诊断前组个体和 262 例对照个体的验证集中进行验证。此外，他们还开发了基于大型电子病历数据库的 AML 预测模型来识别风险更高的个体。该研究提出，在个体发展为 AML 的数年前，就有可能区分 AML 前期和 ARCH。这将有助于未来实现 AML 的早期检测并及时给予干预，这意味着我们能够提早发现 AML 的高风险人群并进行监测，同时可以进行研发工作，寻找降低该疾病患病率的方案。

（二）AML 药物敏感性评估

即使是病理特征相似的两名急性髓系白血病患者，对同一种治疗药物的疗效也可能存在很大不同。如何更好地为某个特定患者选择最佳的化疗方案是临床医生面临的一个重要问题。2018 年，一项由多家科研机构的科学家组成的研究小组利用机器学习技术寻找用于预测急性白血病靶向治疗效果的分子标记物。该研究利用 30 例急性髓系白血病（AML）患者的数据，包括全基因组基因表达谱和对 160 种化疗药物的体外敏感性数据，通过整合基因，鉴定可靠的药物敏感性基因表达标记与每个基因致癌潜力相关的多组学显示信息。由于样本量小、潜在的影响基因表达的混杂因素和药物敏感性数据，用于识别基因—药物关联的标准方法通常会难以识别可重现的结果。基于每个基因对癌症发生的驱动潜力的多维信息，对各个基因进行优先度排序，该研究提出的这种新的识别方法能够识别稳健的基因—药物关联关系。例如，他们的研究结果表明，较高的 *SMARCA* 4 表达水平可能是一个评估 AML 细胞对拓扑异构酶Ⅱ抑制剂敏感性的分子

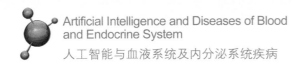

标记物。米托蒽醌和依托泊苷等拓扑异构酶Ⅱ抑制剂联合阿糖胞苷是治疗复发难治AML 患者的常用方案,这一发现有可能帮助临床医生在治疗前依据 *SMARCA* 4 表达水平选择是否对患者使用这种方案。

（三）AML 复发评估工具

尽管 AML 患者对一线治疗方案的初始反应率很高,但是复发或转移仍然是导致癌症死亡的主要原因。目前,研究者对关于癌细胞耐药是在最初诊断时就存在还是在后期治疗手段的不断刺激下才出现仍然存在争论,许多研究表明,其在最初诊断时就存在。这种细胞可能是罕见的,而且在动物模型或者患者来源的异种移植物中不能准确显示。因此,识别癌症耐药背后的细胞种类既需要对人体组织进行高通量单细胞分析,也需要新的分析工具来发掘细胞群与临床结果的关联关系。

B 细胞前体急性淋巴细胞白血病(BCP-ALL)是一种常见的儿童恶性肿瘤。尽管当前一线治疗方案能够显著地提高生存率,但是复发仍然是引起 BCP-ALL 儿童患者死亡最常见的原因。BCP-ALL 的特征是在骨髓和(或)外周血中未成熟 B 细胞特征的原始细胞(blast cell)急剧扩增。在 BCP-ALL 患者中,分子改变阻碍了 B 淋巴细胞的正常发育过程。研究者推测,对白血病的血液样品进行深度表型单细胞研究可以识别细胞发育轨迹与正常发育轨迹之间的差异,从而挖掘出可以预测复发的细胞群,进而对白血病的耐药性有新的认识。基于这一假设,斯坦福大学等研究机构的研究者开展了一项单细胞水平的 B 细胞前体急性淋巴母细胞白血病的诊断研究,揭示了隐藏的与复发相关的细胞信号状态。通过使用质谱流式细胞技术,研究者在 60 例初步诊断的患者中,同时定量检测了涉及 B 细胞发育的 35 个蛋白,然后利用一个发育分类器在单细胞水平上将每个白血病细胞与其最近的健康 B 细胞群进行匹配,即将每一个细胞与正常 B 细胞发育轨迹上的发育状态对齐。研究者发现,前祖 B 细胞(pre-pro-B)到前 B1 细胞的转变过程有所延长。机器学习算法确定了这一阶段中的白血病细胞群的 6 个特征,并利用这些特征在初次诊断时预测患者的复发情况。这些特征涉及 mTOR 信号被激活的原 B2 细胞亚群、前 B 细胞受体信号被激活的前 B1 细胞亚群,以及前 B 细胞受体信号无反应的前 B2 细胞亚群。这些预测因子被称为"基于发育的复发预测因子"(developmentally dependent predictor of relapse,DDPR),能够显著改善目前现有的风险分层方法。通过对诊断和复发时采集的成对样本进行分析,证实了这些 DDPR 存在于诊断时,并在复发时仍持续存在。研究者利用这些 DDPR 构建了一个复发预测模型,并在一个独立的患者队列中进行了验证。结果表明,患者这种独特且可重复的细胞行为特征是复发的主要驱动因素。由此可见,通过利用数据驱动的方法,该研究证明了单细胞水平的组学研究在患者分层中的应用价值,并为其应用于癌症研究提供了借鉴。

※ 拓展阅读 ※

FISH 技术

荧光原位杂交技术(FISH)是利用荧光标记的特异核酸探针与细胞内相应的靶DNA 分子或 RNA 分子杂交,通过在荧光显微镜或共聚焦激光扫描仪下观察荧光信号,来确定与特异探针杂交后被染色的细胞或细胞器的形态和分布,或者是结合了荧光探针的 DNA 区域或 RNA 分子在染色体或其他细胞器中的定位,用来判断待测序列的缺失、扩增及易位等情况。

目前,已经出现了许多 FISH 新技术,包括引物介导的原位 DNA 合成、纤维 FISH、比较基因组杂交(comparative genomic hybridization,CGH)、染色体显微切割、光谱染色体核型分析(spectral karyotyping,SKY)、多色荧光原位杂交(M-FISH)、彩色显带、多重亚端粒 FISH 以及芯片 CGH。借助这些 FISH 新技术,可以检测到单基因缺失或重排,可以观察到染色体的微小易位,可以确定肿瘤细胞原癌基因的拷贝数以及充分描述非常复杂的重排。

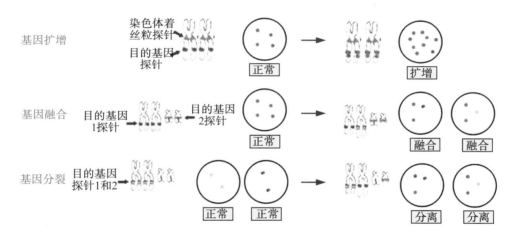

图 1-6-6　染色体异常示意图

一、在血液肿瘤方面 FISH 技术的应用

(一)分析染色体结构异常

目前,研究者已经发现了大量获得性染色体畸变,其可在白血病、淋巴瘤和实体瘤中导致染色体物质获得或丢失。明确染色体畸变是否涉及特定的染色体区域或特定的基因是至关重要的,由此为依据可以得出正确的临床诊断,给予适当的治疗。然而在实际工作中,这对于许多病例是不可能的。但是特定序列的 FISH 技术在确定结构异常涉及基因中是必需的。例如,急性髓系白血病的染色体易位(断裂点在11q23)涉及 MLL 基因的重排。然而,依据疾病性质和特定的染色体畸变,可能需要采取综合性分子细胞遗传学分析方法。

（二）检测人类肿瘤的特定易位和基因重排

在恶性肿瘤中已鉴别出100多种染色体易位,这些易位大多涉及特定基因的重排,FISH是检测这些易位的有效工具。在临床工作中,鉴别分析特定的染色体易位和基因重排不仅有诊断意义,对于确定治疗方案、判断治疗效果和分析预后也是非常重要的。比如慢性粒细胞白血病,间期FISH对检测 BCR/ABL 融合基因是非常敏感的,因此,对于治疗后的疗效判断也是非常有用的。在许多急性白血病涉及的基因分析中,如11q23重排中涉及的 MLL 基因、儿童急性淋巴细胞白血病中 $TEL/AML1$ 融合基因,FISH分析也是必要的手段。研究表明,用间期FISH分析淋巴瘤 $Bcl-2$ 基因重排优于标准的PCR方法。

（三）抑癌基因缺失和原癌基因扩增的分析

用FISH或CGH对肿瘤组织进行分析能检测到抑癌基因 $P53$ 和 $RB-1$ 的缺失以及原癌基因 $N-myc$、$C-myc$ 的扩增。用FISH方法已经在许多肿瘤中发现 $C-myc$ 基因的扩增。最近的一些研究表明,FISH和免疫组化结合会使检测更加敏感和经济有效。在人类肿瘤中已测得其他许多原癌基因的情况,并且已知在某些肿瘤中有多个原癌基因扩增。

（四）组成性改变和获得性改变的全基因组筛查

CGH芯片技术为DNA拷贝数改变提供了高分辨率的筛查手段。为了鉴别全基因组的基因扩增和缺失,已经建立cDNA芯片CGH方法。研究表明,分辨率达到将近1 Mb的CGH芯片应用于基因组分析,可以鉴别出单个拷贝数的获得和缺失。亚显微染色体畸变也可以用全基因组微卫星标志物进行筛查,现已表明,自动化微卫星荧光基因型分析是筛查端粒区域微小重排非常灵敏的方法。

二、荧光原位杂交探针标记、实验原理

（一）FISH探针和标记技术

自20世纪80年代开始,半抗原、化学发光物质和荧光标记成为探针标记的主流,促使FISH技术得到了进一步发展。

1.荧光素

荧光素是一种化学物质,他们在适当波长的照射下,每吸收一个光子的能量就处于电子激发态,并产生一个部分激发态的能量散失和一个短暂的化学结构式构象变化,随后产生一个能量更低、波长更长的光子,这种能量与波长激发和转化的不同称为“Stokes位移”。检测系统的光源波长和激发波长不同就形成一种特异的荧光图像。

使用荧光素标记探针时,选择的荧光素必须同使用的激发光的波长相吻合,一般使用三种光源,即汞灯、氙灯和激光。汞灯和氙灯的发射光谱较宽,大部分商业化的探针荧光素一般都是匹配的汞灯,波长基本都在254 nm、366 nm、436 nm、546 nm等,而氙灯波长宽度更宽,为250 nm至1000 nm不等。

另外,各种荧光素不仅在激发态、发射态和光稳定性上各不相同,还在溶解性、溶解敏感性、与蛋白共价键结合后或者在不同的 pH 值溶液中激发和发射转移等方面各不相同。因此,选用一种荧光素之前必须进行试验。若荧光素直接和探针结合后荧光素的效果不佳,可能是它影响了探针和靶基因的结合,但是荧光素标记到第二抗体上时,通常效果就特别好。随着新的荧光素的不断出现,荧光素的选择也在不断发生变化。

2.标记方法

荧光素的标记方法有直接标记和间接标记两类:直接标记法是荧光素直接和探针连接,优点是可以快速得到实验结果,价格低廉;间接连接法是将荧光素和半抗原连接,然后再与探针连接,优点是对实验环境要求较宽松,但是步骤复杂,所用试剂较多。

(二)FISH 实验原理

基本原理:荧光原位杂交技术(FISH)是在细胞遗传学、分子遗传学和免疫学相结合的基础上发展起来的一项新技术,是基于碱基互补配对的原则,利用荧光标记的核酸探针与染色体上相应的特定核酸序列进行特异性的结合,通过荧光显微镜观察荧光杂交信号,确定中期或间期细胞染色体数目或结构等是否异常的一种技术。

三、血液病中常见的 FISH 探针类型

临床上用于 FISH 检测的探针大多分为染色体计数探针(CEP)、位点特异性识别探针(LSI)、全染色体涂染(WCP)探针。其中,CEP 和 LSI 探针中的双色单融合探针、双色双融合探针、断点分裂探针等,在血液病诊断和预后分型中最为常用。

四、FISH 探针计数特点

FISH 应用于不分裂细胞的靶基因组序列,以识别与细胞周期无关的染色体畸变。这种技术被称为间期 FISH,多用于临床标本染色体计数和染色体重排的鉴定。由于不受细胞是否分裂的影响,能更好、更全面地判断患者某种染色体异常的比例;由于使用的是特异的探针,人为判断的误差大大减小,而且较染色体分析获得结果更加快速,重复性较好。该技术对于保持组织结构具有优势,使基因型与表型有关;不足之处在于细胞重叠导致分析困难以及存在有核细胞被平截的假象等。

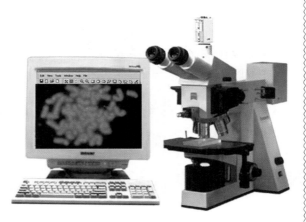

图 1-6-7　FISH 分析仪

参考文献

[1]葛均波,徐永健,王辰.内科学[M].9版.北京:人民卫生出版社,2013.

[2]中华医学会血液学分会白血病淋巴瘤学组.中国成人急性髓系白血病(非急性早幼粒细胞白血病)诊疗指南(2021年版)[J].中华血液学杂志,2021,42(8):617-623.

[3]中华医学会血液学分会白血病淋巴瘤学组.中国复发难治性急性髓系白血病诊疗指南(2021年版)[J].中华血液学杂志,2021,42(8):624-627.

[4]中华医学会血液学分会,中国医师协会血液科医师分会.中国急性早幼粒细胞白血病诊疗指南(2018年版)[J].中华血液学杂志,2018,39(3):179-183.

[5]中国抗癌协会血液肿瘤专业委员会,中华医学会血液学分会白血病淋巴瘤学组.中国成人急性淋巴细胞白血病诊断与治疗指南(2021年版)[J].中华血液学杂志.2021,42(9):705-716.

[6]ABELSON S, COLLORD G, NG S W K, et al. Prediction of acute myeloid leukaemia risk in healthy individuals[J]. Nature, 2018, 559(7714):400-404.

[7]LEE S I, CELIK S, LOGSDON B A, et al. A machine learning approach to integrate big data for precision medicine in acute myeloid leukemia[J]. Nature Communications, 2018, 9(1):42.

[8]GOOD Z, SARNO J, JAGER A, et al. Single-cell developmental classification of B cell precursor acute lymphoblastic leukemia at diagnosis reveals predictors of relapse[J]. Nature Medicine, 2018, 24(4):474-483.

（纪敏　姜慧慧　王璟涛）

第二节　慢性髓性白血病

学习目的

1.了解慢性髓性白血病的发病机制。

2.熟悉慢性髓性白血病的实验室检查。

3.掌握慢性髓性白血病临床表现、诊断要点及治疗措施。

4.熟悉慢性髓性白血病医工交叉最新进展。

案例

患者女性,55岁,因"查体发现白细胞增高5个月"入院。5个月前,患者受凉后流涕、咽痛、低热,就诊于社区医院,查血常规显示 WBC 58×10^9/L,Hb 120 g/L,PLT 400×10^9/L,诊断为"上呼吸道感染"。予以阿奇霉素治疗,7天后症状消失。2个月前,患者在社区医院复查血常规,结果显示 WBC 12×10^9/L, Hb 123 g/L,PLT 382×10^9/L。2 周前,患者在单位年度常规体检时查血常规,结果显示 WBC 28×10^9/L, Hb 124 g/L,PLT 455×10^9/L,腹部 B 超显示脾脏略厚。患者无任何不适症状,食欲睡眠好,体重无减轻,大小便正常。既往体健,月经规律,无毒物、放射线接触史,无烟酒嗜好,无特殊家族史。

骨髓形态学:骨髓增生明显活跃,以粒系增生为主,粒细胞与红细胞比例为 8∶1,原粒细胞 6%,中、晚幼粒细胞和杆状核粒细胞增多,嗜酸性粒细胞 6%,嗜碱性粒细胞 9%,巨核细胞 90 个。细胞遗传学(G 显带法):46,XX,t(9;22)(q34;q11)[20]。分子学:BCR-ABL mRNA 阳性 BCR-ABL/ABL=85.5%,JAK 2V 617F 阴性。血液生化:LDH 296 U/L,UA 471 μmol/L。诊断为"慢性髓性白血病",给予伊马替尼 400 mg/d 治疗。患者除轻度乏力和眼睑水肿外无其他不适。3 周后血常规与分类全部正常。治疗 3 个月时,骨髓染色体核型为 46,XX,t(9;22)(q34,q11)[4]/46,XX[16],外周血 BCR-ABL/ABL 为 9.5%[国际标准化(IS)]。治疗 6 个月时,骨髓染色体核型为 46,XX[20],外周血 BCR-ABL/ABL 为 0.5%(IS)。治疗 12 个月时,骨髓染色体核型为 46,XX[20],外周血 BCR-ABL/ABL 为 0.2%(IS)。治疗 15 个月时,外周血 BCR-ABL/ABL 为 0.15%(IS)。治疗 18 个月时,外周血 BCR-ABL/ABL 为 3.5%,随即进行骨髓染色体分析:46,XX,t(9;22)[2]/46,XX[18],此时患者血常规和外周血分类正常。

医工结合点:使用酪氨酸激酶抑制剂(TKI)治疗的慢性髓性白血病慢性期的患者的生存期与普通人群相近,但是即使进行有效的 TKI 治疗,仍有部分患者出现耐药,根据慢性期慢性髓性白血病(CML-CP)患者的临床特征建立一个可以预测治疗反应的模型,早期筛选出 TKI 治疗的适合人群。

思考题

1.根据患者的就诊记录,该患者可能的诊断有哪些?

2.为明确诊断,需要实施哪些必要的体格和实验室检查?

3.在 TKI 的治疗过程中如何进行疗效监测?

案例解析

一、疾病概述

(一)定义

慢性髓性白血病(chronic myelogenous leukemia, CML),俗称"慢粒",是一种发生在多能造血干细胞的恶性骨髓增殖性肿瘤(为获得性造血干细胞恶性克隆性疾病),主要涉及髓系。外周血粒细胞显著增多,在受累的细胞系中,可找到 Ph 染色体和(或)BCR-ABL 融合基因。CML 病程发展缓慢,脾脏多肿大。CML 自然病程分为慢性期(chronic phase,CP)、加速期(accelerated phase, AP)和急变期(blastic phase or blast crisis,BP/BC)。

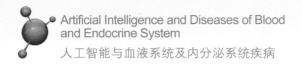

（二）临床表现及实验室检查

CML 在我国年发病率为$(0.39\sim0.99)/10$ 万，在各年龄组均可发病，国内中位发病年龄为 $45\sim50$ 岁，男性多于女性。CML 起病缓慢，早期常无自觉症状。CML 患者可因健康检查或因其他疾病就医时发现血象异常或脾大而被确诊。

1.慢性期（CP）

CP 一般持续 $1\sim4$ 年。患者有乏力、低热、多汗或盗汗、体重减轻等代谢亢进的症状，由于脾大而自觉有左上腹坠胀感，常以脾大为最显著体征，往往就医时脾已达脐或脐以下，质地坚实，平滑，无压痛。如果发生脾梗死，则脾区压痛明显，并有摩擦音。肝脏明显肿大较少见。部分患者胸骨中下段压痛。当白细胞显著增高时，可有眼底充血及出血，白细胞极度增高时，可发生白细胞淤滞症。

（1）血象：白细胞数明显增高，常超过 $20\times10^9/L$，可达 $100\times10^9/L$ 以上，血片中粒细胞显著增多，可见各阶段粒细胞，以中性中幼、晚幼和杆状核粒细胞居多；原始（Ⅰ＋Ⅱ）细胞不足 10%；嗜酸性、嗜碱性粒细胞增多，后者有助于诊断。血小板可在正常水平，近半数患者血小板增多；晚期血小板逐渐减少，并出现贫血。

（2）中性粒细胞碱性磷酸酶（NAP）：活性减低或呈阴性反应。治疗有效时 NAP 活性可以恢复，疾病复发时又下降，合并细菌性感染时可略升高。

（3）骨髓象：骨髓增生明显至极度活跃，以粒细胞为主，粒红比例明显增高，其中中性中幼、晚幼及杆状核粒细胞明显增多，原始细胞不足 10%，嗜酸性、嗜碱性粒细胞增多。红细胞相对减少。巨核细胞正常或增多，晚期减少，偶见戈谢（Gaucher）样细胞。

（4）细胞遗传学及分子生物学检查：95% 以上的 CML 细胞中出现 Ph 染色体（小的 22 号染色体），显带分析为 $t(9;22)(q34;q11)$。9 号染色体长臂上 $C\text{-}ABL$ 原癌基因易位至 22 号染色体长臂的断裂点簇集区（BCR）形成 $BCR\text{-}ABL$ 融合基因。其编码的蛋白主要为 P_{210}，P_{210} 具有酪氨酸激酶活性。Ph 染色体可见于粒细胞、红细胞、单核细胞、巨核细胞及淋巴细胞中。不足 5% 的 CML 患者有 $BCR\text{-}ABL$ 融合基因阳性而 Ph 染色体阴性。

（5）血液生化检查：血清及尿中尿酸浓度增高。血清 LDH 增高。

2.加速期（AP）

AP 可维持几个月到数年。患者常有发热、虚弱、进行性体重下降、骨骼疼痛，逐渐出现贫血和出血；脾持续或进行性肿大；原来治疗有效的药物包括酪氨酸激酶抑制剂（TKI）丧失疗效；外周血或骨髓原始细胞 $\geqslant10\%$；外周血嗜碱性粒细胞占比超 20%；不明原因的血小板进行性减少或增加；Ph 染色体阳性细胞中又出现其他染色体异常，如＋8、双 Ph 染色体，17 号染色体长臂的等臂[i(17q)]等。

3.急变期（BC）

BC 为 CML 的终末期，临床反应与 AL 类似，多数急粒变，少数为急淋变或急单变，偶有巨核细胞及红细胞等类型的急性变。急性变预后极差，往往在数月内死亡。外周血或骨髓中原始细胞比例超过 20% 或出现髓外原始细胞浸润。

二、疾病预防、诊断、治疗、康复

（一）预防

CML 是由多种因素引起的造血干细胞恶性克隆性病变，以下因素可能引起 CML 发病：

1.化学因素

化学因素引起 CML 在国内最常见，如胶类，其中含有苯和苯的衍生物。此外，甲醛也可导致 CML，农村使用的除草剂、杀虫剂等有毒化学物质在我国是导致 CML 的最常见原因。

2.物理因素

物理因素平时老百姓接触较少，如 X 线这类放射线。此外，日本广岛原子弹事件后的核污染、福岛核事故导致的核污染产生的放射线也可引起 CML。

3.生物学因素

生物学因素主要是病毒和免疫功能异常，如病毒传递，老鼠、牛、猪等患有因病毒导致的肿瘤后，病毒通过一些途径侵入人体，也可引起 CML。

4.遗传因素

遗传易感性，即家庭某些成员患有白血病，直系血亲中的其他成员也容易患白血病，这就是遗传因素。

因此，日常生活中应当注意避免接触化学毒物及电路辐射等容易引发 CML 的因素。

（二）诊断

凡有不明原因的持续性白细胞数增高，根据典型的血象、骨髓象改变，脾大，Ph 染色体阳性或 *BCR-ABL* 融合基因阳性即可作出诊断。Ph 染色体尚可见于 1% AML、5% 儿童 ALL 及 25% 成人 ALL，应注意鉴别。不具有 Ph 染色体和 *BCR-ABL* 融合基因而临床特征类似于 CML 的疾病归入骨髓增生异常综合征或骨髓增殖性肿瘤。其他需要与 CML 相鉴别的疾病还包括：

1.其他原因引起的脾大

血吸虫病、慢性疟疾、黑热病、肝硬化、脾功能亢进等疾病患者均有脾大，但各病均有各自原发病的临床特点，并且血象及骨髓象无 CML 的典型改变，Ph 染色体及 *BCR-ABL* 融合基因均为阴性。

2.类白血病反应

类白血病反应常并发于严重感染、恶性肿瘤等基础疾病，并有相应原发病的临床表现。粒细胞胞质中常有中毒颗粒和空泡。嗜酸性粒细胞和嗜碱性粒细胞不增多。NAP 反应强阳性。Ph 染色体及 *BCR-ABL* 融合基因阴性。血小板和血红蛋白大多正常。原发病得到控制后，白细胞恢复正常。

3.骨髓纤维化

原发性骨髓纤维化患者脾大显著，血象中白细胞增多，并出现幼粒红细胞等，易与 CML 相混淆。但骨髓纤维化外周血白细胞数一般比 CML 少，多不超过 $30 \times 10^9 / L$。

NAP 阳性。此外,幼红细胞持续出现于外周血中,红细胞形态异常,特别是易见泪滴状红细胞。Ph 染色体及 $BCR\text{-}ABL$ 融合基因阴性。患者可存在 $JAK2V617F$、$CALR$、MPL 基因突变。多次多部位骨髓穿刺干抽。骨髓活检网状纤维染色阳性。

（三）治疗

CML 治疗应着重于慢性期早期,避免疾病转化,力争在细胞遗传学和分子生物学水平得到缓解,一旦进入加速期或急变期(统称进展期)则预后不良。

1.高白细胞血症紧急处理

对于高白细胞血症的紧急处理,需合用羟基脲和别嘌醇。对于白细胞计数极高或有白细胞淤滞症表现的 CP 患者,可以行治疗性白细胞单采。明确诊断后,首选 TKI 治疗。

2.分子靶向治疗

第一代酪氨酸激酶抑制剂甲磺酸伊马替尼(imatinib mesylate,IM)为 2-苯胺嘧啶衍生物,能特异性阻断 ATP 在 ABL 激酶上的结合位置,使酪氨酸残基不能磷酸化,从而抑制 $BCR\text{-}ABL$ 阳性细胞的增殖。伊马替尼治疗 CML 患者完全细胞遗传学缓解率为 92%,10 年总体生存率(overall survival,OS)可达 84%。IM 耐药与基因点突变、$BCR\text{-}ABL$ 基因扩增和表达增加、P 糖蛋白过度表达有关,随意减停药物容易产生 $BCR\text{-}ABL$ 激酶区的突变,发生继发性耐药。第二代 TKI 如尼洛替尼(nilotinib)、达沙替尼(dasatinib)、氟马替尼(Flumatinib)治疗 CML 能够获得更快、更深的分子学反应,逐渐成为 CML 一线治疗方案的可选药物。TKI 治疗期间可发生白细胞、血小板减少和贫血的血液学毒性以及水肿、头痛、皮疹、胆红素升高等非血液学毒性。在开始 TKI 治疗后的第 3 个月、6 个月、12 个月、18 个月进行疗效监测,对判定为治疗失败的患者需进行 ABL 激酶区基因突变检查,并根据突变形式以及患者对药物的反应更换 TKI 或考虑造血干细胞移植。服药的依从性以及严密监测对于获得最佳疗效非常关键。CML 治疗反应定义详见表 1-6-10。

表 1-6-10　CML 治疗反应定义

治疗反应	分类	定义
血液学反应(HR)	完全血液学反应(CHR)	PLT$<450\times10^9$/L,WBC$<10\times10^9$/L,外周血中无髓系不成熟细胞,嗜碱性粒细胞<0.05,无疾病的症状和体征,可触及的脾大已消失
细胞遗传学反应(CyR)	完全 CyR(CCyR)	Ph 阳性细胞$=0$
	部分 CyR(PCyR)	Ph 阳性细胞 1%~35%
	次要 CyR(mCyR)	Ph 阳性细胞$>35\%$
分子学反应(MR)	完全分子学反应(CMR)	在可扩增 $ABL1$ 转录水平下无法检测到 $BCR\text{-}ABL$ 转录本
	主要分子学反应(MMR)	$BCR\text{-}ABL^{\text{IS}}\leqslant0.1\%$($ABL$ 转录本>10000)

注:^{IS}指国际标准化。

3.干扰素

干扰素（interferon，IFN）是分子靶向药物出现之前的首选药物，目前用于不适用 TKI 和 allo-HSCT 治疗的患者。IFN 的常用剂量为 300 万～500 万 U/(m² · d)，皮下或肌内注射，每周 3～7 次，坚持使用，推荐和小剂量阿糖胞苷（Ara-C）合用，Ara-C 常用剂量为 10～20 mg/(m² · d)，每个月连用 10 天。完全细胞遗传学缓解（CCyR）率约为 13%，但有效者 10 年生存率可达 70%，约 50% 的有效者可以获得长期生存。IFN 的主要不良反应包括乏力、发热、头痛、食欲缺乏、肌肉骨骼酸痛等流感样症状和体重下降、肝功能异常等，可引起轻到中度的血细胞减少。预防性使用对乙酰氨基酚等能够减轻流感样症状。

4.其他药物治疗

（1）羟基脲（hydroxyurea，HU）：细胞周期特异性化疗药，起效快，用药后两三天白细胞计数即下降，停药后又很快回升。HU 的常用剂量为 3 g/d，分 2 次口服，待白细胞降至 20×10^9/L 左右时，剂量减半。白细胞降至 10×10^9/L 时，改为小剂量（0.5～1 g/d）维持治疗。需经常检查血象，以便调节药物剂量。耐受性好，单独应用 HU 的 CP 患者中位生存期约为 5 年。目前，单独应用 HU 限于高龄、具有合并症、TKI 和 IFN-α 均不耐受的患者以及用于高白细胞淤滞时的降白细胞处理。

（2）其他药物包括：Ara-C、高三尖杉酯碱（HHT）、砷剂、白消安等。

5.异基因造血干细胞移植（allo-HSCT）

异基因造血干细胞移植是 CML 的根治性治疗方法，但在 CML 慢性期不作为一线选择，仅用于移植风险很低且对 TKI 耐药、不耐受以及进展期的 CML 患者。

进展期 CML 的治疗如下：

AP 和 BC 统称为 CML 的进展期。CML 进入进展期之后，需要评估患者的细胞遗传学、分子学 BCR-ABL 水平以及 BCR-ABL 激酶区的突变。AP 患者，如果既往未使用过 TKI 治疗，可以采用加量的一代或者二代 TKI（甲磺酸伊马替尼 600～800 mg/d 或尼洛替尼 800 mg/d 或达沙替尼 140 mg/d）使患者回到 CP，立即行 allo-HSCT 治疗。BC 患者，明确急变类型后，可以在加量的 TKI 基础上，加用联合化疗方案使患者回到 CP 后，立即行 allo-HSCT 治疗，allo-HSCT 干细胞来源不再受限于全相合供体时可以考虑行单倍型相合亲缘供体移植。移植后需辅以 TKI 治疗以减少复发，并可以行预防性供体淋巴细胞输注，以增加移植物抗白血病效应。移植后复发可以用供体淋巴细胞输注，联合或不联合 TKI 治疗以求再缓解。

进展期 CML 总体预后不佳，明显不如 CP 的移植效果，TKI 可以改善移植预后。有报道，TKI 联合 allo-HSCT 治疗进展期 CML，3 年总生存期（overall survival，OS）达 59%。

除 allo-HSCT 外，进展期 CML 还可采用单用 TKI、联合化疗、干扰素治疗或其他治疗，疗效有限且不能持久。

（四）康复

TKI 出现前，CML CP 患者中位生存期为 39～47 个月，3～5 年内进入 BC 终末期，

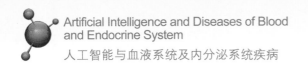

少数患者 CP 可延续 10～20 年。影响 CML 预后的因素包括患者初诊时的风险评估、疾病治疗的方式、病情的演变。干扰素治疗患者的 OS 较化疗有所提高,患者对干扰素的反应对预后有预示作用。应用 TKI 以来,患者生存期显著延长。

三、医工交叉应用的展望

人工智能在慢性髓系白血病预测和诊断方面的研究已经取得一定的进展。已经有研究基于机器学习的原理,寻找可能预测 CML 治疗失败的危险因素,进行初步预测模型的建立。研究针对整个研究人群,先对其进行模型训练队列和验证队列的随机分组。在训练队列中,使用多因素 COX 回归建立预测模型,提出欧洲治疗结果研究(the European treatmet outcome study,EUTOS)长期生存评分(EUTOS long term survival,ETLS),再根据回归系数,建立伊马替尼治疗失败模型(Imatinib-therapy failure model,IMTF)。这个模型是通过一些变量分辨出高危因素,把具有危险变量的患者分为极低危、低危、中危、高危、极高危 5 个亚组。研究发现,在 5 个亚组之间,患者治疗失败的风险有显著的统计学差异。另外,还通过时间依赖性校准曲线(time-dependent ROC 曲线)、受试者工作曲线、临床决策曲线来验证这个预测方法的精准性。目前,关于伊马替尼一线治疗慢粒患者的研究数据和 ELTS 评分已在杂志上发表。现已用引导程序(bootstrap)内部验证法进行了研究数据的验证,全国多中心研究的外部验证也正在开启,以进一步判断该模型是否能适用于所有场景。

有研究建立了一种新的骨髓细胞分割模型——CMLcGAN 及自动化诊断系统,实现了形态学上对 CML 的自动化辅助诊断。该研究开发的 CMLcGAN 模型,用以从骨髓活检图像中分割巨核细胞。选取 517 幅骨髓活检图像进行 CMLcGAN 的性能评估,其平均像素精度为 95.1%,平均交并比为 71.2%,平均 dice 系数为 81.8%。同时,将 CMLcGAN 与其他七种基于深度学习的分割模型进行比较,结果表明,CMLcGAN 的各项指标性能均优于其他分割模型。选取 8 种二分类器,应用筛选的五维数据特征进行临床预测,同时使用三折交叉验证,通过 ROC 曲线的 AUC 值评判分类效果。8 种二分类器均表明提取的五维数据特征能够有效区分 CML 和正常对照,可辅助诊断 CML。

近几十年,白血病新靶标发现-抗癌药研发-分子标志物确认一体化研究方面取得系列进展,已经有研究发现了 CML 的新治疗靶标,该研究研发了针对该靶标的抗癌先导药物,并逆转了 *BCR-ABL* 非依赖型激酶抑制剂(TKIs)耐药。这一系列研究整合了化学的研究思想与生物学前沿技术,着眼于临床医学领域的关键科学问题,攻克了白血病治疗领域抗药性难题,属于转化医学的开拓性研究,也是医工交叉领域取得的又一重要成果。该研究在 2020 年首先发现 Hsp70 蛋白能够作为类 Bcl-2 蛋白,与经典 Bcl-2 家族蛋白协同促进肿瘤发生。以此为基础,综合运用化学和生物学多学科技术手段,迅速从已经创制的 Bcl-2 抑制剂分子库中筛选获得了首个特异性的 Hsp70/Bim 小分子抑制剂 S1g-2,成为新的抗癌候选药物。该研究通过化学生物学、结构生物学、细胞生物学、生物信息学等多种研究方法,全面系统地揭示了 Hsp70/Bim 调控白血病细胞逃避 1～3 代"神药"的分子机制,证明 S1g-2 在细胞水平和动物体内具有高效低毒的抗白血病活性,和逆转

BCR-ABL 非依赖性 TKIs 耐药的作用,为白血病治疗提供了全新机制、全新结构的抗癌先导化合物。

核酸测序技术

核酸是生物遗传信息的储存者和传递者,DNA 的碱基序列决定了基因的表达和功能,DNA 序列的改变可导致蛋白质结构和功能发生变化,从而引起疾病的发生。因此,核酸序列分析是现代分子生物学中的一项重要技术,是分析基因结构、功能及其相互关系的前提,也是临床工作中对疾病进行分子诊断最为精确的判断依据。

通过基因测序来进行疾病治疗,评估个人身体健康状况,是精准医学的范畴,也是未来医学发展的一个方向。

了解核酸测序,首先要了解什么是基因。基因是指含有产生一条多肽链或功能 RNA 所必需的全部核苷酸序列,即一段 DNA 序列。基因的不同,表现为其碱基组成和排列顺序的不同。采用一定的方法测定并分析靶基因的碱基组成和核酸顺序即为 DNA 测序。

1977 年,桑格(Sanger)等发明 DNA 双脱氧链末端终止测序法,标志着第一代测序技术的诞生。在此后的几十年里,测序技术经历了突飞猛进的发展。第一代测序技术是建立在传统方法和自动化学的基础上的荧光标记毛细管电泳技术。第二代测序技术是以焦磷酸测序、合成测序及芯片测序三大技术平台为代表的高通量测序技术。2008 年 4 月,Helico BioScience 公司的蒂莫西(Timothy)等在《科学》(*Science*)上报道了他们开发的真正单分子测序技术,被称为第三代测序技术。目前,第三代测序技术尚不成熟,在市场上广泛应用的是二代测序,下面我们重点了解二代测序。

目前,基因测序的上游市场仍被欧美公司垄断,其中美国拥有全世界最多的测序仪。调查显示,Illumina 和 Thermo Fisher 两家测序公司的全球市场占有率接近 90%。

一、二代测序的原理

二代测序技术的核心原理是边合成边测序,目前在临床上应用比较广泛的二代测序平台包括 Illumina 公司的 Hiseq2000、Miseq,美国 Life Technologies 公司的 Ion Torrent 个人化操作基因组测序仪(proton)。

(一)Illumina 测序平台

Illumina 测序平台基于桥式 PCR 和荧光可逆终止子,边合成边测序。主要流程如下:

1.制备文库

首先是 DNA 片段化,DNA 被打断为短的片段,然后用末端修复酶处理,使 DNA

变为平末端,在 3′端加上特异的碱基 A。再利用碱基 A 的碱基互补配对原则,加上衔接子。然后是 PCR 扩增,DNA 样本浓度达到上级要求,得到 DNA 文库。

2.形成 DNA 簇

将 DNA 文库变性后得到单链 DNA,然后将其固定在芯片表面,进行桥式 PCR,经过多个桥式 PCR 循环反应之后,在芯片上的各个通道内产生不同的 DNA 簇,剪切掉反向链,只留下 5′→3′正向链形成的簇。再与测序引物退火,准备测序。

3.边合成边测序

测序过程是向反应体系中加入 DNA 聚合酶和 4 种荧光标记的 dNTP 可逆终止子,进行 DNA 合成时,每次只增加单个碱基,合成的同时检测其荧光信号,确定碱基类型,之后切掉 dNTP 3′端延长终止基团,继续添加碱基进行测序反应,由此得到最终的碱基序列。

4.数据分析

Illumina 基因分析仪的软件包可对数据进行初步分析,实现从图像捕获到强度信号值的转化,并经计算转换为碱基序列。可通过 CASAVA 等软件得到含有质量评估的碱基序列,筛选出的高质量序列可与参考序列进行比对,得到序列变异、定量等信息,并配合使用 Genome Studio 等软件实现数据可视化展示。此外,与其他第三方软件联合使用,可实现完整灵活的生物信息分析,如序列拼接、结构变异、定量、功能注释、功能分类、新基因及调控序列预测等,深入挖掘测序数据的生物学意义。

(二)Ion Torrent PGM 和 Proton 半导体测序

Ion Torrent PGM 和 Proton 测序,其核心技术是 Ion Torrent 公司开发的半导体测序。Ion Torrent 测序流程如下:

1.文库构建

首先,DNA 被打断成为短的片段,然后用末端修复酶对 DNA 进行末端修复,用连接酶直接将 DNA 与接头(adapter)连在一起,adapter 包括通用的 P1 接头和特异性的 Barcode 接头。然后进行 PCR 扩增,使 DNA 达到测序浓度,得到 DNA 文库。

2.乳液 PCR

乳液 PCR 又叫“油包水 PCR”,油包水是由不相混溶的一定长度的烃类分子、水、表面活性剂按照一定的比例混合所形成的微水相。一个理想的乳液 PCR 微反应体系应含有单个的模板、单个微珠和 PCR 反应所需的引物、dNTP、酶、Mg^{2+} 等。由微珠上的引物和水相中的引物(每个引物都是经过生物素修饰的)介导 PCR 反应,乳液 PCR 最终得到的是带有 DNA 片段的磁珠。

3.测序过程

测序时,在半导体芯片微孔里固定 DNA 链,随后依次掺入 ACGT,在 DNA 聚合酶的作用下,DNA 链每延伸一个碱基,就会释放一个质子,导致溶液的 pH 值发生变化。离子传感器检测到 pH 值变化后,即刻将化学信息转变为数字电子信息。若 DNA 链含有两个相同的碱基,则记录电压信号是双倍的。如果碱基不匹配,则无氢离子释放,也就没有电压信号的变化。此方法直接检测 DNA 的合成,因少了 CCD 扫描、荧光激发等环节,几秒钟就可检测合成插入的碱基,大大缩短了运行时间。

二、二代测序的临床应用

(一)病原微生物的检测

如今,大部分临床微生物实验室仍采用经典方法来进行大多数监测工作。研究人员主要依靠形态特征、代谢特点、组成成分及机体反应性抗体等途径鉴别和检测病原微生物,操作步骤烦琐、耗时。这些方法的局限性在于,难以检测病原体的变异体或新的病原体。而二代测序技术可以检测出病原体或新的病原体,并在此方面有着广泛的应用。

(1)微生物群落的鉴定:与传统的培养分析法相比,依赖测序技术的宏观基因组分析能十分精确地揭示微生物种类和遗传的多样性,为微生物群落结构分析提供直观而全面的信息。

(2)微生物变异体的鉴定:Harmsen 等对 2011 年引发疫情的肠出血性大肠杆菌(EHEC)和 2001 年的 EHEC 进行基因测序,进行对比之后,找到了引发疫情的病原体的致病基因,对疫情的遏制起到了重要作用。

(3)微生物耐药性检测:对已知微生物耐药基因进行测序,能够更直观、准确地显示耐药基因的变异,对于科研开发和指导临床用药具有重要的作用。

(二)个体基因组检测

人类的基因组中,99.9% 的基因序列是一致的,只有 0.1% 的序列有差异,正是这 0.1% 的差异造成个体罹患各种疾病的风险的差异和对药物的治疗反应不同。个体基因组序列的测定为个体化医疗提供了广泛的理论依据,而对不同肿瘤细胞系的基因组测序则能发现引起肿瘤的遗传学变异。

随着精准医疗的快速发展,根据个体基因组的差异制定出最优的治疗方案,是个体化医疗的最终目的。

(三)遗传病检测

遗传病是由细胞中的基因突变引起的,按照遗传方式与遗传物质的关系,可将遗传病分为单基因遗传病、多基因遗传病和染色体异常遗传病等。突变类型包括点突变、缺失、插入突变等多种形式。

(四)肿瘤检测

肿瘤的发生一般表现为原癌基因激活、抑癌基因失去功能、DNA 复制修复的稳定性受到破坏。某些基因的突变也可影响相关肿瘤的治疗效果,如 *EGFR*、*JAK 2*、*TP 53* 等基因。随着转化医学的发展,大量具有临床意义的与肿瘤相关的基因将会被发现。因此,大范围进行基因检测也是肿瘤治疗的有效手段。二代测序广泛应用于临床疾病突变基因的检测将对个体化医疗起到很大的促进作用。

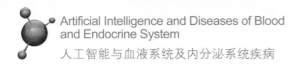
参考文献

[1] MCWEENEY S K，PEMBERTON L C，LORIAUX M M，et al. A gene expression signature of CD34＋ cells to predict major cytogenetic response in chronic-phase chronic myeloid leukemia patients treated with imatinib[J]. Blood，2010，115(2)：315-325.

[2] SASAKI K，JABBOUR E J，RAVANDI F，et al. The Leukemia Artificial Intelligence Program (LEAP) in chronic myeloid leukemia in chronic phase：A model to improve patient outcomes[J]. American Journal of Hematology，2021，96(2)：241-250.

[3] GONG Z，MEDEIROS L J，CORTES J E，et al. Cytogenetics-based risk prediction of blastic transformation of chronic myeloid leukemia in the era of TKI therapy[J]. Blood Advances，2017，1(26)：2541-2552.

（纪春岩　章静茹　姜慧慧　王璟涛）

第七章

霍奇金淋巴瘤

1.了解霍奇金淋巴瘤的定义、病因及发病机制。

2.熟悉霍奇金淋巴瘤的临床特点及表现。

3.掌握霍奇金淋巴瘤与人工智能方面的现状及进展。

4.熟悉霍奇金淋巴瘤的治疗方法。

临床案例

患者女性,23岁,于2015年11月无明显诱因发现左侧颈部包块,约1.2 cm×1.5 cm,无疼痛,未行特殊处理。后患者左侧颈部包块逐渐增大,时有盗汗,无发热,无体重减轻,于2017年4月于当地医院就诊,行左颈部淋巴结活检,病理活检(图1-7-1)提示经典型霍奇金淋巴瘤,结节硬化型。免疫组化:CD15(−)、CK(−)、CD68(−)、CD30(+)、CD3(小细胞+)、PAX-5(小细胞弱+)、CD20(大细胞−)、Bcl-6(−)、Mum-1(+)、ALK(−)、LCA(大细胞−)、ki67(大细胞+),为求治疗收住院。

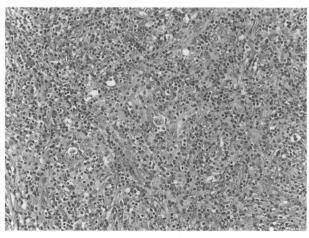

图1-7-1 病理活检结果

诊治经过：患者入院后完善相关辅助检查，红细胞沉降率（ESR）54 mm/h，骨髓细胞学、活检未见异常，PET-CT 显示颈部两侧（Ⅳ、Ⅴ区）、两侧锁骨上下、两侧胸肌下、左侧腋窝及纵隔多区淋巴结为活动性淋巴瘤病灶（见图 1-7-2）。诊断：经典型霍奇金淋巴瘤（结节硬化型，ⅡB 期，预后不良型）。于 2017 年 5 月起给予"ABVD"方案化疗 2 个周期，复查 PET-CT，提示原有多区域淋巴结病灶大部分消失，残存病灶较前有所缩小，氟代脱氧葡萄糖（FDG）代谢水平明显降低，Deauville 评分 3 分。继续给予"ABVD"方案化疗 2 个周期，复查 PET-CT，提示未见活动性淋巴瘤病灶（见图 1-7-3），达完全缓解，续以局部放疗，后定期随访。

疾病复发：患者于 2020 年 8 月再次出现颈部及锁骨上淋巴结肿大。查体显示：双侧颈部、颌下及锁骨上、左侧腋窝多发肿大淋巴结，融合成片，最大 3 cm×4 cm，质韧，活动度差，有轻微触痛。行左侧颈部淋巴结活检，病理结果提示经典型霍奇金淋巴瘤，结节硬化型，免疫组化：CD30（大细胞＋）、PAX-5（大细胞＋）、MUM-1（大细胞弱＋）、CD15（个别大细胞＋）、CD2（大细胞－）、CD3（大细胞－）、CD20（大细胞－）、CD79a（大细胞－）、CD43（大细胞－）、LCA（大细胞－）、EMA（大细胞－）、CD21 残存 FDC 网（＋）、CK（－）、ALK（－）、ki67 大细胞阳性率为 70%～80%。原位杂交：EBER（－）。PET-CT：颈部两侧Ⅰ～Ⅴ区、两侧锁骨上下、两侧腋窝、纵隔多区见多枚中高度摄取 FDG 的软组织结节或肿块影，大者位于纵隔，范围约 6.2 cm×4.5 cm，累及双侧胸膜；T1～T3 椎体/附件中高度不均匀摄取 FDG；双侧扁桃体轻度肿胀并高度摄取 FDG（见图 1-7-4）。

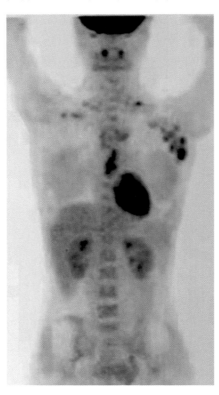
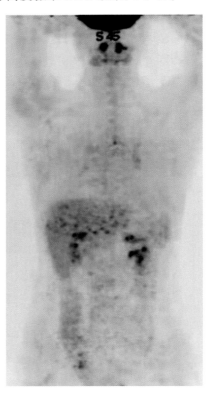

图 1-7-2　初诊 PET-CT 影像　　　　图 1-7-3　复查 PET-CT 影像

复发后治疗：于 2020 年 9 月起给予 PD-1 单抗治疗，每次用药 200 mg，每 3 周为一个治疗周期。患者耐受良好，仅在第 2 次用药后出现右颈部皮疹，1 级。3 个月后复查 PET-CT：原有多区域软组织结节或肿块病灶大部分消失，残存病灶较前明显缩小（2.9 cm×1.8 cm）、FDG 代谢水平明显减低，Deauville 评分 2～3 分；原 T1～T3 可疑病灶 FDG 代谢水平明显减低，FDG 近本底水平（见图 1-7-5）。患者达到完全代谢学缓解，继续给予 PD-1 单抗治疗直至疾病进展。

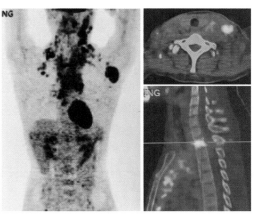
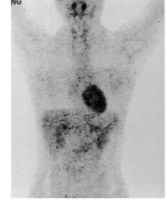
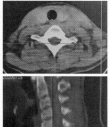
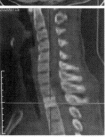

图 1-7-4　复发 PET-CT 影像　　　　　图 1-7-5　复查 PET-CT 影像

医工结合点：PET-CT 作为霍奇金淋巴瘤分期的标准，结果受医生经验的影响。人工智能技术可突出骨髓或骨骼中可疑的局灶性摄取，并为高、低骨髓摄取提供解释的结果，最终的目标是使解释系统化并缩小由于医生经验的不同造成的差异。

思考题

1.PET-CT 作为一种全身三维立体成像和代谢显像的非创伤性检查技术，对霍奇金淋巴瘤预后分层的临床意义是什么？

2.试述影像学在评价 PD-1 抑制剂在治疗复发难治霍奇金淋巴瘤中的局限性及探索方向。

案例解析

一、疾病概述

（一）定义、病理和分型

霍奇金淋巴瘤（Hodgkin's lymphoma，HL）是一种主要起源于 B 细胞的淋巴造血系统恶性肿瘤，我国 HL 仅占全部淋巴瘤的 9% 左右，远低于欧美国家近 30% 的发病率。西方国家 HL 发病呈典型的年龄双峰分布（15～30 岁以及≥55 岁），男性发病率高于女性，约为 1.3：1。

HL 特点是淋巴结进行性肿大。HL 通常从原发部位向临近淋巴结依次转移，越过临近淋巴结向远处淋巴结区的转移较少见。典型的病理特征是里德-斯泰伯格氏细胞（R-S cell）存在于不同类型反应性炎症细胞的特征背景中，并伴有不同程度的纤维化。

几乎所有的 HL 细胞均来源于 B 细胞，仅少数来源于 T 细胞。病理组织学检查发现，R-S 细胞是 HL 的特点。显微镜下特点是在炎症细胞背景下散在肿瘤细胞，即 R-S 细胞及其变异细胞，典型的 R-S 细胞为双核或多核巨细胞，核仁呈嗜酸性，大而明显，胞质丰富，若细胞表现对称的双核称"镜影细胞"，可伴毛细血管增生和不同程度纤维化。

目前采用 2016 年版的《WHO 淋巴造血系统肿瘤分类》对霍奇金淋巴瘤进行分类，分为结节性淋巴细胞为主型 HL（NLPHL）和经典 HL（CHL）两大类（见表 1-7-1），其中，经典型占 HL 的 95％，分为 4 个亚型：结节硬化型（NSHL）、混合细胞型（MCHL）、富于淋巴细胞型（LRHL）及淋巴细胞削减型（LDHL）。国内以混合细胞型为最常见，结节硬化型次之，其他各型均较少见。各型并非固定不变，部分患者可发生类型转化，仅结节硬化型较为固定。HL 的组织分型与预后有密切的关系。

表 1-7-1　NLPHL 和 CHL 的区别

区别点	NLPHL	CHL
总体形态	结节性为主	弥散性、滤泡间、结节性
肿瘤细胞	淋巴细胞和（或）组织细胞或爆米花样细胞	诊断为 R-S 细胞、单核或腔隙细胞
背景	淋巴细胞、组织细胞	淋巴细胞、组织细胞、嗜酸细胞、浆细胞
纤维化	少见	常见
CD15	－	＋
CD30	－	＋
CD20	＋	－/＋
CD45	＋	－
上皮膜抗原（EMA）	＋	－
EB病毒（RS细胞中）	－	＋（＜50％）
Ig 基因	活动的、功能性的	无活性的
分布部位	外周淋巴结	纵隔、腹部、脾
确诊时分期	一般为Ⅰ期	常为Ⅱ期或Ⅲ期
B 症状	＜20％	40％
病程	隐匿性	侵袭性

1.结节性淋巴细胞为主型 HL(NLPHL)

95％以上的 NLPHL 为结节性,镜下以单一小淋巴细胞增生为主,其内散在大瘤细胞(呈爆米花样)。免疫学表型为大量 CD20$^+$ 的小 B 细胞,形成结节或结节样结构。结节内有 CD20$^+$ 的肿瘤性大 B 细胞,称为淋巴和组织细胞(L/H 型 R-S 细胞)。

2.经典 HL(CHL)

(1)富于淋巴细胞型:大量成熟淋巴细胞,R-S 细胞少见。病变局限,预后较好。

(2)结节硬化型:20％～40％的 R-S 细胞通常表达 CD20、CD15 和 CD30,光镜下具有双折光胶原纤维束分隔、病变组织呈结节状和"腔隙型"R-S 细胞三大特点。此型年轻人多见,诊断时多为Ⅰ、Ⅱ期,预后可。

(3)混合细胞型:可见嗜酸性粒细胞、淋巴细胞、浆细胞、原纤维细胞等。在多种细胞成分中出现多个 R-S 细胞伴坏死。免疫组化瘤细胞呈 CD30、CD15、PAX-5 阳性,可有 *IGH* 或 *TCR* 基因重排。有播散倾向,预后相对较差。

(4)淋巴细胞削减型:淋巴细胞显著减少,大量 R-S 细胞,可有弥漫性纤维化及坏死灶。此型老年人多见,诊断时多为Ⅲ、Ⅳ期,预后差。

(二)病因及发病机制

HL 的病因及发病机制尚不完全清楚。

1.感染因素

(1)EB 病毒:荧光免疫法检测 HL 患者血清,可发现部分患者有高价抗 EB 病毒抗体。HL 患者的淋巴结在电镜下可见 EB 病毒颗粒。约 20％HL 患者的 R-S 细胞中也可找到 EB 病毒。因此,EB 病毒与 HL 关系极为密切。在我国,HL 组织中的 EB 病毒检出率为 48％～57％。

(2)人类免疫缺陷病毒:感染人类免疫缺陷病毒(human immunodeficiency virus,HIV)可增加某些肿瘤的发生风险,其中包括 HL。艾滋病患者 HL 的发病率约增加 2.5～11.5 倍。

(3)人疱疹病毒-6:人疱疹病毒(human herpesvirus,HHV)是一种 T 淋巴细胞双链 DNA 病毒,广泛存在于成年人中。HL 患者的 HHV-6 阳性率和抗体滴度均较非 HL 者高,且随着疾病进展,HHV-6 的抗体滴度也逐渐升高。

(4)麻疹病毒:有研究者报道,在 HL 患者组织中可检测到麻疹病毒抗原和 RNA。最近,流行病学研究证实在孕期或围产期麻疹病毒暴露与 HL 发病具有相关性。

2.遗传因素

HL 在家庭成员中有聚集现象已得到证实,有 HL 家族史者患病率高,同卵双胞胎同时发生 HL 的风险要比异卵双胞胎显著增高。HL 在世界各地的发病情况存在差异,且与年龄有关,也提示遗传易感性可能起一定作用。

(三)临床表现

1.淋巴结肿大

淋巴结肿大的首发症状常是无痛性颈部或锁骨上淋巴结进行性肿大(占 60％～80％),其次为腋下淋巴结肿大。肿大的淋巴结可以活动,也可相互粘连,融合成块,质地

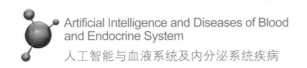

为硬橡皮样,边缘清楚。淋巴结肿大可压迫临近器官,如压迫神经,可引起疼痛;纵隔淋巴结肿大,可引起咳嗽、胸闷、憋气等。

2.淋巴结外器官受累

少数患者可有淋巴结外器官的受累,或深部肿大淋巴结压迫引起相应的症状,如肺实质浸润、胸腔积液、腰椎或胸椎破坏、肝大、黄疸或脾大。

3.全身症状

发热、出汗、瘙痒、不明原因消瘦等症状比较多见,另外还有全身瘙痒和乏力。30%～40%的 HL 患者以不明原因的持续性发热为首发症状。周期性发热约见于 1/6 患者,表现为数日内体温逐步上升至 38～40 ℃,持续数日,然后逐渐降至正常,经过 10 天至 6 周的间歇期后,体温又逐步上升,如此周而复始反复出现,间歇期逐渐缩短。

4.其他

5%～16%的 HL 患者可发生带状疱疹。饮酒后引起的淋巴结疼痛为 HL 患者所特有,但并非每一个患者都是如此。

二、疾病的预防、诊断、治疗、康复

(一)预防

HL 的病因目前尚不十分明确,主要的预防措施是预防其可能的致病因素。

(1)预防病毒感染:病毒感染在 HL 的发病中起重要作用,因此预防病毒感染至关重要,如 EB 病毒、成人 T 淋巴细胞病毒、艾滋病病毒等。在春秋季节应预防感冒,加强自身防护,克服不良的生活习惯。

(2)祛除环境因素:避免接触各种射线及放射性物质,同时避免接触有关的毒性物质,如苯类、聚乙烯、橡胶、汽油、涂料等。

(3)防治自身免疫缺陷疾病,如艾滋病、器官移植后免疫功能低下状态、癌症放化疗后等。免疫功能低下,容易受到病毒的侵犯或激活潜伏在体内的各种病毒,病毒可以诱导淋巴组织的异常增生,从而导致淋巴瘤的发生。

(4)长期生存的患者应定期进行胸部和乳腺的检查,及早发现治疗相关的并发症和第二肿瘤的发生。

(5)保持乐观、健康的心态,适当进行体育锻炼,有助于保持体内免疫功能的稳定,预防肿瘤的发生。

合并症防治的成败对疾病的预后有很大的影响,特别是免疫抑制阶段对于感染的防治至关重要。尤其要注意细菌、真菌及巨细胞病毒感染等。

(二)诊断

1.症状、体征

通过患者的症状、体征来初步进行判断,患者初诊时出现无痛性左颈部包块,且进行性增大。

2.体格检查

首先观察包块表面有无红肿、溃烂,有无体温升高,然后通过触诊询问患者有无疼痛,鉴别包块是否由炎症引起。通过触诊得出肿块的大小,是否活动性良好,与周围组织是否有粘连,是否融合成块,同时对其他部位进行检查,看其他部位有无淋巴结肿大或肿块。

3.病理检查

HL确诊主要依赖病变淋巴结或肿块的病理学检查。选取较大的淋巴结,完整地取出,避免挤压,置于固定液中。深部淋巴结可依靠B超或CT引导下粗针穿刺做细胞病理形态学检查。病理检查可见典型R-S细胞。约85%的结节硬化型和混合细胞型HL表达CD30。大部分经典HL的R-S细胞表达CD15和CD25。35%~40%的结节硬化型和混合细胞型R-S细胞表达B细胞抗原CD19和CD20。NLPHL是一种特殊亚型,其R-S细胞如"爆米花样",表达B细胞抗原CD20和CD45。R-S细胞为诊断HD的必要条件,但非HD所特有。

4.实验室检查

HL常有轻或中度贫血,部分患者嗜酸性粒细胞升高。骨髓被广泛浸润或发生脾功能亢进时,血细胞减少。骨髓涂片找到R-S细胞是HL骨髓浸润的依据,活检可提高阳性率。乳酸脱氢酶(LDH)升高提示预后不良。β2-微球蛋白(β2-MG)与肿瘤负荷相关,广泛病变者高于局限病变者。

5.影像学检查

诊断淋巴瘤不可缺少的影像学检查包括B超、CT、PET-CT。

(1)B超:B超可以发现体检触诊时遗漏的浅表淋巴结。

(2)胸片或CT检查:胸部摄片可了解纵隔有无增宽,肺门是否增大,有无胸腔积液和肺部病灶等情况,胸部CT可确定纵隔与肺门淋巴结肿大。腹部CT是腹部检查的首选,因B超受肠气干扰比较大。

(3)PET-CT:可以显示淋巴瘤的病灶及部位,是一种根据生化影像来进行肿瘤定位、定性的诊断方法。目前PET-CT是评价淋巴瘤疗效的重要指标。

6.临床分期

明确淋巴瘤的诊断和病理分型后,还需要根据淋巴瘤的分布范围,按照Ann Arbor会议(1966年)提出的HL临床分期方案进行临床分期,并按全身症状分为A组(无症状)、B组(有症状)。

Ⅰ期:病变仅局限于一个淋巴结区(Ⅰ)或单个淋巴结外器官局部受累(ⅠE)。

Ⅱ期:病变累及膈同侧2个或更多的淋巴结区(Ⅱ),或病变局限侵犯淋巴结以外器官及同侧一个以上淋巴结区(ⅡE)。

Ⅲ期:膈上下均有淋巴结病变(Ⅲ),可伴脾受累(ⅢS),淋巴结外器官局限受累(ⅢE),或脾与局限性淋巴结外器官受累(ⅢSE)。

Ⅳ期:一个或多个淋巴结外器官受到广泛性或播散性侵犯,伴或不伴淋巴结肿大。肝或骨髓只要受到累及均属Ⅳ期。

分期记录符号:①E:结外;②X:直径10 cm以上的巨块;③M:骨髓;④S:脾脏;⑤H:肝脏;⑥O:骨骼;⑦D:皮肤;⑧P:胸膜;⑨L:肺。

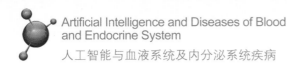

全身症状:①不明原因发热 38 ℃以上,连续 3 天以上;②6 个月内体重减轻 10% 以上;③盗汗,即入睡后出汗。

（三）治疗

HL 是一种相对少见但治愈率较高的恶性肿瘤。目前,CHL 采用以化疗为主导,联合放疗、靶向、免疫治疗的综合治疗。较早时期的 MOPP 化疗方案完全缓解率为 80%,5 年生存率为 75%,长期无病生存率为 50%。但有相当比例的患者会出现第二肿瘤和不孕。ABVD 方案的缓解率和 5 年无病生存率均优于 MOPP 方案,且对生育功能和继发第二肿瘤的影响较小。目前,ABVD 已成为 HL 的首选化疗方案。

1.结节性淋巴细胞为主型

此型淋巴瘤多为ⅠA 期,预后多良好。ⅠA 期可单纯淋巴结切除后等待观察或累及野照射 20~30 Gy,Ⅱ期以上的治疗同早期 HL 治疗。

2.早期（Ⅰ、Ⅱ期）HL 的治疗

对于早期（Ⅰ、Ⅱ期）HL 患者,给予适量全身化疗,而放疗趋向于降低放疗的总剂量,缩小照射野的范围。化疗采用 ABVD 方案。预后良好组行 2~4 疗程 ABVD 方案与受累野放疗 30~40 Gy;预后不良组行 4~6 疗程 ABVD 方案与受累野放疗 30~40 Cy。此外,已有研究证实,早期预后良好患者若中期 PET 阴性可以不追加放疗,但仍需长期随访结果的验证。

3.进展期（Ⅲ、Ⅳ期）HL 的治疗

对于进展期（Ⅲ、Ⅳ期）HL 患者,行 6~8 个周期化疗,化疗前有大肿块或化疗后肿瘤残存者做放疗。最佳初始治疗方案仍未得到确定,ABVD 方案目前是首选治疗方案。化疗中进展或早期复发,应考虑挽救性高剂量化疗及 HSCT。最近研究表明,接受 ABVD 方案后中期 PET 阴性者后续治疗剔除博来霉素疗效未减,但包括肺毒性在内的非血液学不良反应减少。接受 ABVD 方案后中期 PET 阳性者换用 escBEACOPP 方案有改善不良预后可能,但需要随机研究的验证。

4.复发难治性 HL 的治疗

首次放疗后复发者可采取常规化疗;对化疗药物不敏感或不能耐受化疗,重新分期为Ⅰ、Ⅱ期的患者行放射治疗;常规化疗缓解后复发可行二线化疗或高剂量化疗及自体造血干细胞移植（auto-HSCT）。此外,新型靶向治疗药物,如 PD-1 单抗及 CD30 抗体-药物偶联物,已获批用于复发或难治性 CHL。

（四）康复

1.坚持长期随访

前两年每 3 个月随访 1 次;以后每 6 个月 1 次,随访 5 年;此后每年复查 1 次并维持终生。

2.保持健康的生活方式

(1)养成良好的生活习惯,不饮酒,不吸烟,远离致癌物质,尽可能避免感染及感冒,生活有规律,切不可太疲劳。

(2)合理饮食:均衡饮食,少食多餐,限制加工肉类摄入,增加蔬菜和水果摄入,经常食用全谷物食物,限制添加糖摄入。

（3）适量的运动:适量的运动有利于改善睡眠,提高免疫力,但运动量不宜过大,注意运动方式的多元化,如散步、太极、瑜伽等。

（4）乐观的心态:要有战胜疾病的信心,坦然面对常见不良反应与疾病反复,多与家人和朋友交流沟通。

三、医工交叉应用的展望

PET-CT 将 PET 与 CT 完美融为一体,CT 提供病灶的解剖结构信息,而 PET 提供病灶的功能与代谢等分子信息,一次显像可获得全身各方位的断层图像,具有灵敏、特异及定位准确等特点。其最大优点是只需静脉注射微量的显像剂,患者的全身状况便一目了然,从而使临床医生能够对恶性肿瘤等全身疾病进行更加准确的诊断并制定更加合适的治疗方案,且整个检查过程安全、无创伤、无痛苦。

（一）基于 PET-CT 的风险分层

霍奇金淋巴瘤的治愈率很高,目前的临床研究重点是针对性的降级治疗,在保证疾病本身得到良好控制的同时降低治疗相关并发症的发生率。对患者进行危险分层有助于指导治疗并确定合适的降级治疗时机。目前,有很多研究使用不同的分类方法进行危险度分层,但一般来说,患者大致分为 3 类,即早期且良好（early-stage favorable,ESF）、早期不良（early-stage unfavorable,ESU）、晚期（advanced）患者。这些分类方法在区分 ESF 与 ESU 时使用到的共同危险因素为是否存在巨块（bulky disease）。但是这些分类方法基本都只利用一维的指标来衡量疾病危险度。

近年来,功能影像技术的发展使得在三维尺度上对巨块进行量化成为可能。使用 ^{18}F-氟代脱氧葡萄糖正电子发射断层成像术/计算机断层成像术（^{18}F-FDG PET-CT）可利用代谢肿瘤体积（metabolic tumor volume,MTV）和总病变糖酵解（total lesion glycolysis,TLG）评估肿瘤体积。MTV 代表所有疾病区域的总体积之和;TLG 表示根据标准摄取值（standard uptake value,SUV）调整的体积总和。有的研究者开始探索利用从 ^{18}F-FDG PET-CT 中得到的指标对霍奇金淋巴瘤患者进行危险分层,从而获得更加精准的分层结果。来自得克萨斯大学安德森癌症中心等研究机构的研究者收集了 267 例 Ⅰ～Ⅱ 期 HL 患者的 PET-CT 影像,并且计算了 MTV 和 TLG,他们发现这两个指标越高,HL 患者发生疾病进展的风险就越小,因此该技术有望用于对 HL 患者进行风险分层。

（二）基于 PET-CT 的治疗效果评估

霍奇金里斯细胞（Hodgkin Reed-Sternberg,HRS）通过染色体 9p24.1 的基因改变逃脱免疫监视,导致程序性死亡 1（programmed death 1,PD-1）配体的过表达。帕博利珠单抗和纳武单抗是 PD-1 阻断剂,可阻断 PD-1 与 PD-L1、PD-L2 的相互作用,解除 PD-1 通路介导的免疫应答抑制（包括抗肿瘤免疫应答）。最近的研究表明,PD-1 阻断剂在复发或难治性 HL 患者中的反应率较高（64%～87%）。

霍奇金病变区域形成了一个独特的微环境,其内部包含少数霍奇金里斯细胞（通常

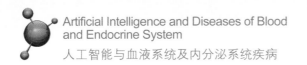

为 1‰）和大量的微环境细胞，这两种细胞之间相互作用。沃伯格效应导致增殖组织或肿瘤因为厌氧糖酵解增加而显著增加葡萄糖消耗量（与分化组织相比）。霍奇金病变区域中葡萄糖类似物的高活跃度在 PET 上体现为^{18}F-FDG 摄取增高。不过，PD-1 阻断剂可能会激活抗肿瘤微环境免疫细胞，从而通过上调提供细胞能量的葡萄糖转运体（GLUT）mRNA 使得葡萄糖代谢消耗量增大，并且通过上调 GLUT 蛋白使得^{18}F-FDG 摄取增加。这一情况可能会掩盖^{18}F-FDG PET-CT 中 PD-1 抑制疗法对 HL 患者的治疗效果。

PD-1 抑制疗法会引发霍奇金淋巴瘤新的进展模式和新的反应模式，这些模式会影响临床医生对患者的治疗决策，最终改变患者的预后。例如，5%～10%的实体瘤患者在治疗早期会出现假性进展，也就是在影像学表现上首先出现疾病进展但随后又表现出对治疗措施的反应。此外，还存在其他新的模式，如远端效应（即因放射治疗释放的肿瘤抗原导致距离照射部位较远的肿瘤尺寸减小和代谢降低）和超进展（hyperprogression，即 PD-1 抑制治疗反而促进了肿瘤生长速率）。

利用^{18}F-FDG PET 进行"ABVD""MOPP"等化疗方案中期疗效评估至关重要。然而，目前的治疗效果评价标准是针对化疗设计的，是基于肿瘤收缩情况或肿瘤糖酵解代谢降低情况计算的，并不十分适用于 PD-1 抑制治疗。因此，基于^{18}F-FDG PET 影像中由 PD-1 抑制治疗引发的反应模式，开发适用于评估 PD-1 抑制治疗效果的工具是一个符合临床需求的医工交叉研究方向。未来需要开发更多的基于^{18}F-FDG PET 影像评估 PD-1 抑制治疗效果的工具，进一步挖掘^{18}F-FDG PET 所能为临床医生提供的信息，提升其临床应用价值。

※ 拓展阅读 ※

骨髓活检免疫组化染色技术

由于血液疾病的特殊性，免疫组化是血液病理诊断中极为重要的组成部分和诊断依据，其目的在于观察特殊的骨髓组织结构。

一、标本组织具有的特点

（1）取材组织为穿刺标本，体积小，在固定液中长时间浸泡容易影响染色质量。

（2）组织中存在大量骨质等较硬组织，与常规病理组织相比，除淋巴结类组织以外，几乎所有血液组织都需要在取材、固定后进行脱钙处理。

（3）取材组织中除骨质以外的各类细胞数量相对较少，这是由于诊断所需观察的组织结构存在于微细的骨小梁之间。

（4）取材组织中细胞种类丰富，包括骨髓干细胞、造血细胞、各类原始血细胞、巨核细胞等多种类型。另外，由于骨髓的造血功能具有特殊性，细胞的分裂活跃。

二、制片流程

1.切片

切片厚度以 3 μm 为宜。

2.烤片

烤片温度最好设在 65 ℃左右,时间约为 30 min。

3.手工染色过程

(1)二甲苯(Ⅰ)5 min。

(2)二甲苯(Ⅱ)5 min。

(3)二甲苯(Ⅲ)5 min。

(4)100％乙醇(Ⅰ)5 min。

(5)100％乙醇(Ⅱ)5 min。

(6)95％乙醇(Ⅰ)5 min。

(7)95％乙醇(Ⅱ)5 min。

(8)85％乙醇 3 min

(9)流水冲洗 5 min。

(10)高压抗原修复 3～4 min。

(11)封闭,以消除内源性过氧化物酶影响 10 min。

(12)流水冲洗 10 min。

(13)PBS 冲洗 3 次。

(14)手工滴加一抗,在 4 ℃环境下孵育 12 h 或于 25 ℃环境下孵育 2 h。

(15)PBS 冲洗干净未结合的一抗。

(16)手工滴加二抗,在 25 ℃环境下孵育 30 min。

(17)PBS 冲洗干净未结合的二抗。

(18)手工显色(DAB 染色液)5～10 min。

(19)蒸馏水冲洗 DAB 染色液。

(20)苏木素染色液衬染 2～3 min。

(21)1％盐酸乙醇分化液分化 2～5 s。

(22)流水冲洗返蓝。

(23)80％乙醇稍洗 30 s。

(24)95％乙醇(Ⅰ)1 min。

(25)95％乙醇(Ⅱ)1 min。

(26)100％乙醇(Ⅰ)3 min。

(27)100％乙醇(Ⅱ)3 min。

(28)TO 生物透明剂(Ⅰ)5 min。

(29)TO 生物透明剂(Ⅱ)5 min。

（30）TO 生物透明剂（Ⅲ）5 min。

（31）中性树胶封固。

三、制片要点

免疫组化玻片着色应当浓淡适宜，衬染对比鲜明。由于血液病理具有特殊性，所以需要注意的点也有很多，具体包括：①由于免疫组化制片前需进行特殊与复杂的处理，因此必须选择黏附性载玻片。②由于血液病理送检组织需要进行脱钙处理，长时间的脱钙液浸泡导致组织细胞的抗原破坏比普通病理取材更大；同时髂骨穿刺组织体积相对比较小，长时间的固定也会使细胞抗原的表达变弱。因此，血液病理组织的抗原修复应选择修复效果较强的高 pH 值抗原修复液与高压抗原修复法，并适当延长抗原修复的时间。③在封闭过程中，应注意封闭的时间与强度，由于髂骨穿刺组织的特殊性，封闭不足与封闭过度都会影响免疫组化制片的染色效果。④由于血液病理组织的抗原破坏相较于普通病理组织更大，所以用于血液病理免疫组化制片的抗体需要更加严格的保存条件，以此保证抗原与抗体的结合效果。⑤血液病理免疫组化制片时，DAB 显色的时长要比普通组织病理免疫组化时间更长，以保证免疫组化制片的质量，防止假阴性结果的产生。⑥由于免疫组化制片时需要对各类细胞进行分辨，同时 DAB 染色液的着色相对较浅，需严格控制免疫组化制片时苏木素染色液的衬染强度，使整张切片对比清晰，以便于观察。

参考文献

[1]陶云霞，石远凯. 霍奇金淋巴瘤预后因素研究进展[J]. 白血病·淋巴瘤，2021，30（3）：185-189.

[2]RADFORD J，ILLIDGE T，COUNSELL N，et al. Results of a trial of PET-directed therapy for early-stage Hodgkin's lymphoma[J]. N Engl J Med，2015，372（17）：1598-1607.

[3]JOHNSON P，FEDERICO M，KIRKWOOD A，et al. Adapted treatment guided by interim PET-CT scan in advanced Hodgkin's lymphoma[J]. N Engl J Med，2016，374（25）：2419-2429.

[4]CHEN R，ZINZANI P L，FANALE M A，et al. Phase Ⅱ study of the efficacy and safety of pembrolizumab for relapsed/refractory classic Hodgkin lymphoma[J]. J Clin Oncol，2017，35（19）：2125-2132.

[5]VITOLO U，CHIAPPELLA A. Salvage regimens for Hodgkin's lymphoma in the brentuximab vedotin era[J]. Lancet Oncol，2018，19（2）：162-163.

（叶静静　姜慧慧　王璟涛）

第八章　非霍奇金淋巴瘤

非霍奇金淋巴瘤(non-Hodgkin lymphoma,NHL)是淋巴组织恶性增殖性疾病,也是血液系统最常见的恶性肿瘤之一。NHL 的发病率及死亡率均位居恶性肿瘤前10位,且发病率以平均每年5%的速度增长。WHO 将 NHL 分为不同类型,主要包括 B 细胞非霍奇金淋巴瘤和 T 细胞非霍奇金淋巴瘤,少数为 NK 细胞淋巴瘤。

第一节　弥漫大 B 细胞淋巴瘤

学习目的

1.了解弥漫大 B 细胞淋巴瘤的定义、病理生理。
2.熟悉弥漫大 B 细胞淋巴瘤的临床表现及诊断方法。
3.熟悉弥漫大 B 细胞淋巴瘤的治疗、预防和康复策略。

案例

患者男性,2个月余前无明显诱因出现腹痛,无恶心、呕吐,无便血、呕血,就诊于外院,上腹部 CT 显示:肝、胆、胰、脾 CT 平扫未见明显异常,胃窦壁增厚,建议进一步检查;腹腔、腹膜后多发肿大淋巴结;左侧肾上腺结节,建议进一步检查。胸部及盆腔 CT 检查提示:右肺微小结节灶;主动脉及冠状动脉钙化;后纵隔、左锁骨上区及腹盆腔多发肿大淋巴结,考虑淋巴瘤可能,不除外转移,建议完善相关检查。浅表淋巴结超声提示:左侧锁骨上肿大淋巴结。排除相关禁忌,行左颈部锁骨上淋巴结活检,病理结果显示:组织结构破坏,较为一致的淋巴细胞增生,可见肿瘤侵及脂肪组织,结合免疫组化,为 B 细胞淋巴瘤,首先考虑弥漫性大 B 细胞淋巴瘤并广泛坏死,生发中心来源,因坏死较为广泛,免疫组化不一定能代表病变实际情况,请结合临床及血液实验室检查。病理至我院病理科会诊,病理诊断:(左颈部锁骨上淋巴结)结合免疫组化,符合弥漫性大 B 细胞淋巴瘤特征,生发中心型,局灶伴坏死,建议加做 FISH 检测以进一步诊断。原单位免疫组化:

x

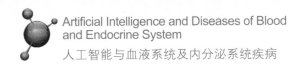
CD20(＋),CD3(－),CD5(－),PaX-5(＋),CD10(＋),Mum-1(－),Bcl-2(＋),CD21(－),CD56(－),CD30(－),EBV(－),Lambda(＋),Kappa(＋),ALK(－),Bcl-6(＋),CD15(＋/－),Cyclin D 1(－),ki67 阳性率 40％。门诊以"弥漫大 B 细胞淋巴瘤"收入院。

入院查体:全身皮肤无黄染、出血点及皮疹。左侧锁骨上区可扪及肿大淋巴结,大小约 2 cm×2.5 cm,质硬,无触痛。余浅表淋巴结未触及肿大。头颅无畸形,眼睑无水肿,睑结膜无充血,巩膜无黄染,双侧瞳孔等大等圆,对光反射灵敏。耳郭无畸形,乳突无压痛,听力正常。鼻无畸形,鼻腔无分泌物,鼻窦无压痛。口唇无紫绀,伸舌居中,咽部无充血,双侧扁桃体无肿大。颈无抵抗,气管居中,甲状腺不大,颈静脉未见充盈。胸廓无畸形,胸骨无压痛。双侧呼吸动度对称,双肺呼吸音粗,未闻及干湿性啰音。心前区无异常隆起,心界不大,心率 89 次/分,律齐,各瓣膜听诊区未闻及病理性杂音。腹平坦,未见胃肠型及蠕动波,下腹部压痛及反跳痛,可扪及大小约 9 cm×6 cm 包块,质硬,肝脾肋下未触及,肝区无叩痛,移动性浊音阴性,肠鸣音正常。脊柱及四肢关节无畸形,腰椎活动无受限,双下肢无水肿。双下肢肌力、肌张力正常。双侧足背动脉搏动可,皮温正常。膝腱反射正常,脑膜刺激征及病理反射未引出。

入院后检查:①血常规:白细胞 5.87×10⁹/L,红细胞 4.76×10¹²/L,血红蛋白 130 g/L,血小板 300×10⁹/L;血沉:20 mm/h。②肝肾功及血生化:乳酸脱氢酶 482 U/L,余检验指标未见明显异常。③淋巴细胞亚群:T 淋巴细胞(CD3⁺)百分数 88.02％,B 淋巴细胞(CD19⁺)百分数 5.17％,B 淋巴细胞(CD19⁺)绝对数 67/μL,NK 细胞(CD16⁺、CD56⁺)绝对数 79/μL,凝血系列及传染系列均未见明显异常。

影像学检查:①胸部 CT:双肺少许纤维灶;冠状动脉钙化,左锁骨上窝改变,请结合临床。②PET-CT 检查:扫描野内脊柱、骨盆等多骨骼(髓)摄取 FDG 弥漫性增高,CT 密度未见明显异常;左侧锁骨区淋巴结活检(病理示 DLBCL)术后;左锁骨区、后纵隔食管旁、腹盆腔及腹膜后见多发中高度摄取 FDG 的软组织结节/肿块(淋巴结?),大者范围约 9.0 cm×6.0 cm,SUVₘₐₓ14.6(扫描野内其他淋巴引流区域未见明显异常摄取 FDG 的肿大淋巴结影)。结论:①上述多发软组织结节/肿块(淋巴结?)中高度摄取 FDG,结合病理,提示为活动性淋巴瘤病灶。②多骨骼(髓)摄取 FDG 弥漫性增高,考虑反应性改变?淋巴瘤浸润?需结合临床。③盆腔积液。④双肺纤维灶。⑤提示脂肪肝。⑥脾大。⑦左侧筛窦囊肿。⑧¹⁸F-FDG PET-CT 全身检查(颅脑至股上段)无其他明显异常发现。

骨髓细胞学检查:髓象未见明显异常。

免疫分型检查:淋巴细胞占有核细胞的 6.86％,B 细胞占有核细胞的 0.43％,表型未见明显异常,需结合临床、细胞形态及病理学。

骨髓活检:HE 及 PAS 染色显示骨髓增生大致正常(60％),粒红比例大致正常,可见粒系各阶段细胞,以中幼及以下阶段细胞为主,可见红系各阶段细胞,以中晚幼红细胞为主,巨核细胞数量及形态大致正常,2～4 个/HPF,以分叶核为主;少量小淋巴细胞及浆细胞散在分布网状纤维染色(MF-0 级)。

基因筛查:①FISH 检查报告:*Bcl-2* 阴性,*Bcl-6* 阴性,*C-myc* 阴性。②分子生物学报告：基因重排-*IGH* 阴性（一）、基因重排-*IGK* 阴性（一）。

入院诊断：弥漫大 B 细胞淋巴瘤。

结合患者的临床表现、实验室检查、影像学检查等，综合诊断为"弥漫大 B 细胞淋巴瘤（生发中心型 Ⅲ 期，IPI 评分 3 分，高中危组）"。排除化疗禁忌，给予 R-CODP 方案化疗。

医工结合点：流式细胞术将电子物理技术、激光技术、电子计算机技术、流体力学、有机化学、单克隆抗体技术等多种技术与方法集合为一体，对细胞或微粒进行多参数、快速定量分析。

思考题

弥漫大 B 细胞淋巴瘤是发病率最高的非霍奇金淋巴瘤，其复发率也很高，是否可以通过人工智能的手段建立一个预测弥漫大 B 细胞淋巴瘤发病的模型，从而实现早期干预？

案例解析

一、疾病概述

（一）定义和病理生理

弥漫大 B 细胞淋巴瘤（diffuse large B cell lymphoma，DLBCL）是 NHL 中最常见的一种类型，占 NHL 的 35％～40％；多数为原发 DLBCL，也可以由惰性淋巴瘤进展或转化而来。2016 年 WHO 根据细胞起源，把 DLBCL 分为生发中心型和非生发中心型。

（二）临床表现

（1）全身性：淋巴结和淋巴组织遍布全身且与单核-巨噬细胞系统、血液系统相互联系，故可发生在身体的任何部位。其中淋巴结、扁桃体、脾及骨髓是最易受累部位，常伴全身症状。

（2）多样性：组织器官不同，受压迫或浸润的范围和程度不同，引起的症状也不同。

（3）随着年龄的增长，发病人数增多，男性发病人数多于女性，且一般发展迅速。

（4）DLBCL 对各器官的压迫和浸润较 HL 多见，常以各器官、系统症状为主要临床表现。咽淋巴环病变可有吞咽困难、鼻塞、鼻出血及颌下淋巴结肿大。胸部以肺门及纵隔受累最多，半数有肺部浸润或胸腔积液，可致咳嗽、胸闷等症状。被累及的胃肠道部位以回肠为多，其次为胃，临床表现有腹痛、腹泻和腹部包块，常因肠梗阻（临床表现为停止排便、排气、腹胀、恶心、呕吐等）或大量出血施行手术而确诊。腹膜后淋巴结肿大可压迫输尿管，引起肾盂积水。中枢神经系统病变主要累及脑膜、脊髓。硬膜外肿块可导致脊髓压迫症。骨骼损害以胸椎、腰椎最常见，表现为骨痛，腰椎或胸椎破坏，脊髓压迫症等。皮肤受累表现为肿块、皮下结节、溃疡等。

二、疾病预防、诊断、治疗、康复

（一）预防

（1）存在中枢复发风险及存在高危因素（如 HIV 感染、睾丸淋巴瘤）的患者应进行中枢预防。

（2）对高白细胞计数和高肿瘤负荷的患者，推荐给予预处理，预防肿瘤溶解综合征的发生。

（3）脏器功能损害的防治：给予镇吐、保肝、护胃、水化、碱化、利尿等治疗，预防重要脏器功能的损害。

（4）化疗后给予重组人粒细胞刺激因子预防粒细胞减少，避免感染的发生。

（二）诊断

1.症状

淋巴结（累及淋巴结）或结外（累及淋巴系统外的器官或组织）症状：任何淋巴结外部位都可能被累及。患者通常出现进行性肿大的无痛性肿物，多见于颈部或腹部。淋巴结外被累及者因累及部位不同出现相应症状，常见的部位包括胃肠道、中枢神经系统、骨骼，也可以在肝脏、肺、肾脏或膀胱等罕见部位发生症状。患者还可以出现疾病或治疗相关的肿瘤溶解综合征，即肿瘤细胞内容物自发释放或由于化疗反应而释放到血液中，引起电解质和代谢失衡，伴有进行性系统性毒性症状，严重时可导致心律失常、多器官衰竭、癫痫发作和死亡。

2.体格检查

DLBCL 患者可触及相应部位淋巴结肿大（通常在颈部、腋窝或腹股沟）或肿块；可有肝大和（或）脾大。DLBCL 患者可有 B 症状，包括：不明原因持续发热（体温＞38 ℃）；不明原因的体重减轻（6 个月内体重减轻大于 10%）；盗汗。

3.实验室检查

（1）血常规：白细胞数多正常，伴有淋巴细胞绝对或相对增多。疾病活动期可有血沉增快。

（2）骨髓形态学检查：部分患者的骨髓涂片中可找到淋巴瘤细胞。晚期发生淋巴瘤细胞白血病时，可呈现白血病样血象和骨髓象。

（3）免疫分型：若病理组织免疫组化检查不满意，可行流式细胞术检查，常用抗体包括 sIg^+、CD45、CD3、CD5、CD19、CD20、CD10。

（4）FISH 检测（组织标本）：包括 MYC、Bcl-2、Bcl-6、$17p^-$，MYC 或 Bcl-2 重排阳性的患者进一步加做免疫 MYC/IGH，明确重排的伙伴基因。

（5）二代测序检测：进行淋巴瘤基因的二代测序筛查，了解有无基因突变，进行危险度分层，指导治疗。

4.影像学检查

诊断淋巴瘤不可缺少的影像学检查包括 B 超、CT、MRI 及 PET-CT。

（1）浅表淋巴结的检查：B 超检查可以发现体检时触诊的遗漏。

（2）纵隔与肺的检查：胸部摄片可了解纵隔增宽、肺门增大、胸腔积液及肺部病灶等情况,胸部 CT 可确定纵隔与肺门淋巴结肿大。

（3）腹腔、盆腔淋巴结的检查：CT 是腹部检查的首选方法,B 超检查的准确性不及CT,重复性差,受肠气干扰较严重,但在无 CT 设备时仍不失为一种较好的检查方法。

（4）肝、脾的检查：CT、B 超、放射性核素显像及 MRI 只能查出单发或多发结节,难以发现弥漫性浸润或粟粒样小病灶。一般有两种以上影像学诊断同时显示实质性占位病变时,才能确定肝、脾受累。

（5）PET-CT：可以显示淋巴瘤病灶及部位,是一种根据生化影像来进行肿瘤定性定位的诊断方法。目前,研究者已把 PET-CT 作为评价淋巴瘤疗效的重要指标。

5.病理学检查

确诊 DLBCL 需要进行病灶部位的病理活检（见图 1-8-1）,可以通过手术切除或粗针穿刺淋巴结或结外组织获得标本,并对肿瘤进行显微镜下形态学和免疫组化分析,确诊弥漫大 B 细胞淋巴瘤,并进行分类。

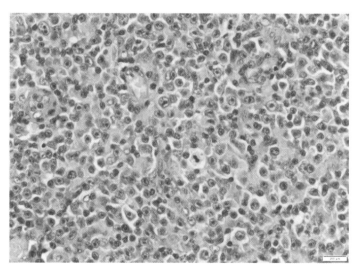

图 1-8-1　病理活检

（1）免疫组化：生发中心 B 细胞来源（GCB）、非生发中心 B 细胞来源（non GCB）鉴定,如 CD10、MUM-1 和 Bcl-6;有助于危险度评估的分子,如 C-MYC、Bcl-2、CD5、*TP* 53、ki67 等;潜在治疗靶标,如 CD20、CD19、CD30 等,以及有助于鉴别诊断的其他分子,如CD23、CD138、SOX11、PAX5、κ/λ 等。

（2）FISH 检查：EB 病毒原位杂交检查;应该对所有 DLBCL 患者进行 *MYC*、*Bcl-2*、*Bcl-6* 重排的 FISH 检查、排除双/三重打击淋巴瘤,出于节约医疗资源的目的,临床针对C-MYC 表达超过 40％的患者完善双/三重打击淋巴瘤排查。

6.分期诊断

根据组织病理学做出淋巴瘤的诊断和分类分型诊断后,还需根据淋巴瘤的分布范围,按照 Ann Arbor 1971 年提出的 HL 临床分期方案进行分期。

7.危险度分级

DLBCL 的危险度分级如表 1-8-1、表 1-8-2、表 1-8-3、表 1-8-4 所示。

表 1-8-1 国际预后指数(IPI)

危险因素	分数
年龄>60 岁	1
体力状态评分≥2	1
乳酸脱氢酶>正常	1
结外受累部位≥2	1
分期Ⅲ～Ⅳ	1

注:低危 0～1 分;低/中危 2 分;高/中危 3 分;高危 4～5 分。

表 1-8-2 经年龄校正的国际预后指数(aaIPI)(适用于年龄≤60 岁患者)

危险因素	分数
体力状态评分≥2	1
乳酸脱氢酶>正常	1
分期Ⅲ～Ⅳ	1

注:低危 0 分;低/中危 1 分;高/中危 2 分;高危 3 分。

表 1-8-3 分期调整的国际预后指数(适用于Ⅰ/Ⅱ期患者)

危险因素	分数
年龄>60 岁	1
体力状态评分≥2	1
乳酸脱氢酶>正常	1
分期Ⅱ或ⅡE 期	1

注:低危 0～1 分;高危 2～4 分。

表 1-8-4 NCCN-IPI

危险因素		分数
年龄	40 岁<年龄≤60 岁	1
	60<年龄<75 岁	2
	≥75 岁	3
乳酸脱氢酶(LDH)	1 倍<正常上限≤3 倍	1
	>3 倍正常上限	2

续表

危险因素	分数
体力状态评分≥2	1
结外受累*	1
分期Ⅲ～Ⅳ	1

注:* 结外仅限骨髓、中枢神经系统(CNS)、肝、胃肠道或肺。预后分组:低危 0～1 分;低/中危 2～3 分;高/中危 4～5 分;高危≥6 分。

(三)治疗

1.初诊患者的治疗

针对初诊患者,优先选择临床试验或临床研究。不适合临床试验或临床研究的初治患者,依据患者的年龄和预后分层将患者分为两组:一组为年轻高危患者,采用增强剂量免疫化疗±自体造血干细胞移植;另一组为年轻非高危或老年患者,采用标准剂量 R-CHOP 化疗±新药。

(1)年轻高危患者的判断:①年龄小于等于 60 岁;②存在以下至少一项高危因素:IPI 或 aa-IPI 或 NCCN-IPI 中高危组或高危组;③诊断是高级别 B 细胞淋巴瘤。

(2)年轻高危患者的治疗:对于年轻高危患者的治疗,目前尚无标准的治疗策略。建议临床试验、增强的免疫化疗联合或不联合自体外周血干细胞移植治疗等。增强的免疫化疗包括 R-DA-EPOCH、R-Hyper-CVAD/MA 方案等。

(3)低危及老年患者的治疗:老年高危患者可依据细胞起源或基因突变在诱导化疗中选择联合新药,包括来那度胺、伊布替尼等。大于等于 75 岁患者采用 R-miniCHOP、R-Gemox 等方案,可酌情联合新药。老年高危患者可给予来那度胺维持或不维持治疗。

2.复发或难治患者的挽救治疗

复发或难治患者可依据细胞起源、基因突变等结果联合新药挽救治疗,如非生发中心来源患者联合来那度胺,存在甲基化异常的患者联合去甲基化药物阿扎胞苷、地西他滨等。末次利妥昔单抗使用时间距离复发或进展超过半年者,可继续联合利妥昔单抗治疗。

3.放疗

放疗可用于局限性早期 DLBCL、局部肿块型病变(≥7.5 cm)、残留病灶以及颅内侵犯、睾丸侵犯者。

4.手术

手术主要用于取病理明确诊断,一般不作为治疗手段。

5.中枢神经系统侵犯预防

存在中枢神经系统侵犯高危因素的患者需要联合大剂量甲氨蝶呤进行中枢预防。

(四)康复

弥漫大 B 细胞淋巴瘤患者的康复需要医生和患者及家属的共同努力,要时刻保持心情愉悦,营养均衡,适量运动,增强机体的免疫力。同时了解淋巴瘤相关的科普知识,提

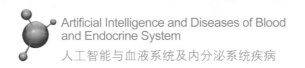

高治疗的依从性。弥漫大 B 细胞淋巴瘤的复发率比较高,在治疗完成后应定期规律复查,做到早发现、早治疗,提高生存率。

三、医工交叉应用的展望

目前,淋巴瘤的病理学检查是由病理学医生在不同放大倍数下观察苏木精-伊红染色(hematoxylin-eosin staining,HE)后组织切片中细胞的形态学特征,其诊断准确度取决于病理学医生的专业水平。而且,由于淋巴瘤的种类繁多,对其进行诊断通常需要利用多种检查进行综合判断,病理学家和临床专家的负担较重,需要耗费大量的时间。例如,在诊断弥漫大 B 细胞淋巴瘤(DLBCL)时,需要将病理切片作为诊断的"金标准",同时需要结合免疫组织化学和(或)流式细胞术等检验手段排除与其病理学表现相似的其他类型淋巴瘤和血液系统肿瘤。尤其需要检测 CD20 和 PAX5 等 B 细胞标记物的表达水平,并且需要通过形态学排除其他大细胞淋巴瘤,包括套细胞淋巴瘤、淋巴母细胞性淋巴瘤和浆细胞性淋巴瘤等。此外,还要排除其他可能与 DLBCL 非常相似的恶性肿瘤,如黑色素瘤和肉瘤等。在滤泡增生的情况下,滤泡性淋巴瘤(FL)和滤泡性增生(FH)有时表现出非常相似的病变特征,必须对这两种疾病进行鉴别。为了能够得到确切的鉴别诊断结果,还需要使用免疫染色观察组织切片中是否存在 Bcl-2 和 CD10 共表达的肿瘤生发中心。然而,即使使用了免疫染色,仍然有大约 10% 的病例难以鉴别,尤其是那些没有CD10 和(或)Bcl-2 表达的患者。在这种情况下,需要使用额外的检测手段,如荧光原位测试杂交或聚合酶链反应技术。但是有些实验室通常不具备这些检测手段,限制了最终的鉴别诊断。

基于深度学习的诊断系统可以提供组织病理学图像自动化分析方法,有可能减轻不同病理学家之间由于主观性导致的偏倚。而且,利用深度学习改进后的数字显微镜检查能够自动生成人眼无法识别的新的形态学特征,提高组织病理学的利用效能。目前已经有许多研究者利用深度学习开发了多种自动分析病理切片的工具。例如,来自纽约大学医学院等研究机构的研究者开发了一种利用深度卷积神经网络分析整幅病理切片图像以鉴别肿瘤和正常肺组织的自动化分析流程。他们的研究结果表明,深度学习模型能够对肺组织病理切片图像进行准确诊断。此外,还有很多类似的研究利用深度学习模型来检测各种癌症组织、亚型和相关标记物高度,并有了非常可观的精确度。

在淋巴瘤领域,马萨诸塞大学伍斯特分校医学院等机构的专家建立了一个高度精确的深度学习平台,仅利用淋巴结组织病理切片就可以非常精确地诊断患者是否患有DLBCL。该深度学习平台由多个卷积神经网络组成,用于分类通过使用较小的数据集获得病理图像。研究者分别使用人工智能(artificial intelligence,AI)分析了三家医院的DLBCL 和非 DLBCL 病理图像并获得接近 100% 的诊断率。

不过,这些深度学习模型在设计时均没有考虑模型预测结果的把握度。良性与恶性组织有时候并不是界限分明、非此即彼的,有的组织处于良性与恶性之间的过渡状态,此时病理切片图像的分类是非常困难的。因此,自动化诊断系统需要在输出诊断结果的同时给出该结果的把握度。目前,已经有研究者考虑到了这一点,图宾根大学等研究机构的研究者在构建从眼底照片中筛查糖尿病视网膜病变的自动化诊断模型时,将贝叶斯方法与深度学习模型相结合,给出了预测结果的把握度。

参考文献

[1]SYRYKH C,ABREU A,AMARA N,et al. Accurate diagnosis of lymphoma on whole-slide histopathology images using deep learning[J]. npj Digital Medicine,2020,3(1):1-8.

[2]XU P P,SUN C,CAO X,et al. Immune characteristics of Chinese diffuse large B-cell lymphoma patients :Implications for cancer immunotherapies[J]. EBioMedicine,2018,33:94-104.

[3]CAI Q C GAO Y,WANG X X,et al. Long-term results of the R-CEOP90 in the treatment of young patients with chemotherapy-naive diffuse large B cell lymphoma:A phaseⅡ study[J]. Leuk lym-phoma,2014,55(10):2387-2388.

(卢菲　姜慧慧)

第二节　套细胞淋巴瘤

学习目的

1.了解套细胞淋巴瘤的定义及临床分型。

2.熟悉套细胞淋巴瘤的诊断方法、临床分期及危险度分级。

3.掌握套细胞淋巴瘤的治疗、康复及预防方法。

案例

患者 1 年前无明显诱因出现声音沙哑,咽喉部有异物感,饮水会出现呛咳,吞咽时有阻挡感,伴有鼻塞,无咽喉部疼痛,无呼吸困难,无胸闷、憋气等症状。于当地医院就诊,行喉镜提示声带息肉(具体不详),未行特殊治疗。近期自觉上述症状加重,为行进一步诊治来我院就诊,行喉镜,结果显示:软腭右侧隆起原因待查,双侧扁桃体肿大,喉室囊肿。上下颌骨增强 CT 显示:双侧扁桃体肥大,右侧为著;右侧腮腺区软组织灶。B 超检查示:右侧腮腺区低回声区(炎症改变不除外)。食管钡餐透视显示:食管未见明显器质性病变。门诊以"咽旁肿物、喉室囊肿"收入院。

入院检查:病理显示淋巴组织增生性病变,结合免疫组化及 FISH 分子检测结果,符合非霍奇金 B 细胞套细胞淋巴瘤。免疫组化:CD20(＋),CD79a(＋),CD3(－),CD5(＋),CD10(－),CD30(－),Bcl-6(－),Bcl-2(＋),MUM-1(－),EBER(－),c-Myc(－),

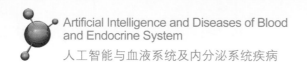

CD21(FDC＋),Cyclin D1(＋),CD19(＋),$P53$(－),CK(－),SOX11(＋),CD23(FDC ＋),LEF1(灶＋),ki67 阳性率 10％。

骨髓形态学检查:骨髓象未见明显异常。

流式细胞术免疫分型检查:CD5、CD19、CD20、CD81、FMC7、胞膜 Lambda 阳性;CD 43、CD200、CD10、CD23、CD34、CD3、CD4、CD8、CD7、CD56、胞膜 Kappa 阴性。轻链限制性表达;为 CD5$^+$CD10$^-$ 异常成熟 B 淋巴细胞表型;套细胞淋巴瘤细胞表型可能性大。

FISH:CCND1(＋)。

基因检测:未见异常突变。

基因重排:IGH、IGK、IGL 阳性。

PET-CT:①结合病理,提示多组织器官淋巴瘤(双侧腮腺、右侧口咽壁、双侧扁桃体、双侧颌下、颏下、颈部双侧Ⅰ～Ⅳ区、双侧腋窝、双侧盆壁、双侧腹股沟淋巴结);左肺上叶舌段及右肺下叶后基底段结节摄取 FDG 增高,不能排除淋巴瘤浸润。②提示左肺门及纵隔淋巴结非特异性改变可能性大。③脾大。④左侧声带结节摄取 FDG 增高,结合喉镜,考虑声带息肉可能性大。⑤食管下段良性病变可能性大。⑥提示双肺良性小结节,双肺纤维灶,右肺上叶肺大疱。⑦双侧上颌窦炎。

入院诊断:套细胞淋巴瘤(Ⅳ期,IPI 评分 4 分)。

医工结合点:如果被检测的染色体或 DNA 纤维切片的靶 DNA 与所用的核酸探针是同源互补的,两者经过变性—退火—复性,即可形成靶 DNA 与核酸探针的杂交体。

思考题

除了上述提到的与淋巴瘤相关的检测方法,还有哪些医工结合的手段可以改进或提高套细胞淋巴瘤的诊断,实现精准医疗?

案例解析

一、疾病概述

(一)定义

套细胞淋巴瘤(mantle cell lymphoma,MCL)来源于滤泡外套 CD5$^+$ 的 B 细胞,主要依据典型的组织形态学特征、免疫分型和(或)t(11;14)/CCND1 异常来诊断,临床上以老年男性多见。典型的免疫分型为 CD5$^+$、CD20$^+$、CD23$^-$/CD23$^+$、Cyclin D1$^+$、CD10$^-$/CD10$^+$。

(二)分型

目前,MCL 主要分为以下几型:①经典型套细胞淋巴瘤,对应于生发中心前阶段的 B 细胞,通常不伴免疫球蛋白重链可变区($IGHV$)基因超突变,$SOX 11$ 阳性。②白血病样非淋巴结性套细胞淋巴瘤,肿瘤细胞表现为非复杂核型,伴有 $IGHV$ 基因突变,不表达或

低表达 $SOX\,11$,无 $TP\,53$ 基因突变或缺失。临床上肿瘤常侵犯外周血、骨髓和脾,病情发展缓慢,但如果出现 $TP\,53$ 异常,则可以进展为侵袭性较高的疾病。③原位套细胞淋巴瘤(in situ mantle cell neoplasia,ISMCN),指 Cyclin D1 阳性的 B 细胞局限于滤泡套区的内层,并未达到 MCL 的诊断标准。原位套细胞瘤变常常偶然被发现,有时与其他淋巴瘤共存,可呈播散性表现,但很少出现进展。

二、疾病预防、诊断、治疗、康复

(一)预防

(1)化疗前治疗口腔基础疾病,避免旧疾的反复。

(2)保持口腔和牙齿清洁:用软毛刷或海绵牙刷清洁牙齿,当血小板低于 $20\times10^9/L$ 时,应用柔软的绵布轻轻擦拭牙齿,避免出血。

(3)改变口腔的理化环境:可以含冰块降低口腔温度,用呋喃西林液或碳酸氢铵漱口。

(4)饮食指导:日常应增加高蛋白食物的摄入量,多食富含维生素的食物来促进口腔黏膜的新陈代谢,避免进食粗糙、坚硬、带骨刺、辛辣刺激的食物,避免进食过热或过冷的食物(如热咖啡、冰激凌)。

(5)增强抵抗力:保证充足的睡眠,适当锻炼,增强机体的抵抗力。

(6)及时就诊:如出现出血、发热等症状,应及时就医,寻求专业的指导和帮助,以免耽误病情。

(二)诊断

1.MCL 的临床特征

MCL 的中位发病年龄约为 60 岁,男、女比例为 2～4∶1。80%以上的患者诊断时处于疾病晚期(Ann Arbor Ⅲ～Ⅳ期),表现为淋巴结肿大、肝脾肿大及骨髓受累,其他常见的结外受累部位为胃肠道和韦氏环,部分患者有明显的淋巴细胞增多,类似于慢性淋巴细胞白血病(或幼淋巴细胞白血病)。应用流式细胞术检测,几乎所有患者均有外周血或骨髓受累。

2.组织形态学特征

MCL 主要发生于淋巴结或脾脏滤泡的套细胞区。典型的 MCL 常由形态单一、小到中等大小的淋巴细胞构成,核不规则,染色质浓聚,核仁不明显,胞质较少。10%～15%的 MCL 细胞呈"母细胞样变",母细胞变异型又可分为经典性母细胞变异型和多形性母细胞变异型,这些患者临床侵袭性较高,预后差。MCL 组织病理学表现为淋巴结呈弥漫性、结节状、套区型或少数的滤泡性生长模式。少部分患者肿瘤仅仅侵犯淋巴结套区的内套层内或仅表现为套区变窄,称为 ISMCN。

3.免疫表型特征

瘤细胞为单克隆性 B 淋巴细胞,表达成熟 B 细胞相关抗原,典型的免疫表型为 CD5、CD19、CD20 阳性,CD23 和 CD200 阴性或弱阳性,CD43 阳性,强表达 slgM 或 IgD,但 CD10、CD11c 和 Bcl-6 常阴性。几乎所有患者免疫组化染色的结果都是 Cyclin D1 和

Bcl-2 阳性(包括少数 CD5 阴性 MCL)。Cyclin D1 核内强阳性是 MCL 特异性的免疫标志,少部分患者 Cyclin D1 阴性,但 Cyclin D2 或 Cyclin D3 阳性,SOX11 阳性。

4.细胞及分子遗传学特征

染色体 t(11;14)(q13;q32)异常导致 *CCND 1* 基因与免疫球蛋白重链(IGH)基因易位被认为是 MCL 的遗传学基础,见于 95% 以上的 MCL 患者。该遗传学异常导致细胞周期蛋白 Cyclin D1 高表达,引起细胞周期紊乱,从而导致发病。

5.诊断

诊断主要依据典型的组织形态学特征、B 细胞免疫组化 Cyclin D1 核内阳性和(或) t(11;14)(q13;q32)异常。如因各种原因无法进行组织学检查,而肿瘤细胞免疫表型符合典型 MCL、常规染色体核型分析或 FISH 检出 t(11;14)(q13;q32)异常亦可诊断 MCL。如果组织形态学特征符合典型 MCL 表现,但 Cyclin D1 和 t(11;14)(q13;q32)均阴性,则应该加测 SOX11,如果 SOX11 阳性,在两位有经验的病理学家一致同意的情况下亦可诊断为 MCL。

6.分期及危险度分级

(1)分期:MCL 分期参照 Ann Arbor-Cotswolds 分期,同 HL。

(2)简易套细胞淋巴瘤国际预后指数(MIPI):MIPI 是目前最常用的分级系统(见表 1-8-5)。

表 1-8-5　MIPI 评分系统

评分	年龄/岁	ECOG 评分	LDH/ULN	白细胞/(10^9/L)
0	<50	0~1	<0.67	<6.70
1	50~59	—	0.67~0.99	6.70~9.99
2	60~69	2~4	1.0~1.49	10.0~14.99
3	≥70	—	≥1.50	≥15.0

注:低危:0~3 分,中危:4~5 分,高危 6~11 分。

(3)结合 ki67 指数的联合 MIPI 预后评分系统(MIPI-c):如表 1-8-6 所示,MIPI-c 可更好地区分患者预后。

表 1-8-6　MIPI-c 评分系统

MIPI-c 分组	MIPI 分组	ki67 指数	比例/%	5 年总生存率
低危	低危	<30%	32~44	85
低中危	低危	≥30%	5~9	72
	中危	<30%	25~29	
高中危	中危	≥30%	6~10	43
	高危	<30%	10~13	
高危	高危	≥30%	5~11	17

（三）治疗

治疗前（包括复发患者治疗前）应对患者进行全面评估,应至少包括以下内容：①病史和体格检查：特别是浅表淋巴结和肝脾大小。②体能状态评分：ECOG。③B症状（B symptoms）：盗汗、发热、体重减轻。④实验室检查：三大常规,肝肾功能,血LDH,β2-微球蛋白。⑤HBV、HIV检测。⑥病理检查：a.淋巴结病理＋免疫组化；b.骨髓活检＋免疫组化＋流式细胞术分析免疫表型；c.染色体核型和FISH技术检测t(11;14)(q13;q32)。⑦影像学检查：a.推荐全身PET-CT检查或颈、胸、全腹部增强CT检查；b.胃肠道受累时进行胃肠内镜检测,Ⅰ～Ⅱ期患者建议常规进行胃肠内镜检查；c.母细胞型或考虑中枢神经系统受累时进行腰椎穿刺及磁共振成像（MRI）检查；d.心脏彩超（左室射血分数）或多门控探测（MUGA）扫描（考虑应用蒽环类方案化疗时）。推荐有条件的单位进行IGHV突变检测以及FISH检测TP53和MYC。

1.惰性MCL的治疗

对于惰性MCL,可以观察或等待,出现疾病进展表现或有治疗指征时治疗。

2.经典型MCL初始治疗方案选择

（1）Ⅰ/Ⅱ期的局限性病变：对于少部分非肿块型且不伴不良预后因素的早期患者,可采取类似于滤泡淋巴瘤的治疗策略,先行免疫化疗后行受累野放疗。

对于伴有巨大肿块（≥10 cm）或高肿瘤负荷或伴不良预后因素（如ki67＞30%）的患者,建议按照晚期（Ⅲ～Ⅳ期）患者进行治疗。

（2）Ⅲ、Ⅳ期患者：对于有经典性MCL患者,首选参加设计良好的临床试验研究。

①老年或耐受性差的年轻患者：首选方案为苯达莫司汀＋利妥昔单抗,其他可选方案为R-CHOP或硼替佐米联合VR-CAP方案。

②年轻（≤65岁）适合造血干细胞移植患者：应选择含中大剂量阿糖胞苷的方案诱导治疗,缓解后进行造血干细胞移植巩固,联合利妥昔单抗治疗可进一步获益。

（3）复发难治患者的治疗：①经前期方案治疗后半年内复发者,首选新药治疗,如布鲁顿酪氨酸激酶（BTK）抑制剂伊布替尼±利妥昔单抗,来那度胺±利妥昔单抗。②经前期方案治疗后半年后复发者,可选苯达莫司汀±利妥昔单抗（之前未使用者）或硼替佐米±利妥昔单抗,或其他之前未使用的方案。③对于有条件且能耐受的患者,建议行异基因造血干细胞移植。

（四）康复

（1）保持周围环境的清洁,经常开窗通风,减少不良刺激。

（2）保持口腔清洁,每次进食后要给予漱口,防止口腔真菌感染。

（3）化疗期间宜多饮水,进食清淡易消化的食物,少量多餐,多吃高蛋白、多维生素、低脂肪的食物。

（4）化疗期间应给予患者必要的心理疏导,告诉患者很多不良反应都是可逆的,减少恐惧、焦虑等情绪,主动解决和满足患者的合理要求,从而达到早日康复的目的。

（5）向患者及家属讲明病情的康复需要患者及家属的配合和理解,应谨遵医嘱,积极配合,规范化治疗。

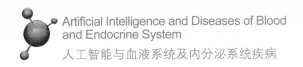
三、医工交叉应用的展望

在血液病理学领域,来自法国图卢兹肿瘤医院等研究机构的研究者开发了一种能够给出预测结果把握度的新型贝叶斯神经网络(Bayesian neural networks,BNN)框架,该框架用于苏木精-伊红染色切片的分析,特别是用于滤泡淋巴瘤(FL)的鉴别诊断。该研究表明,其算法能够得到准确诊断结果,AUC 值达 0.99。该框架有希望被推广到更多疾病类型中从而建立通用辅助诊断工具。

参考文献

[1] YUAN C,ZHANG M,HUANG X,et al. Diffuse large B-cell lymphoma segmentation in PET-CT images via hybrid learning for feature fusion[J]. Medical Physics,2021,48(7):3665-3678.

[2]RUMMEL M,NIEDERLE N,MASCHMEYER G,et al.Bendamustine plus rituximab versus CHOP plus rituximab as first-line treatment for patients with indolent and mantle-cell lymphomas:An open-label,muticentre,randomised,phase 3 non-inferiority trial[J]. Lancet,2013,381:1203-1210.

(卢菲　姜慧慧)

第三节　NK/T 细胞淋巴瘤

学习目的

1.了解 NK/T 细胞淋巴瘤的病理生理、发病机制。

2.了解 NK/T 细胞淋巴瘤诊断方法及治疗手段。

3.掌握非霍奇金淋巴瘤医工交叉方面的相关研究。

临床案例

患者男性,3 个月前出现鼻塞,偶尔伴有清涕,未在意。1 个月前患者触及右侧鼻腔内有一肿块,黄豆大小,活动度差,偶有咳嗽,无咳痰,无鼻腔出血,无恶心、呕吐等不适,遂于当地医院就诊,查血常规,结果显示:白细胞 6.11×10^9/L,红细胞 4.81×10^{12}/L,血红蛋白 143 g/L,血小板 224×10^9/L。双肺 CT:①双肺下叶胸膜下片絮状影,建议复查;②肺动脉主干增粗;③甲状腺密度减低;④脂肪肝。颈部＋鼻咽部 MRI:右侧鼻腔软组织密度影,考虑淋巴瘤,左侧筛窦黏液囊肿;双侧下鼻甲肥大;寰椎左侧块异常信号,需结合发射型计算机断层成像(emission computed tomograph,ECT)。于 2021 年 11 月 7 日行下鼻甲肿物活检,病理结果显示:符合结外 NK/T 细胞淋巴瘤,鼻型,需结合临床。免疫组化:CK(一)、P40(一)、CD3(十)、CD20(一)、CD21(一)、Bcl-2(一)、ki67-MIB1(80%)、CD30(十)、CD5(一)、CD2(十)、CD56(十)、TiA-1(十)、GrB(十)、CD4(十)、CD8(十)、ALK(一)。EBER 原位杂交(十)。患者行 PET-CT,结果显示:①右侧鼻腔活检术后 10 天(病理示 NK/T 细胞淋巴瘤),提示右侧鼻腔为活动性淋巴瘤病灶。②多骨骼(髓)FDG代谢弥漫性增高,不能排除淋巴瘤浸润,需结合临床。③左侧筛窦黏膜良性增厚。④提示甲状腺双叶良性病变。⑤双肺纤维灶。⑥脂肪肝。⑦脾大。⑧双侧骶髂关节炎。门诊以"结外 NK/T 细胞淋巴瘤(鼻型)"收入院。

入院查体:全身浅表淋巴结未触及肿大,全身皮肤黏膜未见黄染,右眼结膜有出血,双侧瞳孔等大等圆,对光反射存在。右侧鼻腔可触及一黄豆大小的肿物。咽部无红肿,扁桃体不大,甲状腺未触及肿大。胸廓对称无畸形,双肺呼吸音粗,未闻及干湿性啰音及胸膜摩擦音。心率 68 次/分,心律规整,各瓣膜听诊区未闻及病理性杂音。腹部平坦,未闻及胃肠型及蠕动波,无压痛及反跳痛,肝脾肋下未触及,墨菲征(Murphy sign)阴性,双肾区无叩击痛,移动性浊音阴性,肠鸣音正常。双下肢无水肿。

入院后检查如下:

实验室检查:①血常规:白细胞 4.87×10^9/L,红细胞 4.76×10^{12}/L,血红蛋白 143 g/L,血小板 279×10^9/L。②血沉:15 mm/h。③肝肾功及血生化:总胆红素 23.8 μmol/L,直接胆红素 6.8 μmol/L,甘油三酯 1.89 mmol/L,余检验指标未见明显异常。④淋巴细胞亚群:T 淋巴细胞($CD3^+$)百分数 89.02%,B 淋巴细胞($CD19^+$)百分数 4.17%,B 淋巴细胞($CD19^+$)绝对数 57/μL,NK 细胞($CD16^+CD56^+$)绝对数 89/μL,凝血系列及传染系列均未见明显异常。

影像学检查:①胸部 CT:左肺炎症,建议治疗后复查;双肺纤维灶,肺动脉干增宽,考虑肺动脉高压;甲状腺病变,建议结合超声检查。②心脏彩超:EF 0.65,二尖瓣反流(轻度),三尖瓣反流(轻度),左室充盈异常。

骨髓细胞学检查:髓象有核细胞少,三系形态大致正常。

免疫分型检查:淋巴细胞占有核细胞的 21.5%,NK 细胞占有核细胞的 2.98%,表型未见明显异常。

骨髓活检:骨髓增生较活跃,粒红巨三系造血细胞增生,未见急性白血病及淋巴瘤证据;未见寄生虫、真菌感染及肉芽肿形成;未见转移瘤细胞,未见纤维组织明显增生。

基因筛查:脱氧核糖核酸 DNA 测序显示 T 淋巴细胞 *MGA* 基因突变。

入院诊断:结外 NK/T 细胞淋巴瘤(鼻型)。

结合患者的临床表现、实验室检查、影像学检查等,综合诊断为"结外 NK/T 细胞淋巴瘤(鼻型)"。排除化疗禁忌,给予 P-Gemox 方案化疗。

医工结合点:二代测序又称"高通量测序",是基于 PCR 和基因芯片发展而来的 DNA测序技术,开创性引入了可逆终止末端,从而实现边合成边测序,在 DNA 复制过程中通过捕捉新添加的碱基所携带的特殊标记(一般为荧光分子标记)来确定 DNA 的序列。

思考题

我们是否可以结合患者的临床表现、辅助检查等结果，通过机器学习的方法得出诊断，进而根据患者的具体情况推荐方案，实现精准治疗？

案例解析

一、疾病概述

（一）病理生理

NK/T 细胞淋巴瘤呈血管中心性浸润，血管损伤破坏，伴组织大片坏死，并与 EBV 密切相关，主要累及鼻腔、鼻咽部、上颚、扁桃体、下咽部和喉部等结外器官。

（二）发病机制

1. 组织形态学

NK/T 细胞淋巴瘤呈高度侵袭性，除去与血管浸润相关，又因肿瘤组织高表达细胞因子（TNF-α、IFN-γ 及 IL-1 等），黏附分子（IFA-1、VFA-4、ICAM-1、VCAM-1 等）和基质金属蛋白酶（MMP-1），可实现对基底膜和细胞外基质的催化降解，为血管浸润提供便利，促进肿瘤细胞向周围浸润转移。

2. EBV 相关

目前，研究者认为 EBV 感染是促进 NK/T 细胞淋巴瘤发生发展的重要因素。EBV 是人类淋巴细胞的双链 DNA 病毒，表达 11 种基因蛋白，基因蛋白通过激活信号通路，促进肿瘤细胞的增殖、侵袭，抑制细胞的分化、衰老和凋亡，从而促进肿瘤的发展。

3. 遗传特征

NK/T 细胞淋巴瘤存在多个染色体异常，最常见的是 6q 缺失，又以 del(6)(q21q25) 间断缺失最为常见。非随机性染色体缺失反映了遗传物质的丢失，暗示着该区原有的抑癌基因在恶变中逐渐失活，加快了肿瘤的发展进程。关于 NK/T 细胞淋巴瘤的研究主要集中在 *P53*、*c-kit*、*Fas*、*K-ras*、*p-catenin* 等原癌基因和抑癌基因。无论基因或是蛋白质，*P53* 的表达在 NK/T 细胞淋巴瘤中均为上调，并且与恶性程度呈正相关。在 NK/T 细胞淋巴瘤中，已发现介入肿瘤发病的信号通路包括 NF-κB 信号通路、JAK-STAT 信号通路、wnt-β-catenin（β-连锁蛋白）信号通路。

（三）发病率

结外 NK/T 细胞淋巴瘤属于非霍奇金淋巴瘤（NHL）的一种特殊类型，大部分恶性细胞来源于 NK 细胞，也有很少部分细胞来源于表达 $EBV^+ CD56^-$ 的细胞毒性 T 细胞，占 NHL 的 2%～10%。研究数据显示，亚洲人群结外 NK/T 细胞淋巴瘤的发病率是欧洲人群的 10 倍，好发于 40～50 岁的中青年人，男女比例为 2～4：1。

（四）临床表现

本病以面部中线部位的破坏为特征，并与 EB 病毒感染密切相关。好发于中青年男性。结外 NK/T 细胞淋巴瘤多原发于鼻腔,也可发生于韦氏环(主要侵及鼻咽、扁桃体、口咽和舌根)和上呼吸道外(主要侵及皮肤、软组织和胃肠道),其具有病程进展较快,对化疗不敏感,晚期预后差等特点。

二、疾病预防、诊断、治疗、康复

(一)预防

(1)学会调节自己的情绪,释放生活的压力,保持心情愉悦。

(2)保证充足的睡眠,适当锻炼,增强机体免疫力。

(3)避免长时间接触手机、电脑等有放射性的物品。

(4)保持良好的生活习惯,饮食要规律,不吸烟、不喝酒。

(二)诊断

NK/T 细胞淋巴瘤的病理学特征为弥漫性淋巴瘤细胞浸润,呈血管中心性、血管破坏性生长,导致组织缺血坏死以及黏膜溃疡。组织坏死很常见,是导致漏诊的主要原因。诊断 NK/T 细胞淋巴瘤所需免疫组化标志物包括 CD3、CD56、CD2、CD4、CD5、CD7、CD8、CD45 RO、CD20、PAX5、TIA-1、granzyme B、ki67 及 EBV-EBER 等。NK/T 细胞淋巴瘤的典型免疫表型为 CD2(+)、CD3(+)、CD56(+)、TIA-1(+)、granzyme B(+)和 EBV-EBER(+)。EBV-EBER 阴性时诊断要谨慎,如果 CD56(+)、CD3(+)、细胞毒标志物均表达可以诊断为 NK/T 细胞淋巴瘤,如果 CD3(-)、CD56(-),则诊断为外周T 细胞淋巴瘤。60%~90%的 NK/T 细胞淋巴瘤无 TCR 基因重排。还需注意与未分化癌相鉴别,应增加 CK、EMA 等上皮标志物检测。

(三)治疗

1.NK/T 细胞淋巴瘤单纯放疗和放化学治疗

对于早期的 I 期或 II 期大包块的 NK/T 细胞淋巴瘤患者,给予单纯放疗效果较好,并且,研究表明大剂量放疗远期生存率较高。放化疗联合治疗并不能提高远期生存率,但是考虑到患者远期转移率较高,所以给予适当的化疗也是非常有必要的。目前,对于早期鼻型 NK/T 细胞淋巴瘤患者,比较提倡放化疗联合治疗。

2.NK/T 细胞淋巴瘤的化学治疗

最为常用的治疗非霍奇金淋巴瘤(NHL)的 CHOP 方案对于鼻型 NK/T 细胞淋巴瘤的治疗效果不佳。研究表明,放疗加含左旋门冬酰胺酶(L-ASP)的化疗方案,以及自体造血干细胞移植后大剂量化疗对鼻型 NK/T 细胞淋巴瘤的治疗显示出较好的疗效。左旋门冬酰胺酶(L-ASP)为基础的化疗方案作为一线化疗方案可能是鼻型 NK/T 细胞淋巴瘤新的治疗选择。SMILE 方案治疗复发和难治的结外 NK/T 细胞淋巴瘤患者,其远期生存率远高于标准 CHOP 方案。

3.造血干细胞移植

自体造血干细胞移植(auto-HSCT)对复发难治 NK/T 细胞淋巴瘤的治疗相当于大剂量化疗,对于晚期(III、IV 期)及复发难治患者的治疗有着挽救性的作用。移植前患者是否达到 CR 状态影响着移植后的远期生存率。

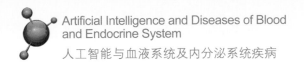

与 auto-HSCT 相比,异基因造血干细胞移植(allo-HSCT)具有抗肿瘤效应时间长,不易复发等特点。

（四）康复

（1）对于病变局限于鼻腔的早期患者,单纯化疗效果不佳,放疗表现出良好的效果。

（2）鼻型和播散型 NK/T 细胞淋巴瘤患者通常预后比较差,如果合并嗜血细胞综合征则病情比较凶险。

三、医工交叉应用的展望

对于淋巴瘤,[18]F-FDG 正电子发射断层扫描和 PET-CT 是目前最有效的成像工具。在 PET 影像中,病变区域的放射性摄取量通常高于正常组织,从而将病变区域显示出来。通过对肿瘤位置进行分割,可以获取肿瘤位置、形状和体积等重要信息,并利用这些信息对疾病进展情况进行评估,从而为患者制定相应的治疗策略。此外,从病变区域中提取的特征可用于预测预后效果和复发概率。例如,总代谢肿瘤体积(total metabolic tumour volume,TMTV)是利用全身 FDG-PET-CT 评估的肿瘤代谢活跃区域的体积。在各种非霍奇金淋巴瘤,如弥漫性大 B 细胞淋巴瘤、原发性纵隔 B 细胞淋巴瘤、滤泡淋巴瘤、套细胞淋巴瘤、伯基特淋巴瘤和外周 T 细胞淋巴瘤中,TMTV 已显示出很强的预后价值。目前,计算 TMTV 通常需要影像科医生手工勾画每个淋巴瘤病变区域中的多个感兴趣区域,这一过程有时候非常耗时且严重依赖于操作者的专业水平。因此,开发一种标准化、自动化的肿瘤分割流程是非常有临床意义的。

然而,从全身影像中分割病变区域且从病变区域中进一步识别代谢区域都是十分复杂的。由于 PET 图像的分辨率较低以及存在部分容积效应(partial volume effect,PVE),使得对病变区域中各种细分区域进行进一步识别的难度较大。而且,由于大脑、心肌、肝脏、棕色脂肪、消化道等区域存在生理性摄取,肾脏、尿道、膀胱等区域可能存在放射性药物清除,这些区域在 PET 图像中容易与 VOI 相混淆,因此大多数传统分割技术的分割结果不太可靠。此外,在淋巴瘤患者中,不同患者的淋巴结以及淋巴结外病变区域的生理位置存在非常大的差异,这也是增大自动分割难度的因素之一。

为了实现淋巴瘤的自动分割,近十年来研究者发展了许多方法,主要分为三类。第一类是基于阈值的方法,根据 PET 影像提取的标准摄取值(standard uptake value,SUV)对淋巴瘤具有很高的敏感性,淋巴瘤恶性程度越高则 SUV 值越高。通过设置 SUV 的阈值(例如 2.5),将高于阈值的区域识别为病变部位。此外,许多研究人员还开发了其他基于阈值的分割方法。Nestle 等人利用肿瘤区域和背景区域中平均 SUV 的加权和作为分割阈值。这类基于阈值的方法计算速度很快。但当某患者病变区域边界的形状和位置非常复杂时,这类方法缺乏适应性和灵活性。为了提高算法对各种病变区域轮廓的适应性,一些研究者提出将区域生长法作为医学图像分割的第二类。例如,Desbordes 等人提出了一种细胞自动机(cellular automaton),该方法在感兴趣区域中随机设置种子像素,然后通过种子像素的迭代生长不断扩大区域,最后获得最终分割结果。然而,实施这类方法需要消耗很长的计算时间,而且需要手动圈定允许的最大区域范围。第三类是基于卷积神经网络（CNN）的方法。近年来，CNN 在医学图像的检测和分割方面有着重要的应用。一些研究人员致力于将 CNN 应用于淋巴疾病的识别和分割任务中。例如，Hu 等人在 2D 多视图和 3D 多视图中训练了两个 CNN 子网络，然后在 PET 图像中捕获不同轴位上的观察特征，用于淋巴瘤分割。另一项研究提出了一种对抗网络，用于从 PET-CT 图像中分割 NK/T 细胞淋巴瘤。

不过，目前大多数研究仍然只利用了单一模态，而没有充分利用多模态影像进行互补。只利用单一模态进行图像分割是非常困难的，如果想要达到更好的分割效果，需要利用多种模态互相补充。例如，NK/T 细胞淋巴瘤主要发生在鼻和口咽区域，其病变区域在 CT 成像中与周围正常组织表现相同，因此需要利用其他模态的影像数据进行分割。此外，充分结合各种成像技术可以更好地监测具有较强异质性的肿瘤，更好地研究肿瘤对邻近组织的侵袭情况，更明确地评估疾病预后。

利用多模态影像进行淋巴瘤图像分割，需要开发可以互补地利用各模态数据中信息的融合方法。目前，基于深度学习模型的融合方法大致包括输入层面融合、特征层面融合和决策层面融合。常见的输入层面的融合策略是将输入的多模态图像预先进行融合。例如，Li 等人将单个模态的每个断层扫描图像与其上下相邻层的图像叠加在一起，然后得到多模态影像的融合图像，并作为淋巴瘤自动分割算法的输入值。决策层面的融合是首先独立地训练基于单模态影像的深度学习模型，然后利用投票法等方式将这些单模态模型的输出值进行融合，从而构成多模态深度学习模型。在特征层面的融合方面，Yuan 等人提出了一种新型算法，该算法可在有监督卷积神经网络中使用混合学习模块来提高融合 PET 影像和 CT 影像中包含的信息的性能。首先，该算法分别训练两个编码器用于提取单模态影像特征，然后使用混合学习组件利用这两种特征生成空间融合图，然后将这些特征融合图与特定模态（即 PET 和 CT）的特征图连接，以获得最终的融合特征图。最后，在网络的重建部分，通过整合来自不同尺度编码器块的最终融合特征图来创建预测 NK/T 细胞淋巴瘤病变区域的图像。这些基于深度学习的自动分割算法都取得了很好的分割效果，但仍然需要进一步的改进，使其可在真实临床应用场景中具备真正的应用价值。随着人工智能算法的不断进步和医工交叉研究的发展，未来会涌现出利用多模态融合进行淋巴瘤医学影像自动分割的算法。

※ 拓展阅读 ※

流式细胞术

一、概述

流式细胞术（flow cytometry，FCM）是一种能够快速、敏感、准确分析细胞及微粒的现代化高科技技术，它集电子物理技术、激光技术、电子计算机技术、流体力学、细胞荧光化学、细胞免疫学、临床医学、有机化学、单克隆抗体技术等多种高新技术与

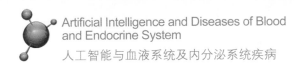

方法于一体,对细胞或微粒进行多参数、快速定量分析,通过细胞分析,进一步对细胞进行功能研究、培养等。流式细胞术的检测工具主要是流式细胞仪。

二、流式细胞仪的检测原理

待检测标本通过仪器的液流系统形成细胞流单行排列,有序地通过流式细胞仪的流动室,流式细胞仪有一个或多个激光器,激光器发射一定波长的激光束,直接照射到液流内的细胞,由于细胞上结合有不同荧光染料,受到激光照射后会产生不同波长的光信号,继而被多个接收器接收并转换成电信号,通过直方图、散点图等图形呈现在屏幕上。

(一)液流系统

流式细胞仪的液流系统包含鞘液流和样品流。鞘液有专门的配方,其基本特征就是等渗,作用是将样本细胞环绕,保证被环绕的细胞不会处于低渗或高渗溶液中以致死亡,样本细胞在鞘液的包裹下稳定地沿液流中央位置流动。

(二)光路系统

流式细胞仪的光路系统是流式细胞仪主要的系统,由激光器、光束成形系统及光信号收集系统组成,分析细胞时以激光照射细胞后接收到的光信号为基础,光信号包括散射光信号和荧光信号。

激光照射到样品流中的细胞后会产生散射光,如果细胞上结合有荧光染料,而这种荧光素刚好被这种波长的激光激发,荧光素就会向四周发射荧光。流式细胞仪采用的光信号分为散射光信号和荧光信号两种。散射光信号包括前向散射光(forward scattering,FSC)和侧向散射光(side scattering,SSC)。

1.前向散射光

FSC亦称为"小角度散射光"或"0°角散射光"。它的值代表细胞的大小,强度与细胞的体积大小有关,细胞体积越大,FSC值就越大,所以可以利用细胞的FSC值初步比较细胞的大小,利用FSC值对细胞进行分类和分群。

2.侧向散射光

SSC亦称为"90°角散射光"。它的值代表细胞的颗粒度,细胞越不规则,细胞表面的突起越多,细胞内能够引起激光散射的细胞器或颗粒生物越多,其SSC值就越大。其强度与细胞内部复杂程度有关,所以可以利用细胞的SSC值初步比较细胞的颗粒度。在流式分析中常用FSC-SSC设门分析。

三、流式细胞术的基本操作

标本的准备:在血液学检测中,流式细胞术适用的标本类型有骨髓液、外周血、各种体液(如脑脊液、胸腔积液、腹水)及人体组织(淋巴结、脾、肝等)。

1.外周血或骨髓

(1)保存方法:抽取标本后置于加有抗凝剂(肝素或EDTA)的试管中,室温(15~25 ℃)

保存,尽量在 12 h 内处理标本,如未能及时处理,放置时间超过 24 h 时,最好选择肝素抗凝管,并置于 4 ℃冰箱中保存。对于怀疑为骨髓瘤的样本需要注意:由于储存在肝素中,CD138 信号会减弱,所以 EDTA 比肝素更受欢迎。如果样本在较低温度下储存较长时间,CD138 抗原可能会脱落,CD138 强度的变异系数会大幅增加,故建议将筛查骨髓瘤的样本于室温保存。

(2)抗凝剂的选择:血标本可以使用 EDTA、葡萄糖枸橼酸或肝素抗凝,使用葡萄糖枸橼酸抗凝的标本 72 h 内细胞都是稳定的,使用肝素抗凝的标本 72 h 内细胞都是稳定的,使用 EDTA 抗凝的标本 48 h 内细胞是稳定的。

2.体液保存方法

抽取标本后将其置于肝素抗凝管中,15～25 ℃保存,尽量于 12 h 内处理完标本,将标本储存于 4 ℃冰箱中,储存时间不宜超过 48 h。

3.各种组织细胞

(1)保存方法:新鲜切取的组织标本置于生理盐水或 PBS 中,如红细胞较多,则加入少量肝素抗凝剂。为了保持细胞活性,不宜选用甲醛、乙醇等固定组织。室温保存,尽量于 12 h 内处理完标本。

(2)细胞膜上标记抗原

1)在试管中加入荧光素标记抗体(根据说明书、细胞数确定不同抗体用量),加入管底。

2)加血:加入骨髓或其他类型标本,振荡混匀,避光孵育 15 min。

3)溶血:加入荧光激活细胞分选仪(fluorescen ceactivated cell sorter,FACS)溶血素,振荡混匀,避光孵育 15 min。

4)离心:待标本透亮,离心(5 min,1700 r/min)。

5)洗涤:弃去上清,加 0.1% 小牛血清 PBS 缓冲液,振荡混匀,离心(5 min,1700 r/min)。

6)上机检测:弃去上清,加入 1% 多聚甲醛固定液 600 μL 固定细胞,等待上机检测。

(3)细胞质内标记抗原:与膜上标记相比,胞内标记需要进行破膜处理,在处理样本时要加入膜上抗体,然后在标记膜内抗体前进行破膜处理,即在细胞膜上打孔以便让荧光素标记的抗体自由通过细胞膜。对胞内抗原的检测,破膜是关键,如果破膜不完全会造成假阴性。处理步骤如下:

1)在试管中加入荧光素标记抗体(根据说明书、细胞数确定不同抗体用量),加入管底。

2)加血:加入骨髓或其他类型标本,振荡混匀,避光孵育 15 min。

3)溶血:加入荧光激活细胞分选仪溶血素,振荡混匀,避光孵育 15 min。

4)离心:待标本透亮,离心(5 min,1700 r/min)。

5)洗涤:弃去上清,加 0.1% 小牛血清 PBS 缓冲液,振荡混匀,离心(5 min,1700 r/min)。

6)破膜处理:弃去上清,加入破膜剂(1:10)450 μL,避光孵育 5 min。

7)离心:加入 0.1% 小牛血清 PBS 缓冲液,离心(5 min,1700 r/min)。

8)加入胞质内抗体:弃去上清,加入胞内抗体,避光孵育 30 min。

9)上机检测:加至 600 μL 含有 1% 多聚甲醛的固定液中固定,等待上机。

常用的胞质内抗体有 TdT、MPO、cCD3、cCD79a、cKappa、cLambda 等。

四、数据分析和报告

获取数据后,通过采用合理的设门策略(目前采用多参数指标,主要包括列表模式和图模式,各个检测参量以列表或矩阵方式储存),可对数据处理和分析,也可用于数据传输、显示、打印和再次的分析处理。为了直观方便地采集和分析流式数据,数据显示通常采用一维直方图、双参数散点图、等高线图、密度图等。流式细胞仪的检测信号,包括 FSC(反映细胞体积的大小)、SSC(反映细胞内部颗粒结构复杂程度)、荧光(FL)(荧光信号越强,表明荧光素偶联抗体所结合的抗原分子量越多)。

1.散射光设门

散射光设门是利用 FSC 和 SSC 进行设门,在 FSC-SSC 设门图中,淋巴细胞与有核红细胞 FSC、SSC 较小,单核细胞的 FSC、SCC 比淋巴细胞稍大。

2.散射光和荧光设门

(1)CD45-SSC 设门:对于 FSC-SCC 设门的方式,有时细胞较少无法将细胞分出界限,这时需要标记 CD45 来进行设门分析。CD45 是人类白细胞共同分化抗原,在流式分析中常用 CD45-SSC 来进行设门。

(2)CD19(CD20)-SSC 或 CD19-CD45 设门:标记 CD19 进行设门主要是针对 B 淋巴细胞白血病或淋巴瘤,利用 CD19(CD20)-SSC 设门可以将 B 淋巴细胞区分出来,然后再分析 B 细胞中的轻链表达情况。

(3)CD45-CD38 或 CD38-CD138:标记 CD38 设门主要是用于多发性骨髓瘤(multiple myeloma,MM),MM 细胞经常出现在 CD45 阴性区域,通过 CD38-CD45 设门,找到浆细胞,然后找到其在 CD45-SSC 上的位置,通过反向设门,分析其他不含 CD38 抗体的管中的浆细胞。

五、流式细胞术的临床应用

流式细胞术在血液病诊断、免疫功能监测等方面已经成为临床的常规检测项目,流式细胞术与组织学诊断、分子诊断等结合,可辅助临床疾病的诊断、治疗方案的选择以及预后的评估等。

1.在血液疾病中的应用

FCM 通过对外周血细胞或骨髓细胞抗原表达的检测分析,对各种血液病的诊断、治疗、预后起重要作用。FCM 在血液病中的主要应用包括白血病或淋巴瘤免疫分析、微小残留病(MRD)监测、阵发性睡眠性血红蛋白尿症诊断、造血干细胞 CD34 检测等。

（1）白血病或淋巴瘤免疫分型：流式细胞术白血病免疫分型的基本原理是利用 FSC/SSC 设门和散射光或荧光设门，区分出不同的细胞群进行分析，其中应用最多的是 CD45-SSC 设门。根据白细胞共同抗原 CD45 的表达程度与 SSC 设门后将骨髓细胞分为淋巴细胞、单核细胞、粒细胞、原始或幼稚细胞和有核红细胞群，其中淋巴细胞 CD45 表达最强，其次是单核细胞、粒细胞、早期造血细胞。幼红细胞和成熟红细胞不表达 CD45，以 CD45-SSC 双参数即可将骨髓细胞分群。

各类白血病特异的抗原标志：

髓系白血病：MPO、CD13、CD33、CD117、CD15、CD14、CD64、CD36、CD11c。

B-ALL/LBL：CD22、cCD79a、CD19、CD10、cIgM、CD20、Kappa、Lambda。

T-ALL/LBL：CD2、cCD3ε、CD5、CD7、CD1a、CD4、CD8、CD3、TCR。

巨核细胞白血病：CD41、CD61、CD36、CD42b、CD42a。

NK 细胞白血病：CD16、CD56、CD2、CD7、CD161、CD94、KIR。

浆细胞疾病：CD138、CD38、CD56、CD27、CD28、CD117、CD20、CD19、cKappa、cLambda。

另外，常用的白血病系列非特异性标志还有 CD34、HLA-DR、CD9、CD123 等。

（2）阵发性睡眠性血红蛋白尿症的诊断：这是一种以补体介导的血管内溶血为特征的获得性造血干细胞克隆性疾病。FCM 检测 PNH 克隆有两种方法：①通过检测血细胞膜上的 CD55、CD59 等糖基磷脂酰肌醇（glycosylphosphatidylinositol，GPI）锚链蛋白的表达来诊断 PNH，其特异性和灵敏性均优于传统的检测方法。②嗜水气单胞菌溶素变异体方法，对检测微小 PNH 克隆更敏感。

（3）多发性骨髓瘤的检测：多发性骨髓瘤患者的骨髓中有大量恶性浆细胞，使用流式细胞术对骨髓标本进行检测，分析鉴别良、恶性浆细胞，来评估浆细胞免疫表达和克隆性，对疾病的诊断和治疗评估有重要意义。

2.淋巴细胞亚群分析

淋巴细胞是一种参与并调节人体免疫功能的主要细胞，分为 T 淋巴细胞、B 淋巴细胞和 NK 细胞。T、B 淋巴细胞参与特异性免疫，NK 细胞参与天然免疫，在人体的细胞免疫和体液免疫中起重要的作用。

FCM 是一种简便、快速检测淋巴细胞亚群的方法，通过检测淋巴细胞膜表面分化抗原（CD 分子）对各淋巴细胞亚群进行分析，计算出淋巴细胞各亚群的百分比，从而对人体细胞免疫状态进行评估。最常检测的淋巴细胞亚群包括 $CD3^+CD4^+$ T 细胞、$CD3^+CD8^+$ T 细胞、B 淋巴细胞（$CD19^+CD20^+$）及 NK 细胞（$CD16^+CD56^+$）等。

3.在异体器官移植中的应用

同种异体器官移植会发生排斥反应，受者对移植物的排斥是移植成功与否的关键因素。FCM 可判断供者与受者之间是否合适，从而鉴别和定性同种异体反应抗体，主要方法是将供者的白细胞和受者的血清孵育，如果受者血清中存在针对供者的循环抗体，循环抗体就会同供者的淋巴细胞结合，然后标记荧光素二抗，通过检测荧

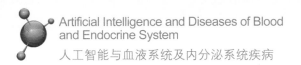
光标记的表达,来发现高风险的受体。

4.微小残留病(MRD)的监测

白血病或淋巴瘤患者经过化疗诱导治疗后获得了形态学上的完全缓解,但患者体内还会存在极少量的白血病细胞。这些残留的白血病细胞通过形态学一般难以辨认发现,但会成为将来疾病复发的根源。

白血病或淋巴瘤细胞经过诱导化疗后,数量少且难以与正常造血细胞区分。即使是经验丰富的形态学专家,在大量正常的骨髓细胞中准确鉴别极少量白血病细胞也是非常困难的。在疾病诱导缓解后,MRD监测可以帮助临床医生准确评估白血病负荷,掌握治疗强度,以避免强度太大使患者产生不必要的不良反应,还能监测早期复发并起到指导早期干预的作用。

参考文献

[1] BLANC-DURAND P, JÉGOU S, KANOUN S, et al. Fully automatic segmentation of diffuse large B cell lymphoma lesions on 3D FDG-PET/CT for total metabolic tumour volume prediction using a convolutional neural network [J]. European Journal of Nuclear Medicine and Molecular Imaging, 2021, 48(5):1362-1370.

(卢菲　姜慧慧)

多发性骨髓瘤

学习目的

1.了解多发性骨髓瘤的病因、发病机制。

2.熟悉多发性骨髓瘤的鉴别诊断、分类、分期、预后分层。

3.掌握多发性骨髓瘤的临床表现、诊断标准、治疗方法。

4.掌握多发性骨髓瘤相关医工结合的现状及进展。

临床案例

患者女性,75 岁,因腰痛 2 个月余,发现全血细胞减少 3 天收入院。

现病史:患者 2 个月前负重时腰部扭伤,腰痛持续性加重,不能独立行走。到当地医院就诊,医生给予"西乐葆"等止痛药口服,效果欠佳。3 天前患者于山东第一医科大学附属颈肩腰腿痛医院住院治疗。入院后血常规检查显示:WBC 2.83×10^9/L,RBC 1.56×10^{12}/L,PLT 71×10^9/L,HGB 46 g/L,血沉 149 mm/h。腰椎 MRI 显示:L1 椎体压缩性骨折,T12椎体轻度压缩;L4/5 椎间盘突出合并椎管狭窄;S2 椎管内多发椎管囊肿。患者为求进一步治疗由门诊收入院。

入院查体:BP 143/60 mmHg,贫血貌,被动体位,不能自如走动。余未见明显异常。

化验结果:①血常规:WBC 3.35×10^9/L,RBC 1.72×10^{12}/L,PLT 83×10^9/L,HGB 52 g/L。②血免疫固定电泳:IgA-K 阳性(M1 47.74 g/L,M2 6.73 g/L)。③体液免疫系列:IgA 65.2 g/L,K 22 g/L,K/L 56.41,β2-M 9.02 mg/L。④肝肾功血生化:ALB 36.4 g/L,GLB 72.1 mmol/L,UA 393 umol/L。⑤血清游离轻链:K 37.3 mg/L,L 7.95 mg/L,K/L=4.6918。

X 线检查:颈胸椎体骨质疏松,T9 椎体变扁,考虑压缩性骨折。

骨髓穿刺:①骨髓细胞学:有核细胞少,分化差,形态呈瘤状改变的浆细胞占 20%左右。②骨髓免疫分型:总浆细胞占有核细胞的 0.87%,其中 65.65%的浆细胞表达CD38、CD138、CD56、胞浆 K,符合异常浆细胞表型。

骨髓活检:考虑浆细胞骨髓瘤。

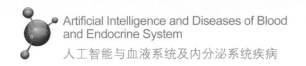

染色体:46,XX[20]。

基因突变筛查:阴性。

诊断:①多发性骨髓瘤[IgA-K 型,Durie-Salmon Ⅲ 期 A,ISS 分期 Ⅲ 期]。②胸腰椎压缩性骨折。③骨质疏松。

治疗:行地塞米松(VRD)方案 2 个周期后,评价达完全缓解(CR)。患者因年龄问题,未行自体造血干细胞移植。行 VRD 方案 6 个周期后,评价达严格意义的完全缓解(sCR)。

医工结合点:X 线检查的基本原理是 X 线穿透人体,射线会根据人体不同器官和组织密度,发生不同程度的衰减,形成影像上的黑白差异,从而可以判断器官的轮廓、组织密度是否有异常。

思考题

1.怎么诊断多发性骨髓瘤?

2.多发性骨髓瘤的疗效评价标准是什么?

3.如何通过人工智能的方法提高复发难治多发性骨髓瘤的治疗效果,改善其生存质量?

案例解析

一、疾病概述

(一)定义

多发性骨髓瘤(multiple myeloma,MM)是浆细胞恶性增殖性疾病,常见于中老年人。其特征为骨髓中克隆性浆细胞异常增生,大部分患者存在单克隆免疫球蛋白或其片段(M 蛋白)的分泌,导致相关器官或组织的损伤。MM 常见的临床表现与骨髓瘤相关组织、器官损伤有关,包括血钙增高、肾功能损害、贫血、骨质病变,以及免疫力下降导致的反复感染(12 个月内发作超过 2 次)、高黏滞血症等靶器官的损害。

(二)流行病学

美国经年龄校正的骨髓瘤发病率约为 5.6/10 万(男 7.1/10 万,女 4.6/10 万)。目前,我国城镇居民的总发病率约为 1.03/10 万,15 岁以上患者的发病率和死亡率随年龄增长逐步上升。发病年龄高峰为 55～65 岁,40 岁以下比较少见,男性发病率和死亡率均为女性的 1.5～2 倍。

(三)病因和发病机制

MM 病因不明。遗传、病毒感染、抗原刺激、电离辐射、化学物质等可能与骨髓瘤的发病有关。尽管发病机制尚不清楚,但有研究表明,MM 是一种由复杂的基因组改变和表观遗传学异常所驱动的恶性肿瘤。遗传学的不稳定性是其主要特征,表现为明显多变的染色体异常核型,同时骨髓瘤细胞与骨髓微环境的相互作用进一步促进了骨髓瘤细胞增殖和耐药的发生。

1.遗传易感性

已有多个报道提示骨髓瘤有家族性聚集现象。研究表明,在单克隆丙种球蛋白血症或骨髓瘤患者的一级亲属中,此类疾病发病风险增加1~2倍。对骨髓瘤患者亲属进一步研究,可能会发现肿瘤的易感基因位点。原发性单克隆丙种球蛋白血症和骨髓瘤的发病具有种族差异,这一结果也支持家族易感性的观点。

2.环境暴露

在暴露于辐射和化学物质的人群中,骨髓瘤的发病率确有增加。一项包含400万名欧洲裔和非洲裔的美国男性老兵的回顾性研究结果表明,合并自身免疫性疾病或炎症性疾病的患者中,原发性单克隆丙种球蛋白血症和骨髓瘤的发病风险增加。这项结果提示,在浆细胞肿瘤的发病中,免疫介导的机制可能具有一定的作用。

3.染色体异常

大多数甚至全部症状性骨髓瘤是由良性前驱疾病演变而来的。原发性单克隆丙种球蛋白血症每年以1%的比例进展为侵袭性疾病,如淋巴瘤、淀粉样变性或骨髓瘤。原发性单克隆丙种球蛋白血症患者浆细胞的免疫球蛋白基因可变区已发生体细胞突变,高度提示恶变发生于淋巴结后生发中心较为成熟的B细胞。二倍体骨髓瘤通常表现为奇数染色体的三体,如3号、5号、7号、9号、11号、15号、19号和21号染色体,而非超二倍染色体则与14q32的免疫球蛋白重链(IgH)基因易位有关。

4.骨髓微环境

骨髓瘤生长存活因子IL-6,以及骨髓瘤细胞对基质细胞依赖性的发现,在骨髓瘤生物学研究中具有里程碑式的意义。骨髓瘤细胞之间存在细胞黏附介导的强大的信息交互作用。骨髓瘤细胞生长和存活信号由PI3K/AKT、STAT 3、RAS/MAPK和NK-Kappa B通路介导,因此研究骨髓瘤细胞和骨髓微环境相互作用将有助于阐明疾病进展和耐药的机制,并且为临床提供新的治疗模式。

(四)临床表现

1.骨损害

骨痛为主要症状,以腰骶部最多见,其次为胸部和下肢。活动或扭伤后剧痛者有病理性骨折的可能。除了骨痛和病理性骨折外,患者还可出现骨骼肿物。多发性骨髓瘤骨病的发生主要是由于破骨细胞和成骨细胞活性失衡所致。

2.贫血

贫血为本病的另一常见表现。因贫血发生缓慢,贫血症状多不明显,多为轻、中度贫血。贫血的发生主要为红细胞生成减少所致,与细胞因子、骨髓瘤细胞浸润、肾功能不全等有关。

3.肾功能损害

肾功能损伤是比较常见又具有特征性的临床表现。患者可有蛋白尿,血尿,管型尿和急、慢性肾衰竭。急性肾衰竭多因脱水、感染、静脉肾盂造影等引起。慢性肾衰竭的原

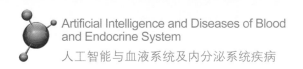

因包括以下几个方面：①游离轻链（本周蛋白）被肾小管吸收后沉积在上皮细胞胞质内，使肾小管细胞变性，功能受损，如蛋白管型阻塞导致肾小管扩张；②高血钙引起肾小管和集合管损害；③尿酸过多，沉积在肾小管，导致尿酸性肾病；④肾脏淀粉样变性、高黏滞综合征和骨髓瘤细胞浸润等。

4.高钙血症

患者主要表现为食欲缺乏、呕吐、乏力、意识模糊、多尿或便秘等。高钙血症主要由广泛的溶骨性改变和肾功能不全所致。

5.感染

本病患者容易发生感染，如肺炎球菌性肺炎和尿路感染，甚至败血症。病毒感染以带状疱疹多见。易发生感染的原因是正常多克隆免疫球蛋白生成减少，免疫力下降。

6.高黏滞综合征

患者头晕、眼花、耳鸣、手指麻木、视力障碍、充血性心力衰竭、意识障碍甚至昏迷等，发生的原因是血清中 M 蛋白增多，可使血液黏滞度增加，引起血流缓慢、组织淤血和缺氧。部分患者的 M 蛋白成分为冷球蛋白，可引起微循环障碍，出现雷诺现象。

7.出血倾向

鼻出血、牙龈出血和皮肤青紫多见。出血的机制：①血小板减少，且 M 蛋白包裹在血小板表面，影响血小板的功能。②凝血障碍：M 蛋白与纤维蛋白单体结合，影响纤维蛋白多聚化，M 蛋白尚可直接影响凝血因子的活性。③血管壁因素：高免疫球蛋白血症和淀粉样变性损伤血管壁。

8.淀粉样变性

少数患者可发生淀粉样变性，常见舌体、腮腺肿大，心肌肥厚，心脏扩大，腹泻或便秘，皮肤苔藓样变，外周神经病变及肝、肾功能损害等。心肌淀粉样变性严重时可猝死。淀粉样变性的诊断依赖组织活检病理学检查，包括形态学、刚果红染色及免疫荧光检查。

9.神经系统损害

神经系统症状多种多样，既可表现为周围神经病和神经根综合征，也可表现为中枢神经系统症状，患者肌肉无力、肢体麻木和痛觉迟钝等。脊髓压迫是较为严重的神经受损表现。MM 神经损害的病因包括骨髓瘤细胞浸润、肿块压迫、高钙血症、高黏滞综合征、淀粉样变性、单克隆轻链和(或)其片段的沉积等。

10.髓外浸润

瘤细胞浸润与淀粉样变性等导致肝、脾、淋巴结和肾脏受累。肝脾大一般为轻度。淋巴结肿大者较为少见。其他组织，如甲状腺、肾上腺、卵巢、睾丸、肺、皮肤、胸膜、心包、消化道和中枢神经系统也可受累。瘤细胞也可以侵犯口腔及呼吸道等软组织。MM 患者在诊断时即可能合并髓外浆细胞瘤，在 MM 的治疗过程中，髓外浆细胞瘤也可能随着疾病的进展而出现。

（四）实验室检查和其他检查

1.血象

患者血象多为正常细胞正色素性贫血。血片中红细胞呈缗钱状排列，白细胞总数正常或减少,晚期可见大量浆细胞,血小板计数多数正常,有时可减少。

2.骨髓象

骨髓中浆细胞异常增生,并伴有质的改变。骨髓瘤细胞大小形态不一,成堆出现,核内可见 1~4 个核仁,并可见双核或多核浆细胞。骨髓瘤细胞数量不等,一般占有核细胞数的 10% 以上。

3.血 M 蛋白鉴定

血清中出现 M 蛋白是本病的突出特点。血清蛋白电泳可见一染色浓而密集、单峰突起的 M 蛋白,正常免疫球蛋白减少。M 蛋白成分可出现在 γ 区(IgG,IgM)、β 区或 α2 区(IgA)。进行 M 蛋白免疫分型时常常做以下检测:①血清蛋白电泳;②血清免疫固定电泳;③免疫球蛋白定量;④轻链定量,轻链 κ/λ 比值;⑤血清总蛋白、白蛋白定量检测;⑥血清游离轻链定量及受累与非受累游离轻链的比值。

4.尿液检查

尿常规可出现蛋白尿、血尿和管型尿。对于尿蛋白电泳 24 小时尿轻链、尿免疫固定电泳的检测,约半数患者尿中出现本-周蛋白(Bence-Jones protein)。本周蛋白即从患者肾脏排出的轻链,或为 κ 链,或为 λ 链,轻链分子量仅 23 kD,可在尿中大量排出。

5.血液生化检查

(1)血钙经常升高,国外报道高钙血症的发生率为 30%~60%,国内报道高钙血症发生率为 15%~20%,血磷一般正常,肾功能不全时可引起血磷升高。碱性磷酸酶可正常、降低或升高。本病常见高尿酸血症,可并发泌尿道结石。

(2)血清 β_2 微球蛋白:β_2 微球蛋白与全身骨髓瘤细胞总数有显著相关性。在肾功能不全时会使患者 β_2 微球蛋白增高得更加显著。

(3)血清总蛋白、白蛋白:约 95% 患者血清总蛋白超过正常值,球蛋白增多,白蛋白减少与预后密切相关。

(4)C 反应蛋白(C-reactive protein,CRP)和血清乳酸脱氢酶(LDH):CRP 可反映疾病的严重程度,LDH 与肿瘤细胞活动有关,反映肿瘤负荷。

(5)肌酐(Cr)和尿素氮(BUN):在出现肾功能减退时可以升高。

6.细胞遗传学

荧光原位杂交(FISH)可发现 90% 以上 MM 患者存在细胞遗传学异常。目前已发现一些提示预后差的染色体改变如 del(13)、亚二倍体、t(4;14)、del(17p)、t(14;16)、t(14;20)等。

7.影像学检查

骨病变 X 线表现:①典型表现为圆形、边缘清楚如凿孔样的多个大小不等的溶骨性损害,常见于颅骨、盆骨、脊柱、股骨、肱骨等处;②病理性骨折;③骨质疏松,多在脊柱、肋骨和盆骨。为避免急性肾衰竭,应禁止静脉肾盂造影。有骨痛但 X 线上未见异常的患者,可做 CT、MRI 或 PET-CT 检查。

二、疾病预防、诊断、治疗、康复

(一)预防

目前,多发性骨髓瘤的发病机制尚不清楚,遗传、病毒感染、抗原刺激、电离辐射、化学物质等因素可能与骨髓瘤的发病有关。因此,应注意:①尽量避免长时间接触有辐射性的东西。②避免长期接触油漆,频繁染发等。③学会调节自己的情绪,释放生活的压力,保持心情愉悦。④保持良好的生活习惯,保证充足的睡眠,适当锻炼,增强机体的抵抗力。

(二)诊断

1.诊断

(1)有症状骨髓瘤(活动性骨髓瘤):诊断标准(见表 1-9-1)需满足第 1 条,加上第 3 条中任何 1 项:

表 1-9-1 活动性(有症状)多发性骨髓瘤诊断标准

1.骨髓单克隆浆细胞比例≥10%和(或)组织活检证明有浆细胞瘤。		
2.血清和(或)尿出现单克隆 M 蛋白。		
3.骨髓瘤引起的相关表现	(1)靶器官损害表现(CRAB)	1)[C]校正血清钙>2.75 mmol/L
		2)[R]肾功能损害(肌酐清除率<40 mL/min 或肌酐>177 μmol/L)
		3)[A]贫血(血红蛋白低于正常下限 20 g/L 或<100 g/L)
		4)[B]溶骨性破坏,通过影像学检查(X 线片、CT 或 PET-CT)显示 1 处或多处溶骨性病变
	(2)无靶器官损害表现,但出现以下 1 项或多项指标异常(SLiM)	1)[S]骨髓单克隆浆细胞比例≥60%
		2)[Li]受累/非受累血清游离轻链比≥100
		3)[M]磁共振检查出现>1 处 5 mm 以上局灶性骨质破坏

注:校正血清钙(mmoL/L)=血清总钙(mmol/L)-0.025×血清白蛋白浓度(g/L)+1.0(mmol/L)。

(2)无症状性骨瘤(冒烟型骨髓瘤)诊断标准:需满足第 3 条,加上第 1 条和(或)第 2 条:①血清单克隆 M 蛋白大于等于 30 g/L,或 24 h 尿轻链大于等于 0.5 g;②骨髓单克隆浆细胞比例 10%～60%;③无相关器官及组织的损害(无 SLiM、CRAB 等终末器官损害表现及淀粉样变性)。

(3)分型:根据异常增殖的免疫球蛋白类型分为 IgG、IgA、IgD、lgM、IgE 型、轻链型、双克隆型及不分泌型。每一种又根据轻链类型分为 κ 型和 λ 型。

(4)分期:按照传统的 Durie-Salmon(DS)分期体系(表 1-9-2)和国际分期体系及修订的国际分期体系(RISS)(表 1-9-3)进行分期。

表 1-9-2　Durie- Salmon 分期体系

分期		分期标准
Ⅰ 期		满足以下所有条件： 1.血红蛋白＞100 g/L； 2.血清钙正常； 3.骨骼 X 线片：无溶骨性改变或孤立的溶骨改变； 4.血清或尿骨髓瘤蛋白产生率低：IgG＜50 g/L，IgA＜30 g/L，本周蛋白＜4 g/24 h
Ⅱ 期		不符合 Ⅰ 和 Ⅲ 期的所有患者
Ⅲ 期		满足以下 1 个或多个条件： 1.血红蛋白＜85 g/L； 2.血清钙＞12 mg/dL； 3.骨骼检查中溶骨病变大于 3 处； 4.血清或尿骨髓瘤蛋白产生率高：IgG＞70 g/L，IgA＞50 g/L，本周蛋白＞12 g/24 h
亚型	A 亚型	肾功能正常,肌酐清除率＞40 mL/min 或血清肌酐水平＜177 μmol/L(2.0 mg/dL)
	B 亚型	肾功能不全,肌酐清除率≤40 mL/min 或血清肌酐水平≥177 μmol/L (2.0 mg/dL)

表 1-9-3　国际分期体系(ISS)及修订的国际分期体系(R-ISS)

分期	ISS 的标准	R-ISS 的标准
Ⅰ	血清 β_2 微球蛋白＜3.5 mg/L,白蛋白 ≥35 g/L	ISS Ⅰ 期和非细胞遗传学高危同时 LDH 水平正常
Ⅱ	介于 Ⅰ 期和 Ⅲ 期之间	介于 R-ISS Ⅰ 期和 Ⅲ 期之间
Ⅲ	血清 β_2 微球蛋白≥5.5 mg/L	ISSⅢ 期同时细胞遗传学高危[*]或者 LDH 水平高于正常

注：[*] 细胞遗传学高危指间期荧光原位杂交检出 del(17p),t(4;14),t(14;16)。

2.鉴别诊断

MM 须与下列疾病相鉴别。

(1)反应性浆细胞增多症：可由慢性炎症、伤寒、自身免疫性疾病、病毒感染、肝硬化、脂肪代谢障碍、转移癌等引起。浆细胞一般不超过 15%,且无形态异常,免疫表型为 $CD38^+$、$CD56^-$ 且不伴有 M 蛋白,IgH 基因重排阴性。

(2)意义未明的单克隆免疫球蛋白血症(monoclonal gammapathy of undetermined significance,MGUS)：血清和(或)尿液中出现 M 蛋白,骨髓中单克隆浆细胞增多但未达到 MM 诊断标准,且无组织、器官损伤的证据。

(3)华氏巨球蛋白血症(waldenström macroglobulinemia,WM)：血清和(或)尿液中

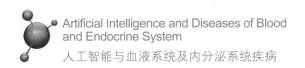

出现单克隆 IgM，骨髓或其他组织中有淋巴样浆细胞浸润。FISH 常无 t(11;14)等 IgH 易位，分子生物学检测常常有 MYD88L265P 突变。

（4）轻链型淀粉样变性：又称"原发性系统性轻链型淀粉样变性"，是单克隆轻链变性、沉积造成的组织和器官损伤。活检组织刚果红染色阳性。

（5）引起骨痛和骨质破坏的疾病：如骨转移癌、老年性骨质疏松症、肾小管酸中毒及甲状旁腺功能亢进症等，因成骨过程活跃，常伴血清碱性磷酸酶升高，如查到原发病变或骨涂片中有成堆的癌细胞将有助于鉴别。

（三）治疗

1.无症状骨髓瘤

对无症状骨髓瘤，不建议化疗（除非进行临床试验）。

2.孤立性浆细胞瘤

对于骨型浆细胞瘤，对受累野进行放疗（45 Gy 或更大剂量）；对于骨外型浆细胞瘤，先对受累野进行放疗（45 Gy 或更大剂量），如有必要行手术治疗。疾病进展为 MM 者按 MM 治疗。

3.有症状骨髓瘤的治疗

（1）诱导治疗：患者的年龄（原则上≤65 岁）、体能及共存疾病状况决定其 HSCT 条件的适合性。移植候选患者诱导治疗不宜长于 4～6 个疗程，以免损伤造血干细胞并影响其动员采集。初始治疗可选下述方案：硼替佐米/地塞米松（VD）；来那度胺/地塞米松（RD）；来那度胺/硼替佐米或地塞米松（VRD），硼替佐米/多柔比星/地塞米松（PAD），硼替佐米/环磷酰胺/地塞米松（VCD），硼替佐米/沙利度胺或地塞米松（VTD），沙利度胺/多柔比星/地塞米松（TAD），沙利度胺/地塞米松（TD），沙利度胺/环磷酰胺/地塞米松（TCD），长春新碱/多柔比星/地塞米松（VAD）。

不适合移植患者的初始诱导方案，除以上方案外尚可选用：美法仑/泼尼松/硼替佐米（VMP），美法仑/泼尼松/沙利度胺（MPI），美法仑/泼尼松/来那度胺（MPR），来那度胺/低剂量地塞米松（Rd），美法仑/泼尼松（MP）。

（2）自体造血干细胞移植（auto-HSCT）：自体造血干细胞移植可提高缓解率并改善患者无事件生存期，尤其是高危患者受益明显，是适合移植患者主要诱导治疗后的标准治疗。肾功能不全及年龄大并非移植禁忌证。与晚期移植相比，早期移植者无事件生存期更长。原发耐药或对诱导治疗耐药患者，自体造血干细胞可作为挽救治疗策略。对于所有适合移植的患者，建议在移植前采集足够两次移植所需的干细胞。对于第一次造血干细胞移植后获得 CR 或非常好的部分缓解（very good partial response，VGPR）的患者，可不进行序贯第二次移植；第一次造血干细胞移植后未达到 VGPR 的患者可行序贯移植；序贯移植一般在第一次移植后 6 个月内进行。

（3）巩固治疗：为进一步提高疗效及反应深度，以强化疾病控制，对于诱导治疗或 auto-HSCT 后获最大疗效的患者，可采用原诱导方案短期巩固治疗 2～4 个疗程。

（4）维持治疗：非移植的患者，在取得最佳疗效后，达到平台期再进行维持治疗；接受自体造血干细胞移植者，在移植结束血象恢复后进行。如在诱导治疗或干细胞移植后行巩固治疗,维持治疗在巩固治疗后进行。可选用来那度胺、硼替佐米、伊沙佐米单药或联合糖皮质激素。

（5）异基因造血干细胞移植:异基因造血干细胞移植包括清髓性和非清髓性移植,异基因移植一直被作为自体移植的替代治疗,以避免重新输回肿瘤细胞被污染,但是缺乏合适的捐赠者以及并发症风险限制了这个方法的使用。对于非高龄的 MM 患者,非清髓移植旨在减少大剂量化疗的并发症,并保留有利的移植物抗肿瘤效应。

（6）原发耐药 MM 的治疗:换用未用过的新的方案,如能获得部分缓解（partial response,PR）及以上疗效且条件合适,应尽快行自体造血干细胞移植;符合临床试验者,进入临床试验。

（7）MM 复发的治疗:缓解后半年以内复发,换用未用过的新方案;缓解后半年以上复发,可以使用原诱导缓解的方案或换用以前未用过的新方案;条件合适者进行自体或异基因造血干细胞移植。

（8）移植后复发:对于异基因造血干细胞移植后复发者,可给予供体淋巴细胞输注或使用以前未使用的、含新药的方案。对于自体造血干细胞移植后复发的患者,如果有冻存的干细胞,可以行第二次自体造血干细胞移植;使用以前未使用的、含新药的方案;有同胞相合供者的年轻患者考虑异基因造血干细胞移植。

（9）支持治疗:①骨病的治疗:应给予接受骨髓瘤主要治疗的患者双膦酸盐治疗。冒烟型或Ⅰ期病变的患者最好在临床试验环境使用双磷酸盐药物。这些患者应每年或有症状时进行骨骼检查。使用双磷酸盐类药物时应监测肾功能与颚骨坏死情况。有长骨病理性骨折、脊柱骨折压迫脊髓或脊柱不稳者可行外科手术治疗。低剂量放疗（10～30 Gy）可以作为姑息治疗,用于不能控制的疼痛、即将发生的病理性骨折或即将发生的脊髓压迫。②高钙血症:水化、碱化、利尿,如患者尿量正常,则日补液 2000～3000 mL,保持尿量大于1500 mL/d,使用二膦酸盐、糖皮质激素和（或）降钙素。③肾功能不全:水化、利尿,以避免肾功能不全;减少尿酸形成和促进尿酸排泄;有肾衰竭者,应视患者尿量情况来决定是否透析;避免使用非甾体抗炎药和静脉造影剂;长期使用二膦酸盐需监测肾功能。④贫血:可考虑使用 EPO 治疗。⑤感染:存在反复的危及生命的感染时,应考虑静脉注射免疫球蛋白治疗;若使用大剂量地塞米松方案,应预防卡氏肺孢子虫病和真菌感染。接受蛋白酶体抑制剂治疗的患者,应进行带状疱疹的预防。⑥凝血或血栓:对以免疫调节剂为基础治疗的患者,建议使用全剂量阿司匹林,建议血栓高危患者进行预防性抗凝治疗。⑦高黏滞血症:应将血浆置换作为有症状高黏滞血症的辅助治疗。

（四）康复

多发性骨髓瘤的康复是一个长期的过程,所以应做到以下几点:①保持良好的精神状态,树立战胜疾病的信心。②均衡饮食,保持充分的营养摄入。③注意个人卫生,预防感染。

三、医工交叉应用的展望

作为一种血浆细胞性肿瘤,多发性骨髓瘤的特征是中心 B 细胞衍生的恶性浆细胞在骨髓中克隆性扩张,并且显示出显著的复杂性和遗传异质性。尤其是亚克隆水平上的遗传多样性,其与肿瘤进展的异质性、临床侵袭性和药物敏感性密切相关。蛋白酶体抑制剂(proteasome inhibitors,PIs)是针对多发性骨髓瘤的有效治疗方法,已成为骨髓瘤常见的治疗选择。其中,硼替佐米(Bortezomib)是美国食品药品监督管理局在 2003 年批准的第一个用于治疗复发性和难治性 MM 的药物。目前,应用于临床的蛋白酶抑制剂还包括卡非佐米和伊沙佐米等。尽管这些药物的应用使得多发性骨髓瘤的治疗手段得到发展,MM 仍然是一种无法治愈的疾病。其中位生存期大约为 7 年。此外,MM 患者对于治疗手段的敏感性存在非常大的异质性,这是限制 MM 治疗效果的一大因素。有的患者存在先天性耐药,而有的患者在治疗过程中会产生获得性耐药,从而导致复发。单细胞基因组分析研究发现,肿瘤亚克隆遗传结构的异质性有可能是导致包括 MM 在内的多种肿瘤复发的原因。例如,以往的研究发现,具有基因标记的细胞亚克隆会随着时间的推移进化出新的谱系,这可能是由于不同的亚克隆对治疗手段的反应不同,从而导致各亚克隆之间产生不同的进化选择压力。另外,还有研究利用单细胞分析方法发现,具有相同基因突变的骨髓瘤克隆进化成为多种不同的亚克隆,从而形成了丰富的克隆多样性。虽然这些基因组学研究已经表明亚克隆结构的异质性可能是导致复发的原因,但是目前缺乏基于基因表达水平来识别和评估骨髓瘤细胞群中各细胞亚群药物敏感性的研究。

明尼苏达大学等研究机构的研究者开展了一项研究,对来自 11 个骨髓瘤细胞系的 528 个预处理单细胞和 418 个来自 8 名尚未接受药物治疗的 MM 患者的单细胞进行了靶向转录组分析,然后利用生物信息学和统计分析方法预测单个细胞对蛋白酶体抑制剂的敏感性。基因表达谱(gene expression profiling,GEP)可以作为一种有效的预后标记物。然而,迄今为止仅有少量的研究尝试利用 GEP 构造用于识别大量骨髓瘤细胞中药物敏感亚群和耐药细胞亚群的预测算法。

依据单细胞水平的药物敏感性基因表达谱特征,研究者开发了一个在 R 语言中使用的统计分析软件包——SCATTome。基于靶向转录组数据,该软件包可以利用多种机器学习算法预测单个细胞的药物敏感性。利用该软件包有助于分析肿瘤内部异质性的临床意义,并且可基于亚克隆水平的药物敏感性选择相应的药物。

参考文献

[1]王辰,王建安.内科学[M].3 版.北京:人民卫生出版社,2015.

[2]张之南,郝玉书,赵永强,等.血液病学[M].2 版.北京:人民卫生出版社,2015.

[3](美)考杉斯基.威廉姆斯血液病学[M].8 版.陈竺,陈赛娟,主译.北京:人民卫生出版社,2011.

[4]MITRA A K, MUKHERJEE U K, HARDING T, et al. Single-cell analysis of targeted transcriptome predicts drug sensitivity of single cells within human myeloma tumors[J]. Leukemia, 2016, 30(5): 1094-1102.

［5］LOHR J G，STOJANOV P，CARTER S L，et al. Widespread genetic heterogeneity in multiple myeloma：Implications for targeted therapy［J］. Cancer Cell，2014，25：91-101

［6］MROZ E A，TWARD A D，PICKERING C R，et al. High intratumor genetic heterogeneity is related to worse outcome in patients with head and neck squamous cell carcinoma［J］. Cancer，2013，119(16)：3034-3042.

（臧绍蕾　姜慧慧　王璟涛）

第十章

骨髓增殖性肿瘤

第一节　真性红细胞增多症

1.了解真性红细胞增多症的定义及发病机制。

2.熟悉真性红细胞增多症的临床表现及实验室检查。

3.熟悉真性红细胞增多症的诊断方法及预后判断。

4.了解真性红细胞增多症的治疗方法及疗效评价标准。

临床案例

患者男性,50岁,因"双下肢无力半月余"入院。

现病史:患者自诉半月余前无明显诱因出现双下肢无力,伴言语不流利,就诊于当地医院,考虑为"脑梗死",给予阿司匹林、阿托伐他汀等药物治疗,查血常规显示白细胞 12.55×10^9/L,红细胞 8.45×10^{12}/L,血细胞比容 68.1%,血红蛋白 212 g/L,血小板 1465×10^9/L。患者为求进一步诊治由门诊收入血液科。

入院查体:多血质外貌,全身皮肤、黏膜无出血点及黄染,浅表淋巴结未触及肿大。心肺查体无异常,腹部平坦,无压痛及反跳痛,肝脾肋下未触及,双下肢无水肿。

实验室检查:①血常规:白细胞 11.85×10^9/L,红细胞 8.88×10^{12}/L,血细胞比容 71.5%,血红蛋白 223 g/L,血小板 199×10^9/L。②贫血检测、肝肾功、凝血、乙型肝炎检测未见异常。

影像学检查:颅脑 MRI 多发急性或亚急性脑梗死,脑内有少许缺血变性灶。

穿刺检查:①骨髓细胞学检查:骨髓增生明显活跃。a.粒系:粒系增生活跃,以中性杆状核及分叶核粒细胞为主,形态大致正常。b.红系:红系增生活跃,形态大致正常。RBC密集分布。c.淋巴系:比值占 8%,形态大致正常。d.全片未见巨核细胞,PLT 多见。②外周血:WBC 偏高,中性分叶核粒细胞比值明显增高,形态大致正常,PLT 多见。③NAP:阳性率为 95%,积分为 360 分。本次髓象有核细胞少,血红蛋白增高,考虑真性红细胞增多症。

分子检测:*JAK 2/V 617F* 突变阳性。

诊断:①骨髓增殖性肿瘤,真性红细胞增多症。②脑梗死。

治疗:给予红细胞单采及放血治疗,同时给予羟基脲降细胞,阿司匹林预防再次栓塞等治疗。

医工结合点:*JAK 2/V 617F* 突变基因的检测通过聚合酶链反应扩增出可能包含突变的基因组片段,然后利用限制性内切酶对这些聚合酶链反应片段进行酶切,最后根据酶切片段的长度差异来判断是否存在突变位点。

思考题

1.真性红细胞增多症的诊断标准是什么?

2.真性红细胞增多症的临床表现有哪些?

3.骨髓增殖性疾病随着病程进展有向其他疾病转化的风险,如何通过人工智能的方法来预测疾病的转化或进展?

案例解析

一、疾病概述

(一)定义及分期

真性红细胞增多症(polycythemia vera,PV)是一种获得性克隆性造血干细胞疾病,属于慢性骨髓增殖性疾病。PV 特点为红细胞数量和全血容量绝对增多,血液黏稠度增高,常伴有白细胞和血小板增多。

PV 起病隐袭,进展缓慢,通常经历以下两个进展阶段:①增殖期或红细胞增多期,常有红细胞增多;②红细胞增多后期,表现为全血细胞减少、髓外造血、肝脾肿大、脾亢和骨髓纤维化。PV 的临床表现有皮肤黏膜红紫、脾大、高血压,易并发血栓、栓塞及出血,少数患者可进展为急性白血病。PV 多见于 50～60 岁的中老年人,在我国发病平均年龄为 48.1 岁。

(二)发病机制

PV 为获得性克隆性造血干细胞疾病,90%～95%的患者都可出现 *JAK 2/V 617F* 基因突变。

(三)临床表现

PV 起病隐匿,初期易被忽视,有时可在查体时被发现。因此,必须仔细询问患者年龄,有无血管栓塞病史,有无心血管高危因素(如高血压、高血脂、糖尿病、吸烟和充血性心力衰竭),有无疲劳、早饱感、腹部不适、皮肤瘙痒和骨痛,以及活动力、注意力、此前1年内体重下降情况,有无不能解释的发热或重度盗汗及其持续时间,家族有无类似患者,有无长期高原生活史等。建议在患者初诊及治疗过程中评估疗效时采用骨髓增殖性肿瘤总症状评估量表(MPN-SAF-TSS,简称 MPN-10)进行症状负荷评估。

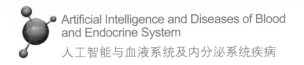

1.非特异症状

非特异症状包括头痛、虚弱、眩晕、疲乏、耳鸣、眼花、健忘等类似神经症症状。重者复视、视力模糊。5%～20%的 PV 患者可出现痛风性关节炎。

2.皮肤瘙痒及消化性溃疡

将近40%的患者会出现皮肤瘙痒,特别是温水浴用力搔抓后。PV 患者常有消化道不适症状,主要包括上腹不适,胃镜提示有胃十二指肠糜烂等,推测可能与血液黏度增高造成胃黏膜供血异常有关。

3.红斑性肢痛病

红斑性肢痛病表现为四肢末端烧灼样疼痛、发白或发绀,但动脉搏动正常。

4.血栓形成、栓塞或静脉炎

血栓形成、栓塞或静脉炎与血流显著缓慢有关,尤其是伴有血小板增多时,可有血栓形成和梗死。血栓形成最常见于四肢、肠系膜、脑及冠状血管,严重时出现瘫痪症状。

5.出血倾向

由于血管充血、内膜损伤以及血小板第 3 因子减少、血块回缩不良等原因,PV 患者可有出血倾向,皮肤瘀斑、牙龈出血最常见,有时可见创伤或手术后出血不止。

(四)实验室检查

以下实验室检查项目为疑诊 PV 患者的必检项目:①外周血细胞计数;②骨髓穿刺涂片和外周血涂片分类计数;③骨髓活检切片病理细胞学分析和网状纤维(嗜银)染色;④血清红细胞生成素水平测定;⑤*JAK 2/V 617F* 和 *JAK 2* 第 12 外显子基因突变检测,有家族病史者建议筛查 *EPOR*、*VHL*、*EGLN 1/PHD 2*、*EPAS 1/HIF 2 α*、*HGBB*、*HGBA* 和 *BPGM* 等基因突变;⑥肝脏、脾脏超声或 CT 检查。有条件的单位可行骨髓细胞体外红系爆式集落形成单位(erythrocytic burst-forming unit,BFU-E)(±EPO)和红细胞集落生成单位(erythrocytic colony-forming unit,CFU-E)(±EPO)培养,确认是否有内源性红系集落形成。

1.血象

血红蛋白男性大于等于 180 g/L,女性大于等于 170 g/L;红细胞计数男性大于等于 $6.5×10^{12}$/L,女性大于等于 $6.0×10^{12}$/L。白细胞、血小板计数也有一定程度的升高。

2.骨髓象

骨髓象增生明显活跃,粒、红及巨核细胞系均增生,以红系增生显著。红细胞容量增加:^{51}Cr 标记红细胞法:男性大于 39 mL/kg,女性大于 27 mL/kg。红细胞压积增高:男性大于等于 55%,女性大于等于 50%。中性粒细胞碱性磷酸酶积分增高,超过 100(无发热及感染)。

3.动脉血氧饱和度正常

动脉血氧饱和度正常(≥92%),血清维生素 B_{12} 增高(>666 pmol/L)。

二、疾病预防、诊断、治疗、康复

（一）预防

真红细胞增多症是一种造血干细胞克隆性疾病，属于骨髓增殖性疾病的范畴，应注意不要剧烈运动和防止疲劳，少去公共场所，防止感染和出血。在日常生活中要注意避免接受大剂量放射线的照射，营养均衡，适当地进行体育锻炼，增强机体的免疫力，减少病毒感染的发生。

（二）诊断

1.PV 诊断标准

建议采用 WHO 标准（2008 年）。符合 2 条主要标准和 1 条次要标准或符合第 1 条主要标准和 2 条次要标准则可诊断 PV。

主要标准：①男性 HGB 大于 185 g/L，女性 HGB 大于 165 g/L，或有其他红细胞容积增高的证据［HGB 或红细胞比容（HCT）大于按年龄、性别和居住地海拔高度测定方法特异参考范围百分度的第 99 位，或在无缺铁情况下血红蛋白比的基础值肯定且持续增高至少 20 g/L 的前提下男性 HGB 大于 170 g/L，女性 HGB 大于 150 g/L。②有 $JAK 2/V 617F$ 突变或其他功能相似的突变（如 $JAK 2$ 第 12 外显子突变）。次要标准：①骨髓活检：按患者年龄来说为高度增生，以红系、粒系和巨核细胞增生为主。②血清 EPO 水平低于正常参考值水平。③骨髓细胞体外培养有内源性红系集落形成。

2014 年 WHO 修订建议标准。主要标准：①男性 HGB 大于 165 g/L，女性大于 160 g/L，或男性 HCT 超过 49％、女性超过 48％。②骨髓活检示三系高度增生伴多形性巨核细胞。③有 $JAK 2$ 突变。次要标准：血清 EPO 水平低于正常参考值水平。PV 诊断需符合 3 条主要标准或第 1、第 2 条主要标准和次要标准。

2.真性红细胞增多症后骨髓纤维化（post-PV MF）诊断标准

post-PV MF 的诊断采用骨髓纤维化研究和治疗国际工作组（IWG-MRT）标准。

主要标准（以下 2 条均需满足）：①此前按 WHO 诊断标准确诊为 PV。②骨髓活检显示纤维组织分级为 2/3 级（按 0～3 级标准）或 3/4 级（按 0～4 级标准）。次要标准（至少符合其中 2 条）：①贫血或不需持续静脉放血（在未进行降细胞治疗情况下）及降细胞治疗来控制红细胞增多。②外周血出现幼稚粒细胞、幼稚红细胞。③进行性脾脏肿大（此前有脾脏肿大者脾脏超过左肋缘下 5 cm 或新出现可触及的脾脏肿大）。④以下 3 项体质性症状中至少出现 1 项：过去 6 个月内体重下降超过 10％，盗汗，不能解释的发热（＞37.5 ℃）。

（三）治疗

1.治疗目标

PV 的治疗目标是避免初发或复发的血栓形成、控制疾病相关症状、预防 post-PV MF 和（或）急性白血病转化。多血症期治疗目标是将 HCT 控制在 45％以下。

2.一线治疗选择

（1）对症处理：静脉放血和骨髓抑制药物对皮肤瘙痒常无效。由于热水洗澡可使之

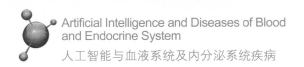

加重,应告诫患者减少洗澡次数或避免用过热的水洗澡。阿司匹林和塞庚啶有一定疗效,但抗组胺药物无效。

(2)血栓预防:由于栓塞是 PV 患者的主要死亡原因,因此,确诊患者均应进行血栓预防。首选口服低剂量阿司匹林(100 mg/d),不能耐受的患者可口服潘生丁。

(3)静脉放血:一般来说,开始阶段每 2～4 天静脉放血 400～500 mL,HCT 降至正常或稍高于正常值后延长放血间隔时间,维持红细胞数正常(HCT<45％)。HCT 大于 64％的患者初期放血间隔期应更短,体重低于 50 kg 的患者每次应减少放血量,合并心血管疾患的患者应采用少量多次放血的原则。静脉放血可使头痛等症状得到改善,但不能降低血小板和白细胞数,对皮肤瘙痒和痛风等症状亦无效,年龄低于 50 岁且无栓塞病史患者可首选此种治疗方法。红细胞单采术可在短时间内快速降低 HCT,在必要时可以采用此治疗。反复静脉放血治疗可出现铁缺乏的相关症状和体征,但一般不进行补铁治疗。

(4)降细胞治疗:高危患者应接受降细胞治疗。对静脉放血不能耐受或需频繁放血、有症状或进行性脾脏肿大、有严重的疾病相关症状、PLT 大于 $1500×10^9$/L 以及进行性白细胞增高亦为降细胞治疗指征。羟基脲或 α 干扰素(IFN-α)为 PV 患者降细胞治疗的一线药物。在年轻患者(<40 岁)中,应慎用羟基脲。年长患者(>70 岁)可考虑间断口服白消安。羟基脲起始剂量为 30 mg/(kg·d),口服,1 周后改为 5～20 mg/(kg·d),需维持给药并调整用药剂量,联合静脉放血治疗(必要时采用红细胞单采术)可降低栓塞并发症。IFN-α 用药量为每周(9～25)×10^6 U(分 3 次皮下注射)。用药 6～12 个月后,70％患者的 HCT 可获控制,20％的患者可获部分缓解,10％的患者无效;此外,还可使血小板计数、皮肤瘙痒、脾脏肿大得到显著改善。

3.二线治疗选择

约 25％的患者对羟基脲耐药或不耐受,包括:①至少 2 g/d 羟基脲治疗 3 个月后,仍需放血以维持红细胞比容在 45％以下;②至少 2 g/d 羟基脲治疗 3 个月后,仍不能控制骨髓增殖(PLT>$400×10^9$/L、WBC>$10×10^9$/L);③至少 2 g/d 羟基脲治疗 3 个月后,触诊的巨大脾脏未能缩小 50％以上或脾大相关的临床症状未能完全缓解;④在使疾病达到完全或部分临床血液学反应所需的羟基脲最小剂量下,ANC 小于 $1×10^9$/L 或 PLT 小于 $100×10^9$/L 或 HGB 小于 100 g/L;⑤任何剂量羟基脲治疗下,出现小腿溃疡或其他不能接受的羟基脲相关非血液学不良反应(皮肤黏膜表现、胃肠道症状、肺炎、发热等)。20％～30％的患者对干扰素不耐受,这些患者可采用二线治疗。

(1)^{32}P:静脉给予^{32}P 2～4 mCi 治疗 1 次常可使疾病得到很好的控制,间隔 6～8 周后可依首剂疗效再次给予。^{32}P 治疗最大的不良反应是远期发生治疗相关性白血病或骨髓增生异常综合征(MDS)及肿瘤。^{32}P 治疗后 10 年的白血病或 MDS 风险率为 10％,肿瘤风险率为 15％;20 年时白血病或 MDS 发生风险率可增高至 30％。

(2)白消安:2～4 mg/d,口服,几周后常可同时使血小板和白细胞计数下降至正常,停药后血细胞计数维持正常几个月至几年不等。一个大系列研究显示,白消安治疗患者的中位首次缓解期为 4 年。白消安可致严重骨髓抑制,用量不宜超过 4 mg/d。

(3)芦可替尼:在一项国际、随机、开放标签、多中心Ⅲ期临床试验中,脾肿大的 PV 患者随机接受芦可替尼(110 例,起始剂量 20 mg/d)或标准治疗(112 例,医师根据情况选用羟基脲、干扰素、阿拉格雷、来那度胺、沙利度胺或不予任何治疗),32 周时芦可替尼和标准治疗组患者的 HCT 控制率(HCT<45%)分别为 60% 和 20%,脾脏容积减少 35% 的比例分别为 38% 和 1%,完全血液学缓解率分别为 24% 和 9%,症状下降 50% 的患者比例分别为 49% 和 5%。据此结果,2014 年 12 月芦可替尼被 FDA 批准用于治疗羟基脲疗效不佳或不耐受的 PV 患者。推荐起始剂量为 20 mg/d,在开始治疗的前 4 周不进行剂量调整,每次剂量调整间隔不应少于 2 周,最大剂量不超过 50 mg/d。芦可替尼最常见的血液学不良反应为 3/4 级的贫血、血小板减少以及中性粒细胞减少,但极少导致治疗中断。治疗过程中若外周血 PLT 小于 $50 \times 10^9/L$ 或中性粒细胞绝对值小于 $0.5 \times 10^9/L$、HGB 小于 80 g/L 应停药。停药应在 7~10 d 内逐渐减停,避免突然停药,停药过程中推荐加用泼尼松 20~30 mg/d。

(四)康复

皮肤瘙痒的真性红细胞增多症患者可以使用抗组胺药物,如扑尔敏、赛庚啶、西米替丁等。别嘌呤醇、秋水仙碱、保泰松等可用于继发性高尿酸血症和继发性痛风性关节炎。阿司匹林和潘生丁等药物的应用并不能减少血栓形成,但胃肠道出血的机会增加,因此不提倡使用血小板功能抑制剂;但也可以将血小板功能抑制剂作为辅助手段或小剂量使用,可短期用于肢端或脑缺血。

三、医工交叉应用的展望

白血病转化(leukemic transformation,LT)是骨髓增生性肿瘤(MPN)的一种严重并发症。据研究表明,原发性骨髓纤维化患者 10 年内发生白血病转化的概率为 10%~20%。一项包括梅奥诊所和意大利研究机构的多个中心研究招募了 410 名发生白血病转化的 MPN 患者,其中位生存期仅为 3.6 个月。转化为白血病后,MPN 患者的生存率受不良核型、血小板计数小于 $100 \times 10^9/L$、年龄超过 65 岁和发生白血病转化时有输血需求等因素的影响。尽管完全缓解率接近 60%,但发生白血病转化后 MPN 患者的长期存活率仍然非常低。此外,虽然 allo-HSCT 治疗对 MPN 患者的治疗效果较好,但是对于发生白血病转化的患者,allo-HSCT 治疗无法达到与在未发生白血病转化的患者中同样的治疗效果。因此,识别 MPN 患者发生白血病转化的风险是十分有必要的。

参考文献

[1] TEFFERI A,VANNUCHI A M,BARBUI T. Polycythemia vera:Historical oversights,diagnostic details,and the therapeutic views[J].Leukemia,2021,35(12):3339-3351.

[2]SPIVAK J L.How I treat polycythemia vera[J].Blood,2019,134(4):341-352.

（章静茹）

第二节　原发性血小板增多症

1. 了解原发性血小板增多症的临床表现及实验室检查。
2. 熟悉原发性血小板增多症的诊断标准及预后分层。
3. 熟悉原发性血小板增多症的治疗方法。
4. 掌握 MPN 相关的医工交叉方面的前景及展望。

患者女性,37 岁,因"查体发现血小板增高半月余"入院。

现病史:2021 年 11 月 18 日查体时血常规显示白细胞 10.94×10^9/L、中性粒细胞计数 7.57×10^9/L、血红蛋白浓度 129 g/L、血小板 998×10^9/L、平均血小板体积 10.7 fL、血小板压积 1.0%。患者自诉平时有乏力、头痛、轻微憋气等症状,早上较重,未在意。遂就诊于山东大学第二医院,复查血常规显示白细胞 15.28×10^9/L、中性粒细胞计数 10.83×10^9/L、血小板 1036×10^9/L、血小板压积 1.0%。异常血小板形态:数量多见,大小不一致,可见大血小板。给予阿司匹林、羟基脲等药物治疗。现患者为求进一步诊治,门诊以"血小板增多"收入血液科治疗。

入院查体:贫血貌,全身皮肤黏膜无黄染及蜘蛛痣,睑结膜苍白,浅表淋巴结未触及肿大,胸骨无压痛,心肺查体无异常。腹部平坦,无压痛及反跳痛,肝肾区无叩击痛,双下肢无水肿。

实验室检查:①血常规:白细胞 15.28×10^9/L,中性粒细胞计数 10.83×10^9/L,血小板 1036×10^9/L,血小板压积 1.0%。②肝肾功、凝血系列、甲状腺功能、免疫功能等检查未见异常。

影像学检查:①颅脑 CT 未见异常。②胸腹部 CT:左肺小结节,建议随诊;胆囊炎可能;脾大;右肾小结石或钙化;子宫及双侧附件形态饱满,建议结合妇科超声。

骨髓检查:白细胞偏高,血小板明显增多,形态学考虑为骨髓增殖性肿瘤。

骨髓活检:HE 及 PAS 染色显示骨髓增生较活跃(80%),粒红比例大致正常。粒系各阶段细胞可见,以中幼及以下阶段细胞为主,红系各阶段细胞可见,以中晚幼红细胞为主,巨核细胞增多,散在或簇状分布,可见胞体大、分叶多的巨核细胞,少量淋巴细胞散在分布,网状纤维染色(MF-1 级)。诊断结果:骨髓增殖性肿瘤,倾向于诊断为原发性血小板增多症。

免疫分型:髓系原始细胞占有核细胞的 0.48%,嗜碱性粒细胞比例偏高,不排除 MPN 表型,请结合临床、细胞形态及融合基因。

基因检测:*BCORL*、*CALR* 基因突变。

诊断:原发性血小板增多症。

治疗:给予羟基脲、干扰素等降血小板治疗。

医工结合点:骨髓活检针独创的"双钻石"内芯针能更快速穿透骨皮层,锋利的"双尖端"外鞘能取得更多的骨髓标本,这种设计可以减少骨髓标本的丢失,不会增加患者的不适感,而且不会破坏标本的结构。旋入式锁定手柄保证了在整个穿刺活检过程中内芯与外鞘不会松脱。

思考题

1.原发性血小板增多症的临床表现是什么?

2.多数 MPN 患者存在基因的改变,如何利用人工智能的方法进行 MPN 的鉴别?

案例解析

一、疾病概述

(一)定义

原发性血小板增多症(essential thrombocythemia,ET)是一组相对慢性的骨髓增殖性疾病中的一种。与其他骨髓增殖性疾病相似,此病为多能造血干细胞克隆疾病,特征为骨髓中巨核细胞异常增生,血小板计数显著升高,主要临床表现为出血和血栓形成倾向。此病的发病率仍不是很清楚,据估计为每年每百万人群中有 10 例,约为真性红细胞增多症的 1/4。此病多见于中年以上的成年人,偶有儿童病例。此病无性别分布差异。

(二)临床表现

ET 患者起病隐匿,有疲乏、乏力等非特异性症状,偶因血常规检查或发现脾肿大而确诊。本病的主要临床表现为出血和血栓形成。患者血栓发生率增高,包括动脉血栓和静脉血栓,并引发相关症状。还有患者因微血管血栓出现头痛、视觉症状、红斑肢痛等。少部分患者有出血症状,包括胃肠道出血、鼻出血、牙龈出血、血尿等。与其他骨髓增殖性疾病不同,发热、多汗、体重减轻等非常少见。体格检查约 40% 患者仅发现脾大,一般为轻度或中等度肿大,巨脾少见。患者可发生脾萎缩和脾梗塞,淋巴结肿大罕见。因此,必须仔细询问患者年龄,有无血管性头痛、头晕、视物模糊、肢端感觉异常和手足发绀等微循环障碍症状,有无疲劳、腹部不适、皮肤瘙痒、盗汗、骨痛、体重下降等情况,有无心血管高危因素(如高血压、高血脂、糖尿病、吸烟和充血性心力衰竭),有无血管栓塞病史(中风,短暂性缺血发作,心肌梗死,外周动脉血栓和下肢静脉、肝静脉、门静脉和肠系膜静脉等深静脉血栓),家族有无类似患者等。建议在初诊及治疗过程中评估患者疗效时采用骨髓增殖性肿瘤总症状评估量表(MPN-SAF TSS)对患者进行症状负荷评估。

1.出血

出血可为自发性,也可由外伤或手术引起。自发性出血以鼻、口腔和胃肠道黏膜出

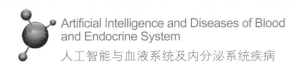

血多见。泌尿道、呼吸道等部位也可有出血，脑出血偶有发生，可引起死亡。此病出血症状一般不严重，但严重外伤或手术后的出血可能危及生命。阿司匹林或其他抗炎药物可引起或加重出血。

2.血栓形成

血栓形成在老年患者中易见到，年轻患者中较少见。动脉和静脉均可发生血栓形成，但动脉血栓形成更多见。脑血管，脾血管，肠系膜血管和指、趾血管为好发部位。血栓形成一般发生在小血管，但也可发生在大血管。手指或脚趾血管阻塞可出现局部疼痛、灼烧感、红肿和发热，可青紫或坏死。脑血管血栓形成常引起神经系统症状，暂时性脑缺血、视觉障碍、感觉障碍、头痛、头晕、失眠等常见，脑血管意外也有发生；肺血栓和心肌梗死均有发生；也有习惯性流产和阴茎异常勃起的报道；皮肤瘙痒较真性红细胞增多症少见。

（三）实验室检查

疑诊 ET 患者的必检项目包括：①外周血细胞计数；②骨髓穿刺涂片和外周血涂片分类计数；③骨髓活检病理细胞学分析和网状纤维（嗜银）染色；④$JAK\,2$、$CALR$ 和 MPL 基因突变检测；⑤BCR-ABL 融合基因；⑥C 反应蛋白、红细胞沉降率、血清铁、转铁蛋白饱和度、总铁结合力和血清铁蛋白；⑦肝脏、脾脏超声或 CT 检查。

1.血常规

血小板计数大于等于 $450\times10^9/L$，多为$(600\sim3000)\times10^9/L$，涂片可见血小板聚集成堆，偶见巨大、畸形或小型的血小板。白细胞可增多，达$(10\sim30)\times10^9/L$，分类以中性分叶核粒细胞为主。

2.骨髓细胞学检查

有核细胞增生活跃或明显活跃，巨核细胞增生尤为明显，以大的成熟巨核细胞增多为特征，有大量血小板聚集。

3.血小板及凝血功能测定

血小板功能多有异常，聚集试验中血小板对胶原、ADP 及花生四烯酸诱导的聚集反应下降。出血时间可延长，凝血酶原消耗时间缩短，血块退缩不良。

4.基因突变检测

50% 患者可发现 $JAK\,2/V\,617F$ 基因突变，3%～5% 患者有 MPL 基因突变，15%～25% 患者有 $CALR$ 基因突变。

二、疾病预防、诊断、治疗、康复

（一）预防

目前，原发性血小板增多症没有特异而有效的预防方法，但是应注意日常保健。50 岁以上人群注意定期体检，做到早发现、早治疗，可有效预防疾病的加重。需要用药的时候，尽量在医生指导下用药。注意自我保护，防止外伤出血。尽量避免接触放射线，或者一些有害的化学物质，如染发剂等。

（二）诊断

无原因的血小板显著增多应考虑本病,排除其他骨髓增殖性疾病和继发性血小板增多症后即可做出诊断。

1.ET 诊断标准

建议采用 2016 年 WHO 诊断标准:符合 4 条主要标准或前 3 条主要标准和次要标准即可诊断 ET。主要标准:①血小板计数大于等于 $450×10^9/L$;②骨髓活检显示巨核细胞高度增生,胞体大、核分叶的成熟巨核细胞数量增多,粒系、红系细胞无显著增生或左移,且网状纤维极少轻度(1 级)增多;③不能满足 BCR-ABL 阳性慢性髓性白血病、真性红细胞增多症(PV)、原发性骨髓纤维化、骨髓增生异常综合征和其他髓系肿瘤的 WHO 诊断标准;④有 JAK 2、CALR 或 MPL 基因突变。次要标准:有克隆性标志或无反应性血小板增多的证据。

2.ET 后骨髓纤维化(post-ET MF)诊断标准

ET 后骨髓纤维化的诊断采用骨髓纤维化研究和治疗国际工作组(IWG-MRT)标准。主要标准(2 条均需符合):①此前按 WHO 诊断标准确诊为 ET;②骨髓活检显示纤维组织分级为 2/3 级(按 0~3 级标准)或 3/4 级(按 0~4 级标准)。次要标准(至少需符合 2 条):①贫血或血红蛋白含量较基线水平下降 20 g/L;②外周血出现幼粒、幼红细胞;③进行性脾脏肿大(超过左肋缘下 5 cm 或新出现可触及的脾脏肿大);④以下 3 项体质性症状中至少出现 1 项:a.过去 6 个月内体重下降超过 10%,b.盗汗,c.不能解释的发热(>37.5 ℃)。

3.鉴别诊断

(1)反应性血小板增多症:最常见的反应性血小板增多的原因有感染、炎症和缺铁性贫血等。感染和炎症常有 CRP 和红细胞沉降率增高。因此,对于血小板增多的患者,应通过这两项检查结合病史首先排除感染和炎症导致的反应性血小板增多。缺铁性贫血时可有血小板增多,可通过血清铁等检查鉴别。如果患者缺铁,在充分铁剂补充治疗后再复查血常规。

(2)本病与其他骨髓增殖性疾病的鉴别:真性红细胞增多症在红细胞增多和红细胞容量增高时易于鉴别,在缺铁时血容量增高不明显而血小板显著升高时可用铁剂治疗使典型真性红细胞增多症的特征出现。慢性粒细胞白血病伴有血小板显著增多时不易与本病鉴别,但 Ph 染色体或 BCR-ABL 融合基因的检查足以区别。原发性骨髓纤维化脾肿大显著、存在典型的髓外造血,血涂片出现幼稚粒细胞和幼稚红细胞,骨髓病理检查存在广泛胶原纤维。骨髓增殖性疾病存在特征性区别,鉴别不难,偶尔有些病例表现为难以鉴别的"重叠"综合征。

(3)其他伴血小板增多的血液系统疾病:慢性粒单核细胞白血病、骨髓增生异常综合征中的 5q-综合征、骨髓增生异常综合征、骨髓增殖性肿瘤伴环状铁粒幼红细胞和血小板增多(MDS/MPN-RS-T)等血液系统疾病均可出现血小板增多,应将 ET 与这些疾病进行鉴别诊断。骨髓病理对于鉴别 ET 与隐匿性 PV（masked-PV）和纤维化前期(prefibritic)骨髓纤维化至关重要,这依赖于经严格专业培训且经验丰富的血液病理科医师。ET 骨髓增生程度正常,以巨核细胞增生为主,粒系和红系细胞增生正常且无左移,巨核细胞呈随机分布或呈松散簇,巨核细胞体积大或巨大,胞核过分叶(鹿角状),胞质成熟正常。masked-PV 骨髓增生程度经年龄调整后为轻至中度增生,主要是巨核细胞和红系细胞增生,巨核细胞大小不一,成熟正常。纤维化前期骨髓纤维化患者骨髓呈极度增生,以粒细胞和巨核细胞增生为主,红系细胞增生常为轻至中度减低,巨核细胞大小不一,成簇分布,胞核低分叶,染色质凝集(呈气球状或云朵状),核/胞质比增大(成熟障碍),裸核巨核细胞数增多。

（三）治疗

ET 的治疗目标是预防和治疗血栓合并症。因此,主要是依据患者血栓风险分组来制定治疗方案。血小板计数应控制在 $600 \times 10^9 /L$ 以下,理想目标值为 $400 \times 10^9 /L$。

1.治疗选择的原则

(1)无血栓病史:①年龄小于 60 岁、无心血管危险因素(CVR)或 *JAK 2* 基因 *V 617* 突变者,可采用观察随诊策略;②年龄小于 60 岁、有 CVR 或 *JAK 2* 基因 *V 617* 突变者,给予阿司匹林 100 mg,每日一次;③年龄小于 60 岁、有 CVR 和 *JAK 2* 基因 *V 617* 突变且 PLT 小于 $1000 \times 10^9 /L$ 者,给予阿司匹林 100 mg,每日一次;④年龄大于等于 60 岁、无 CVR 或 *JAK 2* 基因 *V 617* 突变者给予降细胞治疗＋阿司匹林 100 mg,每日一次;⑤年龄大于等于 60 岁、有 CVR 或 *JAK 2* 基因 *V 617* 突变者给予降细胞治疗＋阿司匹林 100 mg,每日 2 次;⑥任何年龄、PLT 大于 $1500 \times 10^9 /L$ 的患者,给予降细胞治疗。

(2)有动脉血栓病史:①任何年龄、无 CVR 和 *JAK 2* 基因 *V 617* 突变者,给予降细胞治疗＋阿司匹林 100 mg,每日一次;②年龄大于等于 60 岁、有 CVR 或 *JAK 2* 基因 *V 617* 突变者,给予降细胞治疗＋阿司匹林 100 mg,每日 2 次。

(3)有静脉血栓病史:①任何年龄、无 CVR 和 *JAK 2* 基因 *V 617* 突变者,给予降细胞治疗＋系统抗凝治疗;②任何年龄、有 CVR 或 *JAK 2* 基因 V17 突变的患者,给予降细胞治疗＋系统抗凝治疗＋阿司匹林 100 mg,每日一次。

(4)治疗选择的动态调整:在病程中应对患者进行动态评估并根据评估,结果调整治疗选择。PLT 大于 $1000 \times 10^9 /L$ 的患者服用阿司匹林可增加出血风险,应慎用。不推荐 PLT 大于 $1500 \times 10^9 /L$ 的患者服用阿司匹林。对阿司匹林不耐受的患者可换用氯吡格雷。

(5)有 CVR 突变的患者,应积极进行相关处理(戒烟,高血压患者控制血压,糖尿病患者控制血糖等)。

2.降细胞治疗一线药物

(1)羟基脲:起始剂量为 $15 \sim 20$ mg/(kg・d),8 周内 80% 的患者血小板计数可降至 $500 \times 10^9 /L$ 以下,然后给予适当的维持剂量治疗。血常规监测:治疗的前 2 个月每周一次,以后每月一次,血象稳定后每 3 个月一次。对羟基脲耐药或不耐受的患者可换用干扰素或阿拉格雷等二线药物。

(2)干扰素:为年龄低于 40 岁患者的首选治疗药物。起始剂量为 300 万 U,每天一次,皮下注射,起效后调整剂量,最低维持剂量为 300 万 U,每周一次。干扰素的起始剂量为 0.5 $\mu g/kg$,每周一次,12 周后如无疗效可增量至 1.0 $\mu g/kg$,每周一次。部分患者在使用干扰素后可出现甲状腺功能减低、抑郁等精神症状,因此在使用干扰素前应进行甲状腺功能检查,仔细询问患者是否有精神病史。血常规监测:治疗的第 1 个月每周一次,第 2 个月每 2 周一次,以后每月一次,血象稳定后每 3 个月一次。

3.降细胞治疗二线药物

(1)阿拉格雷:起始剂量为 0.5 mg,每日 2 次,口服,至少 1 周后开始调整剂量,维持 PLT 在 $600\times10^9/L$ 以下。剂量增加每周不超过 0.5 mg/d,最大单次剂量为 2.5 mg,每日最大剂量为 10 mg,PLT 维持在 $(150\sim400)\times10^9/L$ 为最佳。

(2)白消安、双溴丙哌嗪和 ^{32}P:由于这些药物的最严重不良反应是远期发生治疗相关性白血病或骨髓增生异常综合征及肿瘤,现仅作为老年患者的二线药物。

4.妊娠期 ET 患者的治疗

约 20% 的 ET 患者确诊时年龄小于 40 岁。ET 患者妊娠会出现流产、早产、胎儿发育迟缓等。此外,妊娠会增加 ET 患者出血和血栓的风险。因此,应给予特殊处理。

服用羟基脲治疗的患者(无论男、女)在受孕前至少应有 3 个月的洗脱期。女性患者受孕前应仔细评估是否有以下妊娠合并症高危因素:①此前有动、静脉血栓病史(无论是否妊娠)。②此前有 ET 导致的出血病史(无论是否妊娠)。③此前发生过以下可能由 ET 引起的妊娠合并症:a.反复发生的非孕妇和胎盘因素所致妊娠 10 周内流产;b.不能解释的宫内胎儿发育迟缓;c.妊娠大于等于 10 周、胎儿发育正常的宫内死胎,因严重先兆子痫或胎盘功能不全导致妊娠不足 34 周且胎儿发育正常的早产、胎盘剥离、严重的产前和产后出血(需要红细胞输注)等。④血小板计数显著增高(PLT$>1500\times10^9/L$)。ET 孕妇孕期监护应由血液科医师与产科医师共同完成。

无妊娠合并症高危因素的孕妇,给予阿司匹林 100 mg,每日一次;有妊娠合并症高危因素的孕妇,给予阿司匹林,每日一次(出血则停用),联合低分子肝素(4000 U/d)至产后 6 周,PLT 大于等于 $1500\times10^9/L$ 时加用干扰素(建议首选干扰素)。

(四)康复

原发性血小板增多症患者的主要死亡原因为重要器官的严重出血和血栓形成。因此,血小板增多症患者及家属都应积极接受健康教育,了解有关疾病知识。患者一定要按时服药,定期复查,避免血小板减少导致严重出血事件。一些病例可转化为慢性粒细胞白血病、骨髓纤维化或真性红细胞增多症,甚至转化为急性白血病。烷化剂等化疗药物治疗可能增加向白血病转化。原发性血小板增多症患者的生存曲线与年龄相同的正常人群相似,一般预后良好。

三、医工交叉应用的展望

管理 MPN 患者的一个关键决定因素是预测预后。预后良好的患者应接受旨在将血栓风险降至最低的治疗;那些预测即将发展为白血病或骨髓纤维化衰竭的患者将会接受强化治疗或新型药物临床试验。为了探索哪些变量可以预测疾病进展,开发一个多变量统计模型可预测患者在疾病之间转换的概率。模型准确地识别出具有很大疾病进展风

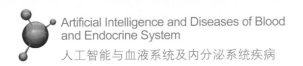
险的少数慢性期 MPN 患者,这些患者将是新型治疗剂临床试验的目标人群,因为他们最有可能受益,如果优先选择高危患者,试验将更有效。对于大多数慢性期 MPN 患者,实验性治疗是不必要的,基于细胞减少和降低血管风险的保守管理策略足以提供长期无事件生存。

参考文献

[1]TEFFERI A,PARDANANI A.Essential thrombocythemia[J].N Engl J Med,2019,28,381(22):2135-2144.

[2]TEFFERI A,BARBUI T.Polycythemia vera and essential thrombocythemia:2021 update on diagnosis,risk-stratification and management[J].Am J Hematol,2020,95(12):1599-1613.

（章静茹）

第三节　原发性骨髓纤维化

学习目的

1.了解原发性骨髓纤维化的病因、发病机制。

2.熟悉原发性骨髓纤维化的鉴别诊断、预后判断标准、治疗判断标准。

3.掌握原发性骨髓纤维化的临床表现、诊断标准、治疗方法。

4.熟悉原发性骨髓纤维化诊断治疗现状及进展。

临床案例

患者男性,66 岁。因"间断左下腹疼痛 6 月余"收入血液科。

现病史:2020 年 6 月无明显诱因出现间断性左下腹隐痛,多于夜间发作,持续时间不等,与活动、饮食等无关,无腹泻、腹胀、发热等不适。患者为求进一步治疗由门诊收入血液科。

入院查体:皮肤无黄染或出血点;浅表淋巴结不大,胸骨无压痛;心肺听诊无异常;腹软,肝肋下未触及,脾肋下 10 cm,双下肢无凹陷性水肿。

化验结果:①血常规:WBC 31.01×10⁹/L、Hb 81 g/L、PLT 138×10⁹/L。②肝肾功、胆红素、血生化、肿瘤系列、凝血系列正常,LDH 424 U/L。③血清铁、铁蛋白、叶酸、维生素 B₁₂正常,EPO 787.24 mIU/mL。

影像学检查:胸腹盆腔 CT 提示双肺细支气管炎,主动脉及冠状动脉钙化,脾大。

骨髓穿刺:①细胞学髓象:增生尚活跃,原始粒细胞占 2.5%,中晚幼粒细胞比值增高,可见环形杆粒细胞;红系以中晚幼红细胞为主,成熟红细胞大小不一,易见泪滴红细胞;全片共见巨核 6 个,裸核 3 个,小巨核 3 个,血小板成簇易见。②血象:白细胞增高,红细胞、血小板描述同骨髓。考虑骨髓增生性肿瘤。

活检:纤维组织明显增生,偏成熟阶段粒红系细胞散在分布,巨核细胞散在分布,可见核深染、浓集的巨核细胞。网状纤维染色 MF-2 级。

染色体:46 XY、del(13q)。

驱动基因:*JAK 2* 基因 V617F(+)、*CALR* 和 *MPL* 阴性。白血病融合基因(−),P190、P210、P230 阴性。

诊断:原发性骨髓纤维化(明显纤维化期、DIPSS 5 分、高危;DIPSS-Plus 4 分、高危;MPN-10 30 分)。

治疗:口服药物芦可替尼 15 mg,每日二次,强的松 30 mg 每日一次,沙利度胺 50 mg,每晚一次,达那唑 200 mg,每日 3 次。

医工结合点:染色体核型分析常规方法是将染色体涂片置于镜下,观察染色体形态。近年来采用荧光原位杂交技术,将荧光素标记的探针进行染色体核型特定位点的检测和标记的染色体核型分析,通过荧光检测仪器,直接判读反应体系荧光信号的变化强度,直接测定染色体 DNA 链中单个碱基的突变,此时一个染色体核型为一个碱基。

思考题

1.怎么诊断原发性骨髓纤维化?

2.原发性骨髓纤维化有什么治疗策略?

案例解析

一、疾病概述

(一)定义

原发性骨髓纤维化(primary myelofibrosis,PMF)是一种原因不明的克隆性造血干细胞异常所致的慢性骨髓增生性疾病,是骨髓增殖性肿瘤(MPN)的一种。PMF 的主要表现为骨髓中巨核细胞和粒细胞显著增生伴骨髓纤维组织增生,伴髓外造血。临床特点为起病缓慢,脾常明显肿大,外周血中出现幼红和幼粒细胞,骨髓穿刺常干抽。病程中可和其他骨髓增生性疾病相互转化,晚期出现骨髓衰竭。发病率估计在(0.3~1.5)/10 万,男性和女性发病率无差异,白种人较其他种族多见。PMF 多见于中老年人,中位发病年龄约在 60 岁。

(二)临床表现

PMF 起病缓慢,部分患者诊断时无自觉症状或仅表现有乏力、多汗、消瘦、体重减轻及脾大引起上腹闷胀等。严重的患者可有骨痛、发热、贫血、出血;因高尿酸血症,有少数患者可发生肾结石及痛风性关节炎。由于髓外造血可引起相应器官的症状,几乎所有患者均有脾大。有 10%~20% 的患者合并肝硬化。因此,必须仔细询问患者年龄、有无血

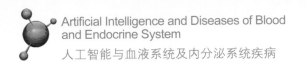
栓栓塞病史、有无心血管高危因素(如高血压、高血脂、糖尿病、吸烟和充血性心力衰竭)、有无疲劳、早饱感、腹部不适、皮肤瘙痒和骨痛,以及活动力、注意力、此前1年内体重下降情况,有无不能解释的发热或重度盗汗及持续时间,有无血制品输注史和家族有无类似疾病的患者等。采用MPN-10对患者进行症状负荷评估。

1.脾大

脾大是PMF最突出的体征,常表现为脾脏在腹部脐以下或者跨过腹部正中线的巨脾。当巨脾出现脾梗死或者脾周围炎症时可出现左上腹痛。50%的脾大可以伴有肝大或有腹水、上消化道出血、门静脉血栓等。

2.髓外造血

几乎所有器官都可以出现髓外造血。髓外造血具体表现为肝大,占50%～80%;淋巴结肿大较少,占10%～20%;多浆膜腔积液等。

3.其他常见的症状

其他常见的症状包括:①高代谢状态:发热、盗汗、体重下降等。②肝脾大引起的相关症状:腹胀、腹痛、食欲下降等。③血常规异常表现:乏力、瘀斑、出血点等。

4.少见的表现

有些临床表现较为少见,如痛风、肾结石、中枢神经系统受累引起颅内压增高及意识障碍、骨痛等。

5.骨髓衰竭

骨髓衰竭见于疾病晚期,为骨髓造血功能障碍所致。

(三)实验室检查

以下实验室检查应作为疑诊PMF患者必检项目:①外周血细胞计数;②骨髓穿刺涂片和外周血涂片分类计数;③骨髓活检活组织切片病理细胞学分析;④染色体核型分析(±FISH)(如果骨髓"干抽",可用外周血标本);⑤$JAK2$、MPL和$CALR$基因突变和$BCR-ABL1$融合基因检测(如果骨髓"干抽",可用外周血标本),$ASXL1$、$TET2$、$DNMT3a$、$SRSF2$、$U2AF1$、$EZH2$、$IDH1/2$、$SF3B1$、$TP53$和CBL等基因突变作为二线检测;⑥EPO水平、尿酸、乳酸脱氢酶、肝功能、血清铁、铁蛋白等生化检查;⑦肝脏、脾脏超声或CT检查,推荐有条件的单位行MRI检测测定患者脾脏容积;⑧为可以接受HSCT的患者进行HLA配型。

1.血象

大多数患者就诊时均有轻重不等的贫血,晚期可有严重的贫血,通常属于正细胞、正色素型;成熟红细胞有显著泪滴样改变及异形;可继发叶酸缺乏。此外,患者还有血容量相对增多以及红细胞无效生成。网织红细胞计数轻度增多(2%～5%);约70%的患者外周血中出现幼粒、幼红细胞也是本病的特征之一。

白细胞计数增加,一般在$(10～30)×10^9/L$,很少超过$50×10^9/L$,少数患者白细胞计数可减少到$(2～4)×10^9/L$。分类中以成熟中性粒细胞为主,也可见到中幼粒细胞、晚幼粒细胞,甚至原粒细胞和早幼粒细胞。嗜酸性粒细胞和嗜碱性粒细胞轻度增加。

血小板计数高低不一,约1/3患者血小板增加,个别可达$1000×10^9/L$。外周血中可见到大而畸形的血小板,偶见巨核细胞碎片或巨核细胞。血小板功能有缺陷。

2.骨髓穿刺涂片及活检

约有 1/3 的病例有骨髓穿刺"干抽"现象。骨髓涂片有核细胞常增生低下,也可为增生象。骨髓活检见到大量网状纤维组织为诊断本病的依据。为了保证准确病理分析,活检组织应至少长 1.5 cm,采用石蜡包埋,切片厚度为 3～4 μm。骨髓活检活组织切片染色除应包括常规 HE 染色和(或)吉姆萨染色、网状纤维(嗜银)染色外,尚须进行糖原(PAS)染色、氯乙酸 AS-D 萘酚酯酶染色(CE)和普鲁士蓝染色(铁染色)等细胞化学染色,以及用 CD34 和 CD61 单抗进行免疫组织化学染色。骨髓纤维化分级标准采用 2016 年的 WHO 标准(见表 1-10-1)。

表 1-10-1　WHO 骨髓纤维化分级标准(2016 年)

分级	标准
MF-0	散在线性网状纤维,无交叉,相当于正常骨髓
MF-1	疏松的网状纤维,伴有很多交叉,特别是血管周围区
MF-2	弥漫且浓密的网状纤维增多,伴有广泛交叉,偶尔仅有局灶性胶原纤维和(或)局灶性骨硬化
MF-3	弥漫且浓密的网状纤维增多,伴有广泛交叉,有粗胶原纤维束,常伴有显著的骨硬化

3.驱动基因突变检测

约半数以上 PMF 患者存在 *JAK 2*、*MPL* 和 *CALR* 基因突变。

4.染色体检测

约半数患者染色体不正常,常见的染色体异常核型包括 13q、20q、1q、9p、8p、12p 等。

5.其他

实验室检查还可发现血清碱性磷酸酶、尿酸、乳酸脱氢酶、维生素 B_{12} 水平升高,2/3 的慢性患者血清碱性磷酸酶因骨病改变增加,但随着病程进展逐渐降低。

二、疾病预防、诊断、治疗、康复

(一)预防

原发性骨髓纤维化是一种获得性克隆性造血干细胞疾病,其发生可能与免疫异常有关。因此,平时应注意加强锻炼,增强体质,提高抵抗该病的能力;尽量远离电离辐射,不要过度接触 X 线等具有放射性的物质。很多家装产品都含有苯、醛等化学物质,会增加患该病的风险,因此,建议装修尽量选择环保的物品。

1.诊断

诊断标准采用 2016 年的 WHO 诊断标准,包括纤维化前期 PMF(prefibrotic-PMF)/早期 PMF(early-PMF)和明显纤维化期 PMF(overt fibrotic-PMF)。

(1)纤维化前/早期原发性骨髓纤维化诊断标准:诊断需符合 3 条主要标准和至少 1 条次要标准。

1)主要标准：①有巨核细胞增生和异形巨核细胞，无明显网状纤维增多（≤MF-1），骨髓增生程度年龄调整后呈增高，粒系细胞增殖而红系细胞常减少；②不能满足真性红细胞增多症、慢性髓性白血病（*BCR-ABL* 融合基因阴性）、骨髓增生异常综合征（无粒系和红系病态造血）或其他髓系肿瘤的 WHO 诊断标准；③有 *JAK 2*、*CALR* 或 *MPL* 基因突变，或无这些突变但有其他克隆性标志，或无继发性骨髓纤维化证据。

2)次要标准：①非合并疾病导致的贫血；②WBC≥$11×10^9$/L；③可触及的脾脏肿大；④血清乳酸脱氢酶水平增高。

（2）明显纤维化期原发性骨髓纤维化诊断标准：诊断需符合以下 3 条主要标准和至少 1 条次要标准。

1)主要标准：①巨核细胞增生和异形巨细胞，常伴有网状纤维或胶原纤维（MF-2 或 MF-3）；②不能满足真性红细胞增多症、慢性髓性白血病（*BCR-ABL* 融合基因阴性）、骨髓增生异常综合征（无粒系和红系病态造血）或其他髓系肿瘤的 WHO 诊断标准；③有 *JAK 2*、*CALR* 或 *MPL* 基因突变，或无这些突变但有其他克隆性标志，或无继发性骨髓纤维化证据。

2)次要标准：①非合并疾病导致的贫血；②WBC≥$11×10^9$/L；③可触及的脾脏肿大；④幼粒幼红血象；⑤血清乳酸脱氢酶水平增高。

预后判断标准：PMF 患者确诊后应根据 IPSS、DIPSS 或 DIPSS-Plus 预后积分系统（表 1-10-2）对患者进行预后分组。IPSS 适用于初诊患者，而 DIPSS 和 DIPSS-Plus 则适用于患者病程中任一时点的预后判定。

表 1-10-2　IPSS、DIPSS 与 DIPSS-Plus

预后因素	IPSS 积分	DIPSS 积分	DIPSS-Plus 积分
年龄＞65 岁	1	1	—
有体质性症状	1	1	—
HGB＜100 g/L	1	2	—
WBC＞$25×10^9$/L	1	1	—
外周血原始细胞≥1%	1	1	—
PLT＜$100×10^9$/L	—	—	1
需要红细胞输注	—	—	1
预后不良染色体核型[a]	—	—	1
DIPSS 中危-1	—	—	1
DIPSS 中危-2	—	—	2
DIPSS 高危	—	—	3

注：[a] 不良预后染色体核型包括复杂核型或涉及＋8、－7/7q-、i(17q)、－5/5q-、12p-、inv(3)或 11q23 重排的单个或 2 个异常。IPSS 分组包括低危（0 分）、中危-1（1 分）、中危-2（2 分）、高危（≥3 分）。DIPSS 分组包括低危（0 分）、中危-1（1 或 2 分）、中危-2（3 或 4 分）、高危（5 或 6 分）。DIPSS-Plus 分组包括低危（0 分）、中危-1（1 分）、中危-2（2 或 3 分）、高危（4~6 分）。

针对中国 PMF 特征修订的 IPSS（IPSS-Chinese）或 DIPSS（DIPSS-Chinese）积分如下：①IPSS 或 DIPSS 低危组（0 分）；②中危-1、触诊无脾脏肿大或 PLT 小于 100×10^9/L（1 分）；③IPSS 或 DIPSS 中危-2（2 分）；④IPSS 或 DIPSS 高危（3 分）。根据积分可分为低危（0～1 分）、中危（2～3 分）和高危（4～5 分）三组。

近年，随着研究者对 PMF 基因突变谱系的阐释，有关基因突变的预后意义也有了初步探讨。意大利一个研究组将 JAK 2、CALR 和 MPL 基因突变与 IPSS 预后参数结合，提出了一个 PMF 新预后积分系统：有体质性症状（在确诊 PMF 前 1 年内体重下降 10% 和（或）不能解释的发热或重度盗汗持续超过 1 个月）、外周血原始细胞比例大于 1%、HGB 小于 100 g/L、JAK 2 V617F（+）各赋予 1 分；患者年龄大于 65 岁、WBC 大于 25×10^9/L、MPL（+）、无 JAK 2、CALR 和 MPL 基因突变各赋予 2 分，将患者分为极低危（0 分）、低危（1 分）、中危（2 分或 3 分）、高危（4 分或 5 分）和极高危（6 分或以上）五组。研究证实，该预后积分系统对患者的预后效应高于 IPSS 系统。

2. 鉴别诊断

导致反应性骨髓纤维化的常见原因有感染、自身免疫性疾病、慢性炎性疾病、毛细胞白血病或其他淋巴系统肿瘤、骨髓增生异常综合征（MDS）、转移性肿瘤及中毒性（慢性）骨髓疾患。

应将纤维化前/早期 PMF 与原发性血小板增多症（ET）进行鉴别，二者的鉴别主要是依靠骨髓活检病理组织学形态分析。"真正"ET 患者年龄调整后的骨髓增生程度无或轻微增高，髓系和红系造血无显著增生，巨核细胞胞质和细胞核同步增大，体积大至巨大，细胞核高度分叶（鹿角状），嗜银染色纤维化分级常为 MF-0；纤维化前/早期 PMF 患者年龄调整后的骨髓增生程度显著增高，髓系造血显著增生，红系造血减低，巨核细胞细胞核体积的增大，超过胞质，体积从小至巨大，成簇分布，细胞核低分叶呈云朵状，嗜银染色纤维化分级常为 MF-0 或 MF-1。

有血细胞减少的 PMF 应与 MDS 合并骨髓纤维化进行鉴别诊断：近 50% MDS 患者骨髓中有轻至中度网状纤维增多（MF-0 或 MF-1），其中 10%～15% 患者有明显纤维化（MF-2 或 MF-3）。与 PMF 不同的是，MDS 合并骨髓纤维化常为全血细胞减少，异形和破碎红细胞较少见，骨髓常显示明显三系发育异常，胶原纤维形成十分少见，而且常无肝脾肿大。

（三）治疗

PMF 的治疗策略可依据患者的预后分组来加以制定，IPSS（或 DIPSS、DIPSS-Plus）低危和中危-1 患者如果没有明显的临床症状并且无明显的贫血（HGB<100 g/L）、无明显的脾脏肿大（触诊左缘肋下>10 cm）、白细胞计数增高（>25×10^9/L）或显著血小板计数增高（1000×10^9/L），可以仅观察、监测病情变化，如有降细胞治疗指征，首选羟基脲治疗，IFN 亦是一个有效的降细胞药物。

由于 PMF 患者面临一系列临床问题，如贫血、脾脏肿大、体质性症状、症状性髓外造血等，如今制定 PMF 的治疗策略主要是根据患者是否存在上述临床问题，结合患者预后分组给予适当处理。

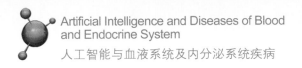

1.如何治疗贫血

血红蛋白水平低于 100 g/L 时应开始贫血治疗。现今已证实,对 PMF 贫血有效的药物有糖皮质激素、雄激素、EPO 和免疫调节剂,但这些药物均有不足之处,目前尚缺乏随机对照临床试验。

雄激素可使 1/3～1/2 患者的贫血症状得到改善,糖皮质激素可使 1/3 严重贫血或血小板减少的患者得到改善,因此,伴贫血和(或)血小板减少的患者初治时可联合雄激素(司坦唑醇 6 mg/d 或达那唑 200 mg,每 8 h 用药一次)和糖皮质激素(泼尼松 30 mg/d),至少 3 个月。如果疗效好,可继续使用雄激素,糖皮质激素逐渐减量。有前列腺疾患或有肝病者不宜选用雄激素治疗。

EPO 治疗 PMF 的观点尚不统一,有研究者对已发表文献进行荟萃分析(Meta analysis),结果显示 EPO 治疗 PMF 贫血的有效率为 30%～40%。EPO 主要适用于血清 EPO 小于 100 U/L 的贫血患者,常用剂量为每周 30000～50000 U。

传统剂量沙利度胺(＞100 mg/d)单药治疗有效率较低且不良反应明显,不建议单药治疗。与单用沙利度胺相比,小剂量沙利度胺(50 mg/d)联合泼尼松[0.5 mg/(kg·d)]能提高疗效,减少不良反应。在小剂量沙利度胺、泼尼松的基础上联用达那唑可进一步提高疗效、延长有效率。有 2 度或以上外周神经病的患者不宜选用沙利度胺。

来那度胺单药治疗 PMF 的二期临床试验结果表明,贫血、脾大、血小板减少的有效率分别为 22%、33%、50%。来那度胺(PLT＜100×10⁹/L)的患者起始剂量为 5 mg/d,PLT 大于等于 100×10⁹/L 的患者起始剂量为 10 mg/d,连续服用 21 天后停用 7 天,28 天为一个周期。来那度胺联合泼尼松(30 mg/d)的二期临床试验结果显示,贫血和脾肿大的有效率分别为 30%、42%。

2.如何治疗脾大

芦可替尼可作为有脾肿大的 IPSS/DIPSS/DIPSS-Plus 中危-2 和高危患者的一线治疗,对那些有严重症状性脾肿大(如左上腹疼或由于早饱而影响进食量)的中危-1 患者亦可以作为一线治疗,其他患者的首选药物是羟基脲。脾区照射只能暂时获益。脾切除术仍为药物治疗无效的脾肿大患者的可行选择。

(1)芦可替尼:两个大系列的三期临床试验 COMFORT-1 和 COMFORT-2 肯定了芦可替尼缩脾和改善骨髓纤维化相关症状的疗效,而且证实芦可替尼与现有常规骨髓纤维化治疗药物相比,可显著延长患者的总生存(OS)期。COMFORT-1 和 COMFORT-2 研究的 5 年随访数据表明,芦可替尼治疗组的死亡率较对照组降低 30%,中位 OS 时间从对照组的 45.9 个月延长至芦可替尼组的 63.5 个月。此外,COMFORT-1 试验还发现芦可替尼使 33% 的患者骨髓纤维化程度改善,49% 的患者处于稳定,即 82% 的患者接受芦可替尼治疗后骨髓纤维化进程会停止甚至好转。中国大陆(63 例)、韩国、日本的国际多中心二期临床试验结果与 COMFORT-1 和 COMFORT-2 相似。

芦可替尼起始剂量的确定主要依据患者的血小板计数水平:治疗前 PLT 大于 200×10⁹/L 患者的推荐起始剂量为 20 mg,每日 2 次;治疗前 PLT 为(100～200)×10⁹/L 患者的推荐起始剂量为 15 mg,每日 2 次;治疗前 PLT 为(50～100)×10⁹/L 患者的推荐起始剂量为 5 mg,每日 2 次。前 4 周不应增加剂量,调整剂量间隔至少 2 周,最大用量为 25 mg,每日 2 次。治疗过程中 PLT 低于 100×10^9/L 时应考虑减量;PLT 低于 50×10^9/L 或中性粒细胞绝对计数低于 0.5×10^9/L 时应停药。使用芦可替尼治疗前查血常规和包括尿酸、乳酸脱氢酶的详细代谢指标。此后,每 2～4 周复查一次,直至芦可替尼剂量稳定后,根据临床情况决定复查频率。在治疗前及治疗过程中用 MPN-10 评估患者临床症状负荷。此外,采用触诊或 B 超监测脾脏大小变化。停药应在 7～10 天内逐渐减停,应避免突然停药,停药过程中推荐加用泼尼松 20～30 mg/d。

芦可替尼最常见的血液学不良反应为 3/4 级的贫血、血小板减少以及中性粒细胞减少。3/4 级的贫血可见于治疗的前 6 个月,主要发生在开始治疗的前 8～12 周,在 24 周左右达到稳态水平。对于治疗过程中出现贫血的患者,除红细胞输注外,可加用 EPO 或达那唑。血小板减少是治疗开始 8～12 周内最常见的血液学不良反应,随后血小板计数处于稳态水平。血小板减少的主要处理方法是根据血小板计数水平调整芦可替尼用量。最常见的非血液学不良反应是感染(特别是泌尿系感染和呼吸系统感染)以及病毒再激活。用药前应仔细询问既往感染史(特别是带状疱疹、结核和肝炎病毒感染史),常规筛查 HIV 和肝炎病毒,肝炎病毒携带者应在用药过程中动态监测病毒拷贝数定量。

(2)羟基脲:缩脾的有效率约为 40%。羟基脲治疗无效的患者可用其他骨髓抑制剂替换,如静脉克拉屈滨[5 mg/(m² · d),输注 5 天,每次输注 2 小时,每月 1 个疗程,重复 4～6 个月)、口服美法仑(2.5 mg,每周 3 次)或口服白消安(2～6 mg/d,密切监测血常规)]。

(3)脾区照射:放射治疗可缓解肝、脾肿大所致的饱胀症状,但症状缓解时间较短(中位时间为 3～6 个月)。脾区照射的总剂量为 0.1～0.5 Gy(分 5～10 次照射)。主要不良反应是血细胞减少,由此导致的死亡率可达 10% 以上。

3.如何治疗体质性症状

目前,研究者认为细胞因子的异常产生与 PMF 相关体质性症状和恶病质有因果关系。PMF 患者的体质性症状可以很严重,必须将其视为一个重要的治疗指征。针对脾脏肿大的治疗常可部分缓解体质性症状。芦可替尼可显著改善 PMF 的体质性症状,对于 MPN-10 总积分大于 44 分或发生难治且严重(单项评分＞6 分)的皮肤瘙痒或发生不是由其他原因导致的超预期的体重下降(过去 6 个月下降＞10%)或发生不能解释的发热的患者,芦可替尼可以作为一线治疗。

4.如何治疗非肝脾内的造血

胸椎椎体是 PMF 非肝脾性髓外造血(extramedullary hemopoiesis,EMH)的最常见部位,其他部位包括淋巴结、肺、胸膜、小肠、腹膜、泌尿生殖道和心脏。当出现临床症状时,可采用低剂量病灶局部放疗(0.1～1.0 Gy,分 5～10 次照射)。

5.allo-HSCT

allo-HSCT 是目前唯一可能治愈 PMF 的治疗方法,但有相当高的治疗相关死亡率和并发症发生率。常规强度预处理 allo-HSCT 的 1 年治疗相关死亡率约为 30%,OS 率约为 50%。减低强度预处理者,5 年中位 OS 率约为 45%,与治疗相关和复发相关死亡率相近。最近的一项研究显示,符合移植条件(高危或中危-1 患者,＜60 岁)但未行

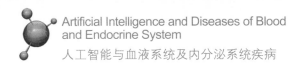

HSCT 的 PMF 患者,1 年、3 年 OS 率分别为 71%～95%、55%～77%。

对于预计生存时间小于 5 年且符合造血干细胞移植条件者,应权衡 allo-HSCT 相关并发症的风险。allo-HSCT 候选患者包括 IPSS 高危(中位 OS 期为 27 个月)或中危-2(中位 OS 期为 48 个月)患者,以及那些输血依赖(中位 OS 期为 20 个月)或有不良细胞遗传学异常(中位 OS 期为 40 个月)的患者。最终是否选择 allo-HSCT 还必须考虑其他可导致 allo-HSCT 失败的不良因素,包括红细胞输注负荷、重度脾大、非 HLA 相合的同胞供者,造血干细胞移植合并疾病指数(HCT-CI)评分高、高龄、疾病晚期和非 HLA 完全相合无关供者。若选择 allo-HSCT,应当向有丰富造血干细胞移植经验的医生进行咨询。

6.脾切除术

PMF 脾切除术的围手术期死亡率为 5%～10%,术后并发症发生率约为 50%。并发症包括手术部位出血、血栓形成、膈下脓肿、肝脏加速肿大、血小板计数极度增高和伴原始细胞过多的白细胞增多。考虑脾切除的患者需体能状况良好且无弥散性血管内凝血(DIC)的临床或实验室证据。脾切除术的指征包括有症状的门脉高压(如静脉曲张出血、腹水)、药物难治的显著脾肿大伴有疼痛或合并严重恶病质,以及依赖输血的贫血。相反,严重的血小板减少是即将发生白血病转化的标志,切脾对此类患者的预后不会有良好的影响。脾切除术前推荐的预防性措施包括降细胞药物和抗凝药物。血小板计数应维持在 400×10^9/L 以下,因为术后可能出现极度血小板计数增高,建议由有经验的外科小组进行手术。

7.急变期的治疗

该期的任何治疗疗效都很差,应考虑试验性或姑息性治疗。应考虑对有选择的患者进行强烈诱导化疗,然后行 allo-HSCT 进行巩固。对于拟行 allo-HSCT 的患者,移植前只需疾病逆转至慢性期,可以不达完全缓解。

(四)康复

确定诊断后中位生存期约为 5 年。近 20% 的患者最后演变为急性白血病。死因多为严重贫血、心力衰竭、出血及反复感染等。

三、医工交叉应用的展望

来自梅奥诊所的研究者开展了一项研究,利用 1306 例原发性骨髓纤维化(PMF)患者的临床资料,预测 PMF 前五年以及整个病程中患者转化为白血病的危险因素。在 1306 名 PMF 患者中,有 149 例(11%)患者转化为了白血病。与仍处于慢性期的患者相比,这些转化为白血病的患者中男性的比例更高,并且 ASXL 1、SRSF 2 和 IDH 1 的突变频率更高。该研究利用逻辑回归模型(logistic regression model)将 IDH 1 突变、ASXL 1 突变、SRSF 2 突变、非常高风险核型、年龄大于 70 岁、男性、循环母细胞含量大于等于 3%、存在中度或重度贫血和体质症状这 8 个因素作为诊断为 PMF 后前 5 年发生白血病转化的预测因子。然后又利用 Cox 回归模型进一步确定了这些因素的预测能力。最后,基于风险模型将患者划分为 3 个组别,即高风险组(白血病转化发生率为 57%)、中风险组(白血病转化发生率为 17%)和低风险组(白血病转化发生率为 8%)。从而为临床决策提供了一个非常可靠的评估 PMF 患者转化为白血病风险的辅助工具。不过,该研究所构建的风险评估模型仍然需要在更多患者群体中进行验证。在未来的研究中,需要研究者发掘并验证更加有效的预测因子并利用更加强大的人工智能算法构建更加准确的预测工具。

参考文献

[1] BANNOW B T S, SALIT R B, STORER B E, et al. Hematopoietic cell transplantation for myelofibrosis:The dynamic international prognostic scoring system plus risk predicts post-transplant outcomes[J]. Biology of Blood and Marrow Transplantation, Elsevier, 2018, 2(2):386-392.

[2]TEFFERI A. Primary myelofibrosis:2019 update on diagnosis, risk-stratification and management[J]. American Journal of Hematology, 2018, 93(12):1551-1560.

（章静茹）

第十一章　出血性疾病

第一节　过敏性紫癜

学习目的

1. 了解过敏性紫癜的定义、病因及发病机制。
2. 掌握过敏性紫癜的临床表现和诊断方法。
3. 熟悉过敏性紫癜的治疗方法。
4. 掌握过敏性紫癜相关医工结合的现状及进展。

临床案例

患者女性,23 岁,因"四肢皮疹 3 天,腹痛 1 天"收入院。

患者 1 周前曾有感冒症状,入院前 3 天双下肢出现散在的粟粒大小的紫红色皮疹,无发热、腹痛、腹泻、黑便、血尿、关节痛,于门诊就诊,查血常规显示白细胞 $8.2×10^9$/L、红细胞 $4.12×10^{12}$/L、血红蛋白 131 g/L、血小板计数 $182×10^9$/L,尿常规、大便常规、肝肾功能、电解质无明显异常,门诊给予氯雷他定片及外用炉甘石洗剂,患者皮疹仍有新发。1 天前出现腹痛,无腹泻、恶心、呕吐、发热、心慌胸闷等不适,门诊以"过敏性紫癜"收入血液科。患者自发病以来精神、饮食、睡眠尚可,今晨大便发黑,小便正常,近期体重无明显增减。

既往史:无特殊,婚育、月经未见异常,否认食物、药物过敏史。

查体:双下肢、臀部、下腹部,双前臂及肘关节对称分布粟粒至绿豆大小紫癜,按压不褪色。浅表淋巴结无肿大,胸骨无压痛,心肺听诊无异常。腹软,全腹轻压痛,无反跳痛,肝脾肋下未触及。

辅助检查:①血常规:白细胞 $9.2×10^9$/L、中性粒细胞 $7.32×10^9$/L、红细胞 $3.92×10^{12}$/L、血红蛋白 124 g/L、血小板计数 $237×10^9$/L。②大便潜血(++),大便培养(-),尿常规、凝血、肝肾功、生化、自身免疫系列、CRP、PCT 未见明显异常。③心电图、胸腹部 CT 未见特殊异常。

治疗经过:患者明确诊断为过敏性紫癜(混合型),即皮肤型(紫癜)和腹型(腹痛、黑便、大便潜血阳性)。反复追问患者病史,未发现可疑致敏的食物、药物及寄生虫接触史。入院后给予患者地塞米松 10 mg 静脉滴注,每天 1 次,氯雷他定 10 mg 口服,每天 1 次抗过敏；泮托拉唑抑制胃酸分泌；维生素 C、复方芦丁片降低血管通透性及对症支持处理。3 天后皮肤紫癜变浅，腹痛消失，关节痛明显减轻。1 周后大便隐血阴性，停用地塞米松，改出院口服泼尼松。

医工结合点：肾活检是诊断过敏性紫癜性肾炎（HSPN）的"金标准"，HSPN 的早期诊断对于预后和个体化治疗至关重要，但肾活检是侵入性检查。基于 XGBoost（一个优化的分布式梯度增强库）构建的预测模型，用于根据儿童临床数据预测过敏性紫癜肾损害，可减少侵入性检查对患者造成的伤害。

思考题

过敏性紫癜诊疗过程中，可以应用哪些医工结合的进展，以进一步提高过敏性紫癜的诊疗水平？

案例解析

一、疾病概述

（一）定义

过敏性紫癜（anaphylactoid purpura）又称"亨诺-许兰紫癜"（Henoch-Schonlein purpara），是一种常见的血管变态反应性疾病，因机体对某些致敏物质产生变态发应，导致毛细血管脆性及通透性增加，血液外渗，产生紫癜、黏膜及某些器官出血。可同时伴发血管神经性水肿、荨麻疹等其他过敏表现。

本病多见于青少年，男性发病率高于女性，春、秋季节发病较多。

（二）病因

致病因素甚多，与本病发生密切相关的主要因素如下：

1.感染

（1）细菌：主要为 β 溶血性链球菌，以呼吸道感染最为常见。

（2）病毒：多见于发疹性病毒感染，如麻疹、水痘、风疹等。

（3）其他：寄生虫感染，以蛔虫感染多见。

2.食物

动物异体蛋白引起机体过敏，如鱼、虾、蟹、蛋、鸡肉、牛奶等。

3.药物

（1）抗生素类：如青霉素及头孢菌素类抗生素等。

（2）解热镇痛药：如水杨酸类、保泰松、吲哚美辛及奎宁类等。

（3）其他药物：如磺胺类、阿托品、异烟肼及噻嗪类利尿药等。

（4）其他：如花粉、尘埃、疫苗接种、虫咬及寒冷刺激等。

（三）发病机制

发病机制不明，与免疫异常有关。各种刺激因子如感染源、过敏原等激活具有遗传

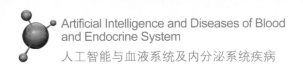
易感性患者的 T 细胞,使其功能紊乱,致 B 细胞多克隆活化,分泌大量 IgA、IgE 和 TNF-α、IL-6 等炎症因子,形成 IgA 免疫复合物,引发异常免疫应答,导致系统性血管炎,造成组织和脏器损伤。

病理改变主要为全身性小血管炎。皮肤小血管周围中性粒细胞、嗜酸性粒细胞浸润,间质水肿血管壁纤维素样坏死;肠道黏膜可因微血管血栓出血坏死;肾小球毛细血管内皮增生,局部纤维化和血栓形成,免疫荧光检查可见 IgA 为主的免疫复合物沉积。

（四）临床表现

多数患者发病前 1～3 周有全身不适、低热、乏力及上呼吸道感染等前驱症状,随之出现典型临床表现。

1.单纯型过敏性紫癜

单纯型过敏性紫癜（紫癜型）最常见,主要表现为皮肤紫癜,局限于四肢,以下肢及臀部多见,极少累及躯干。紫癜常成批反复出现、对称分布,可同时伴发皮肤水肿、荨麻疹。紫癜大小不等,最初呈深红色,按之不褪色,可融合成片,数日内渐变成紫色、黄褐色、浅黄色,经 7～14 天逐渐消退。

2.腹型过敏性紫癜（Henoch purpura）

腹部症状见于约 50% 的患者。因消化道黏膜及腹膜脏层毛细血管受累,患者出现腹痛、呕吐、腹泻及便血等症状,其中腹痛最为常见,常为阵发性绞痛,多位于脐周、下腹或全腹,可并发肠套叠、肠梗阻、肠穿孔及出血性小肠炎。腹部症状与紫癜多同时发生,偶可发生于紫癜之前。

3.关节型过敏性紫癜（Schonlein purpura）

关节型过敏性紫癜见于 40% 的患者。因关节部位血管受累而出现关节肿胀、疼痛、压痛及功能障碍等表现。多发生于膝、踝、肘、腕等大关节,呈游走性、反复性发作,经数日而愈,不遗留关节畸形,多发生在紫癜之后。

4.肾型过敏性紫癜

在皮肤紫癜的基础上,因肾小球毛细血管祥炎症反应而出现血尿、蛋白尿及管型尿,偶见水肿、高血压及肾衰竭等表现。肾损害多发生于紫癜出现后 2～4 周,亦可延迟出现。多数患者能完全恢复,少数患者因反复发作而演变为慢性肾炎和肾功能不全。

5.混合型过敏性紫癜

皮肤紫癜合并两种以上上述临床表现。

6.其他

少数患者还可因病变累及眼部、脑及脑膜血管而出现视神经萎缩、虹膜炎、视网膜出血及水肿,以及中枢神经系统相关症状、体征。

（五）实验室检查

本病缺乏特异性实验室检查,常规实验室检查项目如下:

1.血、尿、大便常规检查

（1）血常规检查:白细胞正常或增多,中性粒细胞和嗜酸性粒细胞可增高;血小板计数正常。

（2）尿、大便常规检查：肾型和混合型可有血尿、蛋白尿、管型尿；合并腹型者大便潜血可阳性。

2.血小板功能及凝血相关检查

除出血时间（bleeding time，BT）可能延长外，其他均正常。

3.血清学检查

肾型及合并肾型表现的混合型患者，可有程度不等的肾功能受损，如血尿素氮升高、内生肌酐清除率下降等。血清 IgA、IgE 多增高。

二、疾病诊断、治疗、预防和预后

（一）预防

（1）预防感染，清除局部病灶（如扁桃体炎等）。

（2）驱除肠道寄生虫。

（3）避免接触可能致敏的食物及药物等。

（二）诊断

1.诊断要点

诊断要点包括：①发病前 1～3 周常有低热、咽痛、全身乏力或上呼吸道感染史；②典型四肢皮肤紫癜，可伴腹痛、关节肿痛及血尿；③血小板计数、功能及凝血相关检查正常；④排除其他原因导致的血管炎及紫癜。

2.鉴别诊断

本病需与下列疾病鉴别：①遗传性毛细血管扩张症；②单纯性紫癜；③原发免疫性血小板减少症；④风湿性关节炎；⑤肾小球肾炎；⑥系统性红斑狼疮；⑦外科急腹症等。

（三）治疗

1.一般治疗

（1）一般处理：急性期卧床休息，消化道出血时禁食。

（2）抗组胺药：如盐酸异丙嗪、氯苯那敏（扑尔敏）、阿司咪唑（息斯敏）、氯雷他定（开瑞坦）、西咪替丁及静脉注射钙剂等。

（3）改善血管通透性的药物：如维生素 C、曲克芦丁、卡巴克络等。

2.糖皮质激素

糖皮质激素主要用于关节肿痛、严重腹痛合并消化道出血及有急进性肾炎或肾病综合征等严重肾脏病变者。常用泼尼松 1～2 mg/（kg·d），顿服或分次口服。重症者可用甲泼尼龙5～10 mg/（kg·d），或地塞米松 10～15 mg/d，静脉滴注，症状减轻后改口服，疗程一般不超过 30 天，肾型者可酌情延长。

3.对症治疗

腹痛较重者可予阿托品或山莨菪碱（654-2），口服或皮下注射；关节痛可酌情用止痛药；呕吐严重者可用止吐药；伴发呕血、血便者可用质子泵抑制剂如奥美拉唑等治疗。

4.其他

如上述治疗效果不佳或近期内反复发作，可酌情使用：①免疫抑制剂：如硫唑嘌呤、

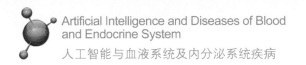

环孢素、环磷酰胺等;②抗凝疗法:适用于肾型患者,初以肝素钠 100～200 U/(kg·d)静脉滴注或低分子量肝素皮下注射,4 周后改为华法林 4～15 mg/d,2 周后改为维持量2～5 mg/d,疗程为 2～3 个月;③中医中药:以凉血、解毒、活血化瘀为主,适用于慢性反复发作和肾型患者。

（四）康复

本病病程一般在 2 周左右,多数患者预后良好,少数肾型患者预后较差,可转化为慢性肾炎或肾病综合征。

三、医工交叉应用的展望

过敏性紫癜是儿童期最常见的全身性血管炎之一,是一种常见的血管过敏性疾病,临床上多见于儿童。据报道,90％以上的过敏性紫癜性肾炎发生在儿童和青少年中,肾活检是过敏性紫癜性肾炎诊断的"金标准"。但是肾活检是有创性检查,儿童和家长都难以忍受。基于临床数据、临床症状和实验室检查指标构建的 XGBoost 模型可以预测过敏性紫癜性肾炎的发生率,从而给予早期干预。XGBoost 模型可以自动获取每个属性的重要性得分,有效过滤特征,而且可以有效减少过拟合问题,并自动指定缺失值的默认分支方向,从而提高算法的效率,这为模型的广泛应用提供了更多可能。

参考文献

[1]CAO T，ZHU Y，ZHU Y. Construction of prediction model of renal damage in children with Henoch-Schönlein purpura based on machine learning[J]. Comput Math Methods Med，2022;60991218.

（刘娜 姜慧慧）

第二节 原发免疫性血小板减少症

学习目的

1.了解原发免疫性血小板减少症的定义、病因及发病机制。

2.掌握原发免疫性血小板减少症的临床表现和诊断方法。

3.掌握原发免疫性血小板减少症的治疗方法。

4.熟悉原发免疫性血小板减少症相关医工结合的现状及进展。

临床案例

患者女性,36 岁,此次因"发现皮肤紫癜 2 天"入院。

目前情况:患者 2 天前无明显诱因发现双下肢、右上臂及颈部皮肤紫癜,舌有小血疱,无其他不适症状,于当地医院就诊,查血常规提示白细胞 $4.7×10^9$/L、血红蛋白 124 g/L、血小板 $3×10^9$/L。患者为求进一步治疗,以"血小板减少"收入院。患者自患病以来,神志清,精神可,饮食尚可,睡眠欠佳,大小便正常,体重较前无明显变化。

既往史:无特殊,婚育、月经未见异常,否认食物、药物过敏史。

体格检查:青年女性,双下肢、右上臂及颈部可见出血点及瘀斑,瘀斑最大约 2.4 cm×2.0 cm,未高出皮面,压之不褪色。浅表淋巴结未触及肿大。口唇无发绀,舌体可见小血疱,胸骨无压痛。双肺呼吸动度均等,双肺呼吸音清,未闻及明显干湿性啰音。心率为76 次/分,心律规整,心音可,各瓣膜区未闻及病理性杂音。腹平软,无腹壁静脉曲张,无明显压痛及反跳痛,肝脾肋下未触及,双下肢无水肿。

实验室检查:①血常规:白细胞 $4.30×10^9$/L、红细胞 $4.03×10^{12}$/L、血红蛋白 121 g/L、血小板计数 $2×10^9$/L。②乙型肝炎表面抗原(hepatitis B surface antigen,HBsAg)阳性,凝血系列、肝肾功、血生化、风湿系列、甲状腺功能未见明显异常。

骨髓细胞学:骨髓增生活跃,全片见巨核细胞 203 个,幼稚巨核细胞占 24%,颗粒型巨核细胞占 70%,产板型巨核细胞占 6%,血小板少见。诊断意见:血小板减少(结合临床考虑,免疫性血小板减少症可能性大)。

骨髓细胞免疫分型未见明显异常。

B 超:肝、胆、胰、脾、双肾无异常。

入院诊断:原发免疫性血小板减少症。

该患者急性起病,既往体健,无特殊服药、理化物质接触史,无肝炎等特殊病史。体格检查除出血的体征外无其他阳性发现。血细胞计数和外周血涂片以及骨髓穿刺均符合典型的原发免疫性血小板减小症,自身抗体检测以及其他检查无阳性发现,诊断为原发免疫性血小板减少症。该患者病史只有 2 天,属于新诊断的原发免疫性血小板减小症。现患者血小板计数低于 $10×10^9$/L,就诊时有活动性出血症状,属于重症原发免疫性血小板减小症,需紧急处理。给予患者地塞米松 40 mg/d,用药4 天,人免疫球蛋白 20 g/d,用药 5 天,以及血小板输注、预防出血、抑制胃酸分泌等对症支持治疗,患者血小板升至$276×10^9$/L,完全缓解出院。患者出院后 2 个月,因双下肢瘀斑再次入院,查血常规显示血小板计数为 $8×10^9$/L。该患者糖皮质激素治疗有效,但停药后疗效不能维持,可选用二线治疗。目前二线治疗有抗 CD20 单克隆抗体(利妥昔单抗)、促血小板生成药物(包括重组人血小板生成素、艾曲泊帕及罗米司亭)、脾脏切除及其他二线药物(包括长春碱类、硫唑嘌呤、环磷酰胺、吗替麦考酚酯、达那唑)。根据患者目前病情,应用重组人血小板生成素联合利妥昔单抗治疗,再次获得完全缓解。

医工结合点:B 超的成像原理是向人体发射一组超声波,按一定的方向进行扫描,根据回声的延迟时间、强弱来判断脏器的距离及性质,经过电子电路和计算机的处理,形成

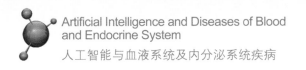

波形、图像等信息,供疾病诊断。

思考题

目前有哪些医工结合的方法可以应用在原发免疫性血小板减少症的诊疗过程中?

案例解析

一、疾病概述

(一)定义及流行病学

原发免疫性血小板减少症(primary immune thrombocytopenic,ITP),既往也被称为"特发性血小板减少性紫癜",是一种复杂的多种机制共同参与的获得性自身免疫性疾病。该病的发生是由于患者对自身血小板抗原免疫失耐受,产生体液免疫和细胞免疫介导的血小板过度破坏与血小板生成受抑,导致血小板减少,伴或不伴皮肤黏膜出血。

本节主要讲述成人ITP。ITP的发病率为(5~10)/10万,男女发病率相近,育龄期女性发病率高于男性,60岁以上人群的发病率为60岁以下人群的2倍,且出血风险随年龄增长而增加。

ITP的临床表现以皮肤黏膜出血为主,部分患者可仅有血小板减少,没有出血症状。该病的诊断仍以排除性诊断为主,抗原特异性自身抗体检测为辅。ITP常持续或反复发作,间歇性缓解,缓解期长短不一。难治性及老年ITP患者预后差。ITP在临床上分为急性型和慢性型,急性型多见于儿童,慢性型多见于成人。

(二)病因和发病机制

1.体液免疫和细胞免疫机制介导的血小板破坏过多

ITP患者血浆输给健康受试者后可造成一过性血小板减少。50%~70%的ITP患者血浆和血小板表面可检测到血小板膜糖蛋白(GP)特异性自身抗体。可识别血小板表面的一种或多种糖蛋白,主要是GPⅡb/Ⅲa和GPⅠb/Ⅸ。自身抗体致敏的血小板被单核巨噬细胞系统过度破坏。自身抗体介导的血小板破坏是经典的ITP发病机制。另外,ITP患者的细胞毒性T细胞可直接破坏血小板,在ITP的发病中起一定作用。

2.体液免疫和细胞免疫介导的巨核细胞数量和质量异常,血小板生成不足

自身抗体与巨核细胞表面糖蛋白结合,损伤巨核细胞或抑制巨核细胞释放血小板,造成血小板生成不足;另外,CD8+细胞毒性T细胞通过抑制巨核细胞凋亡,使血小板生成障碍。血小板生成不足是ITP发病的另一重要机制。

目前,研究者认为ITP的主要发病机制是体液和细胞免疫介导的血小板过度破坏,以及体液和细胞免疫介导的巨核细胞血小板生成不足。因此,阻止血小板过度破坏和促血小板生成已成为ITP现代治疗不可或缺的重要方面。

（三）临床表现

1.症状

成人 ITP 一般起病隐袭,常表现为反复的皮肤黏膜出血,如瘀点、紫癜、瘀斑及外伤后不易止血等,鼻出血、牙龈出血、月经过多亦很常见。严重内脏出血较少见。患者病情可因感染等而骤然加重,出现广泛、严重的皮肤黏膜及内脏出血。部分患者仅有血小板减少而没有出血症状。乏力是 ITP 的另一常见临床症状,部分患者有明显的乏力症状。出血过多或长期月经过多可导致失血性贫血。

表 1-11-1　急、慢性 ITP 的鉴别

鉴别标准	急性 ITP	慢性 ITP
发病人群	儿童多见	成人多见
诱因	发病前 1～3 周有感染史	不明
起病	急	缓慢
出血症状	严重,常有黏膜及内脏出血	皮肤瘀点、瘀斑,月经过多
血小板计数	常低于 $20 \times 10^9 / L$	$(30～80) \times 10^9 / L$
淋巴细胞增多	常见	少见
病程	2～6 周,最长 12 个月,大部分患者可自行缓解	反复发作,甚至迁延数年,少见自行缓解

2.体征

查体可发现皮肤紫癜或瘀斑,以四肢远侧端多见,黏膜出血以鼻出血、牙龈出血或口腔黏膜血疱多见。本病一般无肝、脾、淋巴结肿大,不到 3% 的患者因反复发作,脾脏可轻度肿大。

（四）实验室检查

1.血常规检查

血常规检查可见血小板计数减少,血小板平均体积偏大,可有程度不等的正常细胞或小细胞低色素性贫血。

2.出凝血及血小板功能检查

凝血功能正常,出血时间延长,血块收缩不良,束臂试验阳性。血小板功能一般正常。

3.骨髓象检查

骨髓巨核细胞数正常或增加,巨核细胞发育成熟障碍,表现为体积变小,胞质内颗粒减少,幼稚巨核细胞增加,产板型巨核细胞显著减少（<30%）;红系、粒系及单核系细胞正常。

4.血清学检查

血浆血小板生成素（TPO）水平正常或轻度升高。约 70% 的患者抗血小板自身抗体

阳性,部分患者可检测到抗心磷脂抗体、抗核抗体。伴自身免疫性溶血性贫血患者(Evans 综合征)抗人球蛋白试验(Coombs test)可呈阳性,血清胆红素水平升高。

5.血小板膜糖蛋白特异性自身抗体

部分 ITP 患者的血小板表面或血浆中可检测出血小板膜 GP 特异性自身抗体,包括抗 GPⅡb/Ⅲa 和 GPⅠb/Ⅸ。GP 特异性自身抗体的检测通常采用单克隆抗体特异性捕获血小板抗原试验(monoclonal antibody immobilization of platelet antigen assay,MAIPA),该方法具有较高特异性,对鉴别免疫性与非免疫性血小板减少有帮助。即使采用此类敏感的检测方法,仍有 40% 的典型 ITP 患者无法检出血小板特异性自身抗体。

二、疾病预防、诊断、治疗、康复

(一)预防

通常,免疫系统会抵抗感染和疾病。然而,在 ITP 中,免疫系统会错误地攻击并破坏体内的血小板。可能会增加 ITP 风险的因素包括:①抗生素、抗病毒药物或治疗炎症的药物;②病毒或细菌感染,可触发免疫系统紊乱,开始破坏血小板;③麻疹-流行性腮腺炎-风疹活疫苗等可能会增加 ITP 的风险,尤其是在儿童中。

(二)诊断

1.诊断要点

ITP 的诊断要点包括:①至少 2 次检查血小板计数减少,血细胞形态无异常;②体检脾脏一般不增大;③骨髓检查巨核细胞数正常或增多,有成熟障碍;④排除其他继发性血小板减少症。

2.鉴别诊断

需排除假性血小板减少症及继发性血小板减少症,如再生障碍性贫血、脾功能亢进、骨髓增生异常综合征、白血病、系统性红斑狼疮、药物性免疫性血小板减少症等。

3.分型与分期

(1)新诊断的 ITP:指确诊后 3 个月以内的 ITP。

(2)持续性 ITP:指确诊后 3~12 个月血小板持续减少的 ITP。

(3)慢性 ITP:指血小板减少持续超过 12 个月的 ITP。

(4)重症 ITP:指血小板低于 10×10^9/L,且就诊时存在需要治疗的出血症状或常规治疗中发生新的出血症状,需要采用其他升高血小板药物治疗或增加现有治疗的药物剂量。

(5)难治性 ITP:满足以下 3 个条件:①脾切除后无效或者复发;②仍需要治疗以降低出血的危险;③排除其他原因引起的血小板减少症,确诊为 ITP。

(三)治疗

ITP 为自身免疫性疾病,目前尚无根治的方法,治疗的目的是使患者血小板计数提高到安全水平,降低病死率。

1.一般治疗

出血严重者应注意休息,血小板不足 20×10^9/L 者,应严格卧床,避免外伤。

2.观察

如患者无明显的出血倾向,血小板计数高于 $30×10^9/L$,无手术、创伤,且不从事增加出血危险的工作或活动,发生出血的风险较小,一般无须治疗,可观察和随访。

3.新诊断患者的一线治疗

(1)糖皮质激素:一般为首选治疗,近期有效率约为 80%。

1)泼尼松:$1.0\ mg/(kg·d)$,分次或顿服,血小板水平升至正常或接近正常后,1 个月内尽快将泼尼松减至最小维持量($≤15\ mg/d$),在减量过程中不能维持血小板计数者应考虑二线治疗。治疗 4 周仍无反应者,应迅速减量至停用。

2)大剂量地塞米松(HD-DXM):$40\ mg/d$,连用 4 天,口服用药,不需要进行减量和维持,无效者可在半个月后重复一次。治疗过程中要注意监测血压、血糖变化,预防感染,保护胃黏膜。

(2)静脉输注丙种球蛋白(IVIg):常规剂量 $0.4\ g/(kg·d)$,连用 5 天或 $1.0\ g/(kg·d)$,连用 2 天,主要用于 ITP 的紧急治疗、不能耐受糖皮质激素治疗的患者、脾切除术前准备、妊娠或分娩前。其作用机制与封闭单核-巨噬细胞系统的 Fc 受体、抗体中和及免疫调节有关。IgA 缺乏、糖尿病和肾功能不全者慎用。

4.ITP 的二线治疗

对于一线治疗无效或需要较大剂量糖皮质激素($>15\ mg/d$)才能维持的患者,可选择二线治疗。

(1)药物治疗

1)促血小板生成药物:主要用于糖皮质激素治疗无效或难治性 ITP 患者,常用药物包括重组人血小板生成素(rhTPO)、非肽类 TPO 类似物——艾曲泊帕(eltrombopag)及 TPO 拟肽——罗米司亭(romiplostim)。此类药物起效较快,耐受性良好,不良反应轻微,但停药后疗效一般不能维持,需要个体化维持治疗。另外,要注意骨髓纤维化及血栓形成的风险。

2)抗 CD20 单克隆抗体(rituximab,利妥昔单抗):一种人鼠嵌合型抗体,可清除体内 B 淋巴细胞,减少抗血小板抗体的产生,常用剂量为 $375\ mg/m^2$,每周 1 次,共用 4 次,平均起效时间为 4～6 周。

3)其他二线药物:因缺乏足够的循证医学证据,需个体化选择用药,包括免疫抑制药物[①长春碱类:长春新碱 $1.4\ mg/m^2$(最大剂量 2 mg)或长春地辛 4 mg,每周 1 次,共用 4 次,缓慢静脉滴注;②环孢素 A:主要用于难治性 ITP,常用剂量 $5\ mg/(kg·d)$,分次口服,维持量 $50～100\ mg/d$,用药期间应监测肝、肾功能;③其他:如硫唑嘌呤、环磷酰胺、吗替麦考酚酯等]和达那唑($0.4～0.8\ g/d$,分次口服,起效慢,需持续使用 3～6 个月,与肾上腺糖皮质激素联合可减少后者用量)。

(2)脾切除:在脾切除前,必须对 ITP 的诊断进行重新评价。只有确诊为 ITP,但常规糖皮质激素治疗 4～6 周无效,病程迁延 6 个月以上或糖皮质激素虽有效,但维持量大于 30 mg/d 或有糖皮质激素使用禁忌证者可行脾切除治疗。近期有效率为 70% 左右。无效者对糖皮质激素的需要量亦可减少。

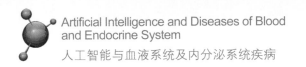

术前 2 周应给患者接种多价肺炎双球菌疫苗、流感嗜血杆菌和脑膜炎双球菌二联疫苗。术后每 5 年重复接种肺炎双球菌疫苗，每年接种流感疫苗。

5.急症处理

急症处理适用于伴消化系统、泌尿生殖系统、中枢神经系统或其他部位的活动性出血或需要急诊手术的重症 ITP 患者（PLT<10×10⁹/L）。

（1）血小板输注：成人每次给予 10～20 U，根据病情可重复使用（200 mL 循环血中单采所得血小板为 1 U 血小板）。

（2）静脉输注丙种球蛋白（IVIg）：剂量及用法同上。

（3）大剂量甲泼尼龙：1.0 g/d，静脉滴注，3～5 天为一疗程。

（4）促血小板生成药物：如 rhTPO、艾曲泊帕及罗米司亭等。

（5）重组人活化因子Ⅶ（rhFⅦ）：应用于出血较重、以上治疗无效者。

病情危急者可联合应用以上治疗措施。

（四）康复

大多数患者预后良好，但易复发，缓解期长短不一。各种感染可加重血小板减少。严重血小板减少者，可因脑或其他重要脏器出血而死亡。难治性 ITP 及老年 ITP 患者预后差。

三、医工交叉应用的展望

一项研究将 240 个血小板裂解物（来自 ITP、白血病、MDS 患者和健康成人，各 60 例）随机分配至训练集和验证集，均采用表面增强激光解吸法检测电离飞行时间质谱（SELDI-TOFMS），为了识别差异表达蛋白，采用人工神经网络（ANN）建立诊断模型，并用 SPSS17.0 进行盲测验证。结果表明，5 个标记蛋白存在显著差异表达（$P<0.01$）。诊断模型的敏感性和特异性分别为 80.6% 和 77.3%。人工神经网络输出值构成的 ROC 曲线下面积为 0.837。通过盲法验证了模型的有效性，所以基于血小板蛋白指纹谱的人工神经网络模型是一种快速、简便、灵敏度高、特异性好的诊断 ITP 的新方法。

参考文献

[1]ZHOU P, DING Y H, HE P, et al. Diagnosis model of idiopathic thrombocytopenic purpura based on platelet differential proteome[J]. Zhongguo Shi Yan Xue Ye Xue Za Zhi,2013, 21(1):130-134.

（刘娜 姜慧慧）

第三节 血栓性血小板减少性紫癜

学习目的

1.了解血栓性血小板减少性紫癜的定义、病因及发病机制。

2.了解血栓性血小板减少性紫癜的临床表现和诊断方法。

3.了解血栓性血小板减少性紫癜的治疗方法。

4.了解血栓性血小板减少性紫癜相关医工结合的现状及进展。

案例

患者男性,49岁。因"发热伴乏力2周,发现皮肤出血点2天,头痛1天"就诊。

患者入院前2周无明显诱因出现发热,体温最高达38.4 ℃,伴乏力,无咳嗽、咳痰,无恶心呕吐,无腹痛腹泻,当地医院给予抗感染药物,效果欠佳。2天前出现胸背部出血点、下肢瘀斑,1天前感头痛,无恶心呕吐,无意识障碍,当地医院查血常规结果显示白细胞 $4.32×10^9/L$、血红蛋白84 g/L、血小板计数 $13×10^9/L$,遂就诊于我院急诊科,查血小板极低,外周血可见头盔样红细胞,怀疑为血栓性血小板减少性紫癜,给予丙种球蛋白、激素治疗后以急症入院。

既往体健,发病前无特殊药物、毒物接触史,无疫区、疫水接触史。

查体:T 37.3 ℃,P 100次/分,R 18次/分,BP 104/70 mmHg,ECOG 1分,神志清,精神可,贫血貌,皮肤苍白,胸背部可见出血点,巩膜轻度黄染,浅表淋巴结未触及肿大,心肺无异常,肝脾肋下未触及,双下肢有散在出血点及少量瘀斑,病理征未引出。

入院后立即完善辅助检查:①血常规:白细胞 $5.4×10^9/L$、血红蛋白71 g/L、血小板计数 $11×10^9/L$,Ret 9%。②尿常规:示尿蛋白+。③凝血功能:PT 12.3秒,APTT 32秒。④肾功能:尿素氮5.1 mmol/L,肌酐98 μmol/L,尿酸312 μmol/L,LDH 973 U/L,直接胆红素18.3 μmol/L,间接胆红素46.2 μmol/L。⑤Coombs试验(一)、风湿系列、肿瘤系列、乙肝未见明显异常。⑥骨髓细胞学结果显示红系细胞比值增高,外周血可见6%破碎红细胞,血浆ADAMTS13抗体阳性,ADAMTS13活性重度减低至小于10%。

患者入院当晚精神症状加重,出现反应迟缓、烦躁不安的表现。患者有典型的血栓性血小板减少性紫癜五联征,结合ADAMTS13活性重度减低,明确诊断为血栓性血小板减少性紫癜。该病病情凶险,病程短,如不能早期诊断,死亡率可达80%~90%。该患者病情进展迅速,虽经丙种球蛋白及甲强龙冲击治疗,但效果欠佳,短期出现意识不清、言语不能表现,因无法配合血透科行静脉置管及血浆置换,经ICU会诊,转入ICU行血浆置换术。期间,患者病情一度好转,意识转清,血小板恢复至 $65×10^9/L$,后再次昏迷且血小板下降,继续进行血浆置换,共行12次血浆置换,并给予甲强龙及免疫抑制剂——长春地辛治疗。患者意识转清,溶血停止,血小板完全恢复后痊愈出院。

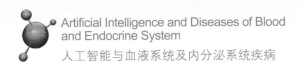

医工结合点：血浆置换是一种用来清除血液中大分子物质的血液净化疗法，基本过程是将患者血液由血泵引出体外，经过血浆分离器，分离血浆和细胞成分，去除致病血浆或血浆中的某些致病因子，然后将净化后的血浆及所需补充的置换液输回体内。

思考题

血栓性血小板减少性紫癜病情凶险，如不能早期诊断，死亡率极高。目前，有哪些医工结合的方法可以应用于血栓性血小板减少性紫癜的早期诊断？

案例解析

一、疾病概述

（一）定义及流行病学

血栓性血小板减少性紫癜（thrombotic thrombocytopenic purpura，TTP）是一种较少见的以微血管病性溶血、血小板减少性紫癜、神经系统异常伴有不同程度的肾脏损害及发热典型五联征为主要临床表现的严重的弥散性微血管血栓-出血综合征。

TTP在人群中的年发病率约为4.5/100万，男女比例约为1：2；未经治疗的TTP患者病死率高达90%以上，采用血浆置换治疗后，病死率下降至8%～30%。

（二）发病机制

TTP的发生至少要满足两个必需条件：①广泛的微血管内皮细胞损伤；②血管性血友病因子裂解酶（ADAMTS13）缺乏或活性降低。血管内皮损伤可在短期内释放大量vWF大分子多聚体（UL-vWF）。ADAMTS13活性降低或缺乏可使这种超大分子量的vWF不被降解，聚集的UL-vWF促进血小板黏附与聚集，在微血管内形成血小板血栓，血小板消耗性减少，继发出血，微血管管腔狭窄，红细胞破坏，受累组织、器官损伤或功能障碍，从而导致TTP的发生。

（三）病因与分类

根据病因，TTP可分为遗传性TTP和获得性TTP。

遗传性TTP是由*ADAMTS 13*基因突变或缺失，导致酶活性降低或缺乏所致，常在感染、应激或妊娠等诱发因素作用下发病。

根据诱发因素是否明确，获得性TTP又分为原发性（特发性）TTP和继发性TTP。原发性TTP患者存在抗ADAMTS13自身抗体，或存在抗CD36自身抗体，刺激内皮细胞释放过多UL-vWF。

继发性TTP可继发于感染、药物、自身免疫性疾病、肿瘤、骨髓移植和妊娠等多种疾病。

（四）临床表现

TTP在任何年龄都可发病，多为15～50岁，女性多见。出血和神经精神症状为该病最常见的表现。并非所有患者均具有五联征表现。

（1）出血：血小板减少引起出血，以皮肤、黏膜为主，表现为瘀点、瘀斑或紫癜，可有鼻出血、牙龈出血等，严重者可有内脏或颅内出血，其程度因血小板减少程度而不同。

（2）微血管病性溶血性贫血：可表现为不同程度的贫血，约 1/2 患者可伴黄疸，反复发作可有脾大。

（3）神经精神症状：典型病例的临床表现首先见于神经系统，其严重程度常决定 TTP 患者的预后，主要表现为意识紊乱、头痛、失语、惊厥、视力障碍、谵妄、偏瘫以及局灶性感觉或运动障碍等，以发作性、多变性为特点。

（4）肾脏损害：可出现蛋白尿、血尿、管型尿，血尿素氮及肌酐升高。严重者可发生急性肾衰竭。

（5）发热：90％以上患者有发热，多属中等程度发热。

（6）其他：心肌多灶性出血性坏死、肺功能不全等。

（五）实验室检查

1.血象检查

TTP 患者血象检查可见不同程度贫血，网织红细胞升高，破碎红细胞比例大于 2％；半数以上患者血小板计数在 20×10^9/L 以下。

2.血生化检查

血清间接胆红素升高，血清结合珠蛋白下降，乳酸脱氢酶升高，血尿素氮及肌酐不同程度地升高。

3.出凝血检查

出血时间延长，APTT、PT 及纤维蛋白原检测结果多正常。vWF 多聚体分析可见 UL-vWF。

4.血管性血友病因子裂解酶活性分析

遗传性 TTP 患者血管性血友病因子裂解酶（ADAMTS13）活性低于 5％，部分获得性 TTP 患者的 ADAMTS13 活性显著降低且抑制物阳性。

二、疾病预防、诊断、治疗、康复

（一）预防

TTP 是一种罕见的血液疾病，大多数 TTP 是后天获得的（由于另一种情况或疾病发展而来的）。大多数遗传性 TTP 患者在出生后不久就开始出现症状。其他可能触发 TTP 的风险因素包括：①癌症、艾滋病毒、狼疮、感染和怀孕等疾病和状况；②医疗程序，如手术、血液、骨髓干细胞移植；③药物，如化疗、噻氯匹定、氯吡格雷、环孢素 A 和雌激素。

（二）诊断

1.诊断要点

临床主要根据特征性的五联征表现作为诊断依据。血小板减少伴神经精神症状时应高度怀疑本病。血涂片镜检发现破碎红细胞、vWF 多聚体分析发现 UL-vWF、

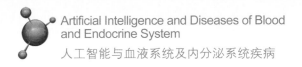

ADAMTS13 活性降低均有助于诊断。

2.鉴别诊断

TTP 需与溶血尿毒综合征(hemolytic-uremic syndrome，HUS)、弥散性血管内凝血(DIC)、HELLP 综合征、Evans 综合征、系统性红斑狼疮(SLE)、PNH 及子痫等疾病相鉴别。TTP 与 DIC 的鉴别见表 1-11-2。

表 1-11-2　TTP 与 DIC 的鉴别

项目	TTP	DIC
性别	男：女＝2：3	无差别
遗传因素	可以有	无
溶血性贫血	严重	无
神经精神症状	多见，一过性和多变性	可见
肾损伤	轻中度受损	程度不一
出血	常见	严重
破碎红细胞	明显	少见
PT 和 APTT	正常	延长
凝血因子减少	无	明显
继发纤溶亢进	无	常有
ADAMTS13 活性检测	重度降低	正常或轻度降低
血栓成分	以血小板和 vWF 为主	以纤维蛋白为主

（三）治疗

TTP 病情凶险，病死率高，在诊断明确或高度怀疑本病时，不论轻型或重型都应尽快开始积极治疗。TTP 治疗首选血浆置换，其次可选用新鲜或新鲜冰冻血浆输注和药物治疗。对高度疑似本病和确诊的病例，输注血小板时需十分谨慎，仅在出现危及生命的严重出血时才考虑输注血小板。

（1）血浆置换：为首选治疗，采用新鲜血浆或新鲜冰冻血浆，血浆置换量推荐为每次 2000 mL(或 40～60 mL/kg)，每天 1～2 次，直至症状缓解，PLT 及 LDH 恢复正常以后可逐渐延长置换间隔。对暂时无条件行血浆置换治疗或遗传性 TTP 的患者，可输注新鲜血浆或新鲜冰冻血浆，推荐剂量为 20～40 mL/(kg・d)，注意液体量平衡。对于严重肾衰竭患者，血浆置换可与血液透析联合应用。对继发性 TTP 患者，血浆置换常无效。

（2）免疫抑制治疗：发作期 TTP 患者辅助使用甲泼尼龙(200 mg/d)或地塞米松(10～15 mg/d)静脉输注 3～5 天后过渡至泼尼松 1 mg/(kg・d)，病情缓解后减量至停用。伴 ADAMTS13 抑制物的特发性 TTP 患者也可加用长春新碱或其他免疫抑制剂以减少自身抗体产生。复发和难治性 TTP 患者可加用抗 CD20 单克隆抗体，清除患者体内抗 ADAMTS13 抗体,减少复发。推荐剂量为每周 375 mg/m²,连用 4 周。

(3)静脉滴注免疫球蛋白:效果不及血浆置换,适用于血浆置换无效或多次复发的病例。

(4)贫血症状严重者可以输注红细胞。

(5)抗血小板药物:病情稳定后可选用双嘧达莫和(或)阿司匹林,对减少复发有一定作用。

（四）康复

TTP 预后差,病程短,如果不及时治疗,死亡率可达 80%～90%;早期应用血浆置换,死亡率可降至 10%～20%。TTP 复发率约为 30%,多出现在疾病首次发作后的 1 年内。遗传性 TTP 及抑制物阳性的特发性 TTP 患者易复发。定期检测 PLT 和 ADAMTS13 活性有助于判断复发及预后,对于抑制物检测持续阳性者,需注意疾病复发。

三、医工交叉应用的展望

免疫性血栓性血小板减少性紫癜(iTTP)是一种罕见但可能致命的血液疾病。其特征是严重的血小板减少和微血管病性溶血性贫血(如低血红蛋白和红细胞压积,血清乳酸脱氢酶升高,触珠蛋白低等)。部分患者可能出现血性卒中、肾功能不全和心肌缺血等终末器官损害的体征和症状。iTTP 的主要病因是免疫球蛋白 G 型自身抗体的产生,该抗体结合并抑制血浆 ADAMTS13 活性和(或)加速其作为免疫复合物从循环中清除,从而导致从活化或受损的内皮细胞释放的超大血管性血友病因子(vWF)的蛋白水解受损,导致血小板在血管损伤部位的黏附和聚集增强,随后在小动脉和毛细血管中形成弥散性血栓。

迄今为止,治疗性血浆置换(therapeutic plasma exchange,TPE)仍然是一种紧急且高效的治疗 iTTP 的方法,可以去除针对 ADAMTS13 的自身抗体,同时补充缺失或受到抑制的 ADAMTS13 酶。TPE 通常与其他疗法结合使用,包括皮质类固醇、利妥昔单抗和环磷酰胺等。这种联合疗法已将 iTTP 的死亡率降低至 10%～20%。通过在治疗标准中添加一种新型抗 vWF 纳米抗体(caplacizumab),可以进一步降低急性 iTTP 患者的死亡率。

尽管在过去的几十年中针对 iTTP 的治疗策略取得了进展,但约有 50% 在初次发作后存活的 iTTP 患者可能会经历一次到几次恶化(即停止 TPE 后 30 天以内疾病复发)和(或)复发(即停止 TPE 后 30 天疾病复发)。然而,目前尚没有能够对 iTTP 恶化和(或)复发进行可靠预测的临床辅助工具。一些研究表明,急性 iTTP 患者在入院时的血浆 ADAMTS13 活性水平、抗 ADAMTS13 IgG 或 ADAMTS13 抗体免疫复合物的水平可能与这些患者的恶化或死亡率有关。然而,这些研究在很大程度上依赖于对患者就诊时采集的样本中生物标志物的一次测量,能够从中获得的信息有限。来自阿拉巴马大学伯明翰分校等研究机构的研究者开展了一项研究,进一步探索了多时点测量的 ADAMTS13 生物标记物(如 ADAMTS13 活性、ADAMTS13 抗原和抗 ADAMTS13 IgG)对 iTTP 患

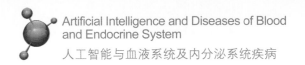
者病情恶化和(或)复发的预测作用。该研究通过分析 83 名 iTTP 患者的临床数据，发现在接受治疗性血浆置换开始后 3～7 天，持续性的血浆中 ADAMTS13 的低活性与恶化或复发风险增加有关。此外，低 ADAMTS13 抗原或高抗 ADAMTS13 IgG 也是恶化或复发的预测因素。利用这些新发现的复发相关生物学标记物以及机器学习算法构造 iTTP 患者接受 TPE 治疗后复发风险的临床辅助预测工具或许将是一个很有前景的医工交叉研究方向。

参考文献

[1]中华医学会血液学分会血栓与止血学组.成人原发免疫性血小板减少症诊断与治疗中国指南(2020 年版)[J].中华血液学杂志,2020,41(08):617-623.

[2]中华医学会血液学分会血栓与止血学组.血栓性血小板减少性紫癜诊断与治疗中国专家共识(2012 年版)[J].中华血液学杂志,2012,33(11):983-984.

[3]汪嘉佳,江继发.血栓性血小板减少性紫癜患者的诊断与治疗[J].临床医学研究与实践,2020,5(27):119-121.

[4]YANG Y H，YU H H，CHIANG B L. The diagnosis and classification of Henoch-Schonlein purpura：An updated review[J]. Autoimmun Rev,2014,13(4-5):355-358.

[5]HETLAND L E，SUSRUD K S，LINDAHL K H，et al. Henoch-Schönlein purpura：A literature review[J]. Acta Derm Venereol,2017,97(10):1160-1166.

[6]PROVAN D，ARNOLD D M，BUSSEL J B，et al. Updated international consensus report on the investigation and management of primary immune thrombocytopenia[J]. Blood Adv,2019,3(22):3780-3817.

[7]NEUNERT C，TERRELL D R，ARNOLD D M，et al. American Society of Hematology 2019 guidelines for immune thrombocytopenia[J]. Blood Adv，2019，3(23)：3829-3866.

[8]JOLY B S，COPPO P，VEYRADIER A. Thrombotic thrombocytopenic purpura[J]. Blood，2017，129(21):2836-2846.

[9]SUI J，CAO W，HALKIDIS K，et al. Longitudinal assessments of plasma ADAMTS13 biomarkers predict recurrence of immune thrombotic thrombocytopenic purpura[J]. Blood Advances，2019，3(24)：4177-4186.

（刘娜　姜慧慧　王璟涛）

第十二章 血友病

学习目的

1. 了解血友病的定义、病因及发病机制。
2. 了解血友病的临床表现和诊断方法。
3. 了解血友病的治疗方法。
4. 了解血友病相关医工结合的现状及进展。

案例

患者男性,12岁,因"反复皮肤瘀斑12年,右侧大腿肿胀5天"就诊。

患者出生后经常无明显诱因出现皮肤瘀斑,偶有鼻出血,换牙时常有牙龈出血。5天前右大腿碰撞后出现疼痛并逐渐肿胀。在外院就诊时化验:WBC为$10.2×10^9/L$,Hb为103 g/L,PLT为$245×10^9/L$;凝血示APTT 72秒;其余指标正常。门诊以"凝血障碍原因待查"收住入院。

患者无毒物、放射线接触史,无手术史,否认家族中有类似病患者。

查体:T 36.8 ℃,P 89次/分,R 18次/分,BP 114/72 mmHg;发育正常,营养可;轻度贫血貌,皮肤、巩膜无黄染,未见瘀点、瘀斑,双肺叩诊清音,肺呼吸音正常,未闻及啰音;心肺查体无特殊;腹软,无肌紧张和反跳痛,未触及肿块,肝脾肋下未触及;双下肢无水肿,右大腿外侧片状青紫、张力较高,肢围较对侧约增加3 cm。

检查:血常规结果显示WBC $7.8×10^9/L$,Hb 103 g/L,PLT $226×10^9/L$;凝血结果显示PT 11.6秒,APTT 74.3秒,Fib 2.45 g/L,TT 19.3秒。因子Ⅷ促凝活性(FⅧ:C)测定为4%,FⅧ抑制物0 BU;vWF抗原(vWF Ag)测定结果:正常;超声检查结果显示右大腿偏外侧至右膝上端有液性暗区,大小约为20 cm×7 cm。

患者自幼反复出现皮肤瘀斑,可能患有某种先天性出血性疾病,追问患者父母无出血不止史,不能确定患者外祖父等家人有无出血不止、关节血肿等情况。患者为男性少年,右下肢血肿,凝血酶原时间正常,部分活化凝血活酶时间延长,凝血酶时间和纤维蛋白原正常,因子Ⅷ活性降低,vWF抗原正常。患者虽然没有明确的性连锁隐性遗传史,但根据以上四点可以诊断为血友病A。

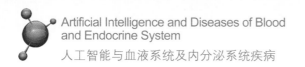

本例患者血浆 FⅧ:C 水平为 4%,体重为 40 kg,5 天前出现右侧大腿肌肉出血,应该输注 FⅧ的剂量大约是 1200 U,每 12 h 一次;根据止血疗效(血肿吸收程度),在 3 天后可考虑减半量(约 600 U,每 12 h 一次)维持 3~5 天或直至痊愈。

医工结合点:血友病 A 是一种遗传性凝血障碍性疾病,如果不及时治疗可导致永久性关节损伤。MRI 目前是评估血友病患者关节病变的"金标准",可以清晰显示关节的内部结构。MRI 是在强大磁场的作用下,人体组织细胞内的氢原子核发生共振,磁共振仪器通过记录共振的轨迹,再通过计算机的数据重建,形成磁共振影像的一种技术。

思考题

目前,有哪些医工结合的方法可以应用于遗传性疾病,如血友病的诊断?

案例解析

一、疾病概述

(一)定义及流行病学

血友病(hemophilia)是一组因遗传性凝血活酶生成障碍引起的出血性疾病,包括血友病 A 和血友病 B,其中以血友病 A 较为常见。血友病以阳性家族史、幼年发病、自发或轻度外伤后出血不止、血肿形成及关节出血为特征。

血友病的社会人群发病率为(5~10)/10 万。我国血友病登记信息管理系统数据显示,国内血友病 A 患者占 80%~85%,血友病 B 患者占 15%~20%。

(二)病因与遗传规律

1.病因

血友病 A 又称"FⅧ缺乏症",是临床上最常见的遗传性出血性疾病。FⅧ在循环中与 vWF 结合,以复合物形式存在。前者被激活后参与 FX 的内源性激活;后者作为一种黏附分子参与血小板与受损血管内皮的黏附,并有稳定及保护 FⅧ的作用。

FⅧ基因位于 X 染色体长臂末端(Xq28),当其因遗传或突变而出现缺陷时,人体不能合成足量的 FⅧ,导致内源性途径凝血障碍及出血倾向的发生。

血友病 B 又称"遗传性 FⅨ缺乏症"。FⅨ为一种单链糖蛋白,被 FⅪa 等激活后参与内源性 FX 的激活。FⅨ基因位于 X 染色体长臂末端(Xq26~q27)。遗传或突变使之发生缺陷时,不能合成足够量的 FX,造成内源性途径凝血障碍及出血倾向。

2.遗传规律

血友病 A、B 均属 X 连锁隐性遗传性疾病。该病几乎全部发生于男性患者。所有血友病男性患者的儿子均为正常,但女儿均为因子Ⅷ缺陷的基因携带者。携带者的儿子有 50%的概率患血友病,而携带者的女儿有 50%的概率成为携带者。图 1-12-1 说明了血友病 A 和血友病 B 的遗传方式。

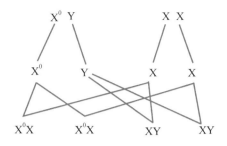

血友病A/B患者与正常女性结婚

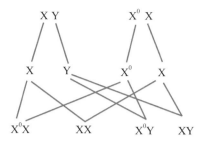

正常男子与血友病A/B携带者结婚

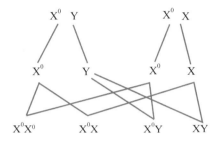

血友病A/B患者与女性携带者结婚

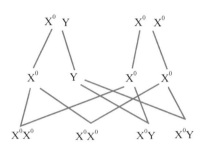

血友病A/B男性患者与女性患者结婚

图 1-12-1　血友病 A、B 遗传规律

注：XY 为正常男性；XX 为正常女性；X^0Y 为血友病 A/B 男性患者；X^0X 为血友病 A/B 女性携带者；X^0X^0 为血友病 A/B 女性患者。

图源：葛均波,徐永健,王辰.内科学[M].9 版.北京：人民卫生出版社,2018.

(三)临床表现

1.出血

出血的轻重与血友病类型及相关因子缺乏程度有关。血友病 A 出血较重,血友病 B 则较轻。按血浆 FⅧ的活性,可将血友病分为 3 型(见表 1-12-1)。

表 1-12-1　血友病的临床分型

分型	FⅧ水平	临床特征
重度	≤正常的 1% (≤0.01 U/mL)	1.从婴儿早期就有自发性出血; 2.频繁的自发性关节内出血和其他出血,需要凝血因子替代治疗
中度	正常的 1%～5% (0.01～0.05 U/mL)	1.创伤或术后出血; 2.偶尔有自发性关节内出血

续表

分型	FⅧ水平	临床特征
轻度	正常的 6%～30% （0.06～0.30 U/mL）	1.创伤或术后出血； 2.很少有自发性出血

血友病的出血多为自发性或轻度外伤、小手术后（如拔牙、扁桃体切除）出血不止，且具备下列特征：①与生俱来，伴随终身；②常表现为软组织或深部肌肉内血肿；③负重关节如膝、踝关节等反复出血甚为突出，最终可致关节肿胀、僵硬、畸形，可伴骨质疏松、关节骨化及相应肌肉萎缩（血友病关节）。

2.血肿压迫症状及体征

血肿压迫周围神经可致局部疼痛、麻木及肌肉萎缩；压迫血管可致相应供血部位缺血性坏死或淤血、水肿；口腔底部、咽后壁、喉及颈部出血可致呼吸困难甚至窒息；压迫输尿管致排尿障碍；腹膜后出血可引起麻痹性肠梗阻。

（三）实验室检查

1.筛选试验

出血时间、凝血酶原时间、血小板计数及血小板聚集功能正常，APTT 延长，但APTT 不能鉴别血友病的类型。

2.临床确诊试验

FⅧ活性测定辅以 FⅧ：Ag 测定和 FⅨ活性测定辅以 FⅨ：Ag 测定可以确诊血友病 A 和血友病 B，同时根据结果对血友病进行临床分型；同时应行 vWF：Ag 测定（血友病患者正常），可与血管性血友病鉴别。

3.基因诊断试验

建议对患者进行基因检测，以便确定致病基因，为同一家族中的携带者检测和产前诊断提供依据。目前用于基因分析的方法主要有 DNA 印迹法、限制性内切酶片段长度多态性等。产前诊断可在妊娠第10周左右进行绒毛膜活检确定胎儿的性别及通过胎儿的 DNA 检测致病基因，在妊娠的第16周左右行羊水穿刺。

二、疾病预防、诊断、治疗、康复

（一）预防

由于本病目前尚无根治方法，因此预防损伤更为重要。血友病的出血多数与损伤有关，预防损伤是防止出血的重要措施之一，医务人员应向患者家属、学校、工作单位及本人介绍有关血友病出血的预防知识。对活动性出血的患者，应限制其活动范围和活动强度。一般血友病患者，应避免剧烈或易致损伤的活动、运动及工作，减少出血危险。建立遗传咨询，严格婚前检查、产前诊断是减少血友病发生的重要措施。

（二）诊断

1.诊断参考标准

（1）血友病 A

1）临床表现：①男性患者，有或无家族史，有家族史者符合 X 连锁隐性遗传规律；②关节、肌肉、深部组织出血，可呈自发性，或发生于轻度损伤、小型手术后，易引起血肿及关节畸形。周期性关节内出血是重度血友病的一项重要特征。

2）实验室检查：①出血时间、血小板计数及 PT 正常。②APTT 延长。③FⅧ:C 水平明显低下。④vWF:Ag 正常。

（2）血友病 B

1）临床表现：基本与血友病 A 相同，但程度较轻。

2）实验室检查：①出血时间、血小板计数及 PT 正常。②APTT 重型延长，轻型可正常。③FⅨ抗原及活性减低或缺乏。

2.鉴别诊断

（1）血管性血友病（von Wilkbrand disease, vWD）：vWD 是一种常染色体遗传出血性疾病。vWF 在血浆中的作用之一是作为 FⅧ 的载体，当中、重度 vWF 缺乏或 vWF 与 FⅧ结合的位点发生变化，可导致血浆中 FⅧ的半寿期缩短，因此 FⅧ:C 活性降低，APTT 延长，易与血友病 A 混淆。vWD 多为显性遗传，男、女均可发病，自幼发生以皮肤黏膜为主的出血倾向，出血时间延长，瑞斯托霉素诱导的血小板聚集缺陷，血浆 vWF 抗原和（或）活性缺乏或 vWF 抗原结构异常。检测血浆 vWF 抗原和（或）活性或进行 vWF 多聚物分析（有条件者或鉴别困难病例）可与血友病 A 鉴别。

（2）获得性血友病 A（acquired hemophilia, AHA）：AHA 指既往凝血功能正常的患者（非血友病患者）自发或在不同的诱因下，产生抗凝血因子Ⅷ自身抗体而引起的一种凝血缺陷性疾病。AHA 发病平均年龄约为65岁（2～90岁），男女均可发病。引起 AHA 的原因有自身免疫性疾病、恶性肿瘤、妊娠和产后、手术、糖尿病、肝炎、皮肤病、反复输血，以及药物（如青霉素、干扰素、磺胺类药物等）；但也有 50% 的患者原因不明。抗体出现及出血可以是肿瘤或自身免疫性疾病的首发表现。AHA 出血的特点：①通常以突发严重的（弥漫性）出血为主要表现（＞85% 患者）。②既往没有出血性疾病史。③出血往往是自发的，或轻微损伤后发生。④多个部位出血，如广泛皮肤瘀斑、肌肉出血、血尿、胃肠道出血、脑出血及咽后出血、外科手术后出血，且出血程度通常比抑制物阳性的遗传性血友病严重，但较少见有关节出血。AHA 的诊断有赖于实验室检查，其特点如下：①APTT延长，且不能为正常血浆纠正。②FⅧ:C 活性降低。③Bethesda 方法可检测到 FⅧ抗体。

（三）治疗

治疗原则是以替代治疗为主的综合治疗：①加强自我保护，预防损伤出血极为重要。②尽早有效地处理患者出血，避免并发症的发生和发展。③禁用阿司匹林、非甾体抗炎药及其他可能干扰血小板聚集的药物。④家庭治疗及综合性血友病诊治中心对患者定期随访。⑤提倡出血严重患者预防治疗。

1.一般治疗

(1)止血药物:目前广泛应用于临床者有以下几类:①收缩血管、增加毛细血管致密度、改善其通透性的药物,如卡巴克络、曲克芦丁、垂体后叶素、维生素C及糖皮质激素等。②合成凝血相关成分所需的药物,如维生素K等。③抗纤溶药物,如氨基乙酸、氨甲苯酸等。④促进止血因子释放的药物,如去氨加压素促进血管内皮细胞释放vWF,从而改善血小板黏附、聚集功能,并有稳定血浆FⅧ:C和提高FⅧ:C水平的作用。⑤重组活化因子Ⅶ(rFⅦa):rFⅦa是一种新的凝血制剂,rFⅦa直接或者与组织因子组成复合物,促进FX的活化与凝血酶的形成。⑥局部止血药物:如凝血酶、巴曲酶及吸收性明胶海绵等。

(2)促血小板生成的药物:多种细胞因子调节各阶段巨核细胞的增殖、分化和血小板的生成,目前已用于临床的此类药物包括TPO、白介素-11等。

(3)局部处理:局部加压包扎、固定及手术结扎局部血管等。

2.替代疗法

目前血友病的治疗仍以替代疗法为主,即补充缺失的凝血因子,这是防治血友病出血最重要的措施,主要制剂有基因重组的纯化FⅧ、FⅧ浓缩制剂、新鲜冷冻血浆、冷沉淀物(FⅧ浓度较血浆高5～10倍)以及凝血酶原复合物等。

FⅧ及FX的半衰期分别为8～12小时及18～24小时,故补充FⅧ需连续静脉滴注或每日使用2次;FX每日使用1次即可。

FⅧ及FX剂量:每千克体重输注1U FⅧ能使体内FⅧ:C水平提高2%;每千克体重输注1U FX能使体内FX:C水平提高1%。

凝血因子的补充一般可采取下列公式计算:①FⅧ剂量(IU)=体重(kg)×所需提高的活性水平(%)÷2;②FX剂量(IU)=体重(kg)×所需提高的活性水平(%)。

血替代治疗的剂量和时限取决于出血部位、严重程度或手术的范围。最低止血要求为FⅧ:C或FX水平达20%以上,表1-12-2列出了不同部位出血或手术所需要达到的因子活性水平,给药剂量可依照上述公式计算出来。

表1-12-2 推荐给药方案

出血部位	治疗目标(FⅧ或FX活性/%)
关节、牙	30～50
胃肠道或泌尿生殖道	50
肌肉	60～80
危及生命的出血或大手术	100

血友病患者反复输注血液制品后会产生FⅧ或FX抑制物,其发生率约为10%,通过检测患者血浆FⅧ或FX抑制物滴度可确定。此类患者主要通过免疫抑制治疗(包括糖皮质激素、静脉注射人免疫球蛋白等)及旁路治疗来改善出血,后者包括使用凝血酶原复

合物及重组人活化因子Ⅶ（rhFⅦa）。rFⅦa具有很好的安全性，常用剂量是90 μg/kg，每2～3小时静脉注射一次，直至出血停止。

3.其他药物治疗

（1）去氨加压素（desmopressin，DDAVP）：一种半合成的抗利尿激素，可促进内皮细胞释放储存的vWF和FⅧ。常用剂量为0.3 μg/kg，置于30～50 mL生理盐水内快速滴入，每12小时一次。由于水潴留等，幼儿应慎用此药，2岁以下儿童禁用。

（2）抗纤溶药物：通过保护已形成的纤维蛋白凝块不被溶解而发挥止血作用。常用的抗纤溶药物有氨基己酸和氨甲环酸等；泌尿系统出血时禁用；避免与凝血酶原复合物同时使用。

4.家庭治疗

血友病患者的家庭治疗在国外已广泛应用。除有抗FⅧ:C抗体、病情不稳定、小于3岁的患儿外，均可进行家庭治疗。血友病患者及其家属应接受有关疾病的病理、生理、诊断及治疗知识的教育，家庭治疗最初应在专业医师的指导下进行。除传授注射技术外，还包括血液病学、矫形外科、精神、心理学、物理治疗以及艾滋病和病毒性肝炎的预防知识等。

5.外科治疗

有关节出血者应在替代治疗的同时，进行固定及理疗等处理。血友病性关节病是指由于反复关节出血导致关节功能受损或关节畸形。对于病变严重且康复治疗无法缓解者，在患者家庭经济条件和认知能力较好的情况下可以考虑行关节置换等矫形手术。如果要进行手术，必须要有经验的血液科专科医生、骨科专科医生、出凝血实验室技术人员以及康复科医师等组成综合关怀团队，以保障患者围手术期的各项指标评估、手术方案的确定与顺利实施以及术后的康复等。慢性关节滑膜炎伴反复关节出血的患者可采用放射性核素或化学制剂"切除"滑膜，但必须在有条件的医院由有经验的医生进行操作。

6.基因疗法

目前已有研究者临床试验成功地将FⅧ及FⅨ合成的正常基因，通过载体转导方式进入人体，以纠正血友病的基因缺陷，生成具有生物活性的FⅧ或FⅨ。

（四）康复

物理治疗与康复可以预防、减少肌肉关节的功能障碍，提升日常活动能力和生活质量，是综合治疗的重要组成部分。在进行康复治疗之前，康复医师或康复治疗师应对患者进行包括肢体功能、个体活动性和社会参与能力的全面细致的评估，依据评估结果，通过应用物理因子、物理治疗、作业治疗及矫形工具，促进肌肉血肿和关节积血吸收、减轻以及消除滑膜炎症、维持正常肌纤维长度、维持和增强肌肉力量、维持和改善关节活动范围及提高本体感觉和平衡功能。鼓励患者在非出血期进行适当、安全的有氧运动（游泳、功率车、慢跑、快走等），配合适宜负荷的抗阻力量训练和自我牵伸，以预防和减少出血的反复发生。功能评估、物理治疗和康复训练均应由经过培训的康复医生或康复治疗师负责实施。

三、医工交叉应用的展望

(一)旋转血栓弹性仪(rotational thromboelastometry,ROTEM)

血友病 A(HA)是一种由 FⅧ因子的缺陷或缺失引起的先天性出血性疾病。静脉注射 FⅧ浓缩物是治疗血友病 A 患者的一线药物。然而,这种治疗方法需要较为频繁的临床管理,而且可能会导致患者产生 FⅧ抑制物。例如,FⅧ抗体会中和 FⅧ凝血活性,从而严重限制了 FⅧ浓缩物的有效性。因此,对于存在抑制物的血友病 A 患者,重组 FⅧa 和激活的凝血酶原复合浓缩物等旁路途径药物(bypassing agents,BPAs)被用作替代药物。艾美赛珠单抗(Emicizumab)是针对 FⅨ/FⅨa 因子和 FⅩ/FⅩa 因子的双特异性抗体,其作用是通过桥接凝血因子 Ⅹa 和凝血因子 Ⅹ,在体内模拟凝血因子Ⅶa以恢复 A 型血友病患者的凝血功能。艾美赛珠单抗预防疗法可以显著地减少血友病 A 患者的出血事件。不同患者对 BPAs 治疗的临床反应各不相同,实时监测 BPAs 的治疗效果是非常必要的,有助于最大限度地进行止血管理。在此背景下,血液科医生需要有效的评估工具。

来自奈良县立医科大学等研究机构的研究者最近验证了旋转血栓弹性仪 ROTEM 能够在这些患者的全血样本中综合评估止血疗效。目前已经存在三种不同的 ROTEM 技术。其中,"NATEM"(non-activated TEM)是一种较为简单的 ROTEM 方法,其以 $CaCl_2$ 为激活剂。此外,还有"EXTEM"和"INTEM"等方法。该研究利用 ROTEM 评估了 7 名经艾美赛珠单抗治疗的血友病 A 患者的全血样本的凝血潜能。该研究首先证实,在未接受治疗的血友病 A 患者中,FⅧ水平和"NATEM"的参数之间呈负相关。利用这些参数构造凝血潜能的分级评分:"T1"(FⅧ<1 IU/dL),"T2"(1 IU/dL≤ FⅧ < 12 IU/dL)和"T3"(12 IU/dL≤FⅧ<60 IU/dL)。然后利用"NATEM"分析,经艾美赛珠单抗治疗的血友病 A 患者的凝血功能为"T2"或"T3",并且取决于血浆中的艾美赛珠单抗浓度。改进后的基于"NATEM"的评分有希望在临床实践中被应用于经艾美赛珠单抗治疗的血友病A 患者的凝血功能评估。

(二)基于深度学习的关节病变评估

由于缺乏凝血因子Ⅷ或凝血因子Ⅸ,血友病患者经常出现关节和软组织出血,反复、持续的关节出血会导致滑膜肥大和进行性软骨改变。利用预防性替代治疗可以降低关节出血率,但同时也会增加大量的医疗费用。因此,监测早期关节变化从而制定合理的治疗强度是一项正在增长的临床需求。传统上,监测关节状态是通过标准的 X 线,检查 6 个主要关节(双侧肘部、膝部和脚踝)实现的。然而,标准的 X 线只能评估较晚期的软骨变化,此时这些软骨变化大多已经是不可逆的。为了能够尽早检测到滑膜和软骨的病变,目前临床中将 MRI 作为评估血友病患者关节病变的"金标准"。然而,MRI 中不同影像表现所隐含的临床信息仍然有待挖掘。来自乌得勒支大学医学中心等研究机构的研究者开展了一项前瞻性研究,利用 MRI 对血友病患者确诊后 5 年内出现关节出血与关节病进展情况进行预测。在收集基线数据时,该研究利用 MRI 和 X 线检测了血友病患者的膝关节和踝关节,并且评估其是否存在关节病及关节病严重程度。其中,利用国际预防研究组制定的 MRI 评分对血友病患者的 MRI 图像进行评分,评估项目包括关节中是否存在渗出液、滑膜肥大、含铁血黄素沉淀物、表面侵蚀、软骨下囊肿、软骨退化。此后，每名患者被随访 5 年，随访期间多次利用 X 线评估其关节出血情况。最后，利用广义估计方程评价基线 MRI 评分与 5 年内关节出血和关节病进展的相关性。该研究共纳入了 26 例血友病患者的 104 个关节。经过 5 年随访后，36% 的患者关节出现出血。在基线 MRI 中有滑膜肥大的关节在 5 年内发生出血的风险更大。此外，该研究表明，除渗出液外，基线 MRI 中各评估项目均是预测 5 年内 X 线中出现关节病进展的有力预测因子。不过这类研究更侧重于检验基线 MRI 中评价指标与 5 年内关节病进展情况的相关性，尚没有构造强有力的预测工具。而且这些评价指标是手动构造的，没有充分利用 MRI 影像中更多的信息。如何利用深度学习等人工智能算法更加全面地利用 MRI 影像、构造自动化的强有力预测工具是一个充满研究前景的医工交叉的研究方向。

（三）缺陷蛋白评估

血友病 A 患者的凝血因子Ⅷ基因存在内源性缺陷拷贝，这反过来又会显著影响凝血级联反应。因此，根据 F8 基因突变的类型，疾病症状可能从轻度（血友病 A 患者仅出现罕见的出血事件时，凝血活动水平为 5%～40%），中度（发作更频繁，凝血活动 1%～5%）到重度（当存在出血并发症和慢性关节损伤的永久性风险时，凝血活性＜1%）不等。虽然 HA 是一种相对罕见的疾病，但凝血途径具有良好的表征。自 20 世纪 50 年代以来，治疗方案从血源性 FⅧ浓缩发展到重组蛋白以及最近的单克隆抗体。这些替代疗法的目的是通过不断补充其中一种物质来替代有缺陷的 FⅧ蛋白。尽管血友病 A 患者的预期寿命和生活质量在过去十年中有了很大改善，但目前的治疗备选方案仍存在一些需要解决的问题。例如，有必要提高重组 FⅧ蛋白的半衰期[目前为 12～19 小时，考虑到标准和延长的半衰期产品（half-life products）]及其免疫源性特征，以避免产生中和抗体。此外，开发适用于预防和治疗严重出血事件的重组蛋白也很重要。

为了开发具有更长半衰期且不会引发抑制性抗体产生的预防性疗法，需要深入了解 FⅧ蛋白的结构。当前研究中发现的突变包括编码基因的大部分缺失和倒位，以及不改变阅读框（the reading frame）但会替换氨基酸并产生有缺陷蛋白质的单核苷酸多态性。一些研究通过使用基因信息和蛋白质结构特性，揭示了单个氨基酸变化的基本方面以及它们与严重或轻微 HA 之间的关系。然而，由于缺乏严格的数据管理和对每个属性的独立分析，这些方法无法从机理上预测和认知（understanding）轻度、中度和重度表型。

日本东京国立儿童健康与发展研究所等机构的一项研究创建了 FⅧ蛋白质结构的不同表示形式，并且与机器学习（machine learning，ML）的方法相结合，来分析所有蛋白质特性，该方法框架被命名为"Hema-Class"。为了揭示数据中的隐藏模式，ML 方法需要输入大量的信息，但由于 HA 是一种罕见的疾病，在多数情况下，没有足够的数据支持 ML 在生物医学中的应用。因此，需要通过建立系统的数据管理策略解决这一问题。在用有限的数据训练 Hema-Class 之后，再逐步对其参数进行微调。通过这样的模式，Hema-Class 被设计为一个开源系统，可以预测所有可能的 FⅧ突变的严重程度，并且可以在医学文献中出现之前尚未报导过的新 HA 突变时立即进行重新训练。近年来，机器学习算法不断深入到分子层面的研究，我们相信会有更多基于分子层面的人工智能研究

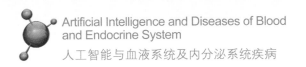
能够通过对生物学通路上游产物的评估为患者的临床诊疗提供更准确、更可靠的决策依据。

参考文献

[1]中华医学会血液学分会血栓与止血学组,中国血友病协作组.血友病治疗中国指南(2020年版)[J].中华血液学杂志,2020,41(4):265-271.

[2]中华医学会骨科学分会,中华医学会血液学分会血栓与止血学组.中国血友病骨科手术围术期处理专家共识[J].中华骨与关节外科杂志,2016,9(5):361-370.

[3]薛峰,杨仁.ASH ISTH NHF WFH 2021血管性血友病诊断指南解读[J].中华血液学杂志,2021,42(5):358-363.

[4]LJUNG R C R. How I manage patients with inherited haemophilia A and B and factor inhibitors[J]. Br J Haematol, 2018, 180(4): 501-510.

[5]LAFFAN M A, LESTERW, O'DONNELL J S, et al. The diagnosis and management of von Willebrand disease: A United Kingdom Haemophilia Centre Doctors Organization guideline approved by the British Committee for Standards in Haematology[J]. Br J Haematol, 2014, 167(4):453-465.

[6]LOPES T J S, RIOS R, NOGUEIRA T, et al. Prediction of hemophilia A severity using a small-input machine-learning framework[J]. npj Systems Biology and Applications, 2021, 7(1): 1-8.

[7]YADA K, NOGAMI K, OGIWARA K, et al. Global coagulation function assessed by rotational thromboelastometry predicts coagulation-steady state in individual hemophilia A patients receiving emicizumab prophylaxis [J]. International Journal of Hematology, 2019, 110(4): 419-430.

[8]FOPPEN W, VAN DER SCHAAF I C, BEEK F J A, et al. MRI predicts 5-year joint bleeding and development of arthropathy on radiographs in hemophilia[J]. Blood Advances, 2020, 4(1): 113-121.

（刘娜　姜慧慧　王璟涛）

弥散性血管内凝血

1.了解弥散性血管内凝血的定义、病因及发病机制。

2.了解弥散性血管内凝血的临床表现和诊断方法。

3.了解弥散性血管内凝血的治疗方法。

4.了解弥散性血管内凝血相关医工结合的现状及进展。

患者女性,65 岁,因"发热伴咳嗽 5 天,烦躁 6 小时"入院。

患者入院前 5 天受凉后出现发热,体温最高达 38.9 ℃,伴咳嗽,无咳痰,无气喘、气促,自服退热药物及抗生素(具体药物及治疗不详)。患者仍有发热,体温于 38 ℃ 左右波动,体温升高时寒战,并出现胸闷、喘憋,就诊于当地医院,胸部 CT 提示肺部感染、胸腔积液,给予舒普深治疗,1 天前血培养回报显示人型葡萄球菌感染,联合应用万古霉素 1 次。6 小时前突发烦躁不安,胸闷不适,脸色惨白,四肢末梢湿冷,全身多处花斑,急诊收住入院。

查体:T 37.8 ℃,P 120 次/分,R 30 次/分,BP 88/50 mmHg。神志尚清,精神差,表情淡漠,轻度贫血貌,皮肤、黏膜无黄染,双上肢、腹部及双下肢可见散在的片状瘀斑、瘀点,浅表淋巴结未触及肿大。双肺呼吸音粗,可闻及干、湿啰音,未闻及胸膜摩擦音。心率为 120 次/分,律齐,各瓣膜区未闻及杂音。腹壁静脉无曲张,腹软,无压痛及反跳痛,肝脾肋下未触及,移动性浊音(一),肠鸣音正常。四肢远端湿冷,双下肢不肿。

辅助检查:白细胞 24.3×10⁹/L、中性粒细胞百分含量(NEU%) 55%,淋巴细胞百分含量(LYM%) 28.0%,红细胞 4.03×10¹²/L,血红蛋白 110 g/L,血小板计数20×10⁹/L。动脉血气:pH 值 7.33,二氧化碳分压 34 mmHg,氧分压 78 mmHg,氧饱和度 94%(吸氧 3 L/min)。凝血系列:PT 18.5 秒,APTT 57.1 秒,Fib 0.9 g/L,FDP 34 mg/L,D-二聚体1.6 mg/L。肝功能:ALT 261 U/L,AST 472 U/L,总胆红素 39 μmol/L,结合胆红素10.2 μmol/L,白蛋白 28 g/L,LDH 811 U/L。肾功能:尿素氮 10.3 mmol/L,Cr 166.6 μmol/L。电解质:

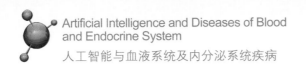

血钠 130 mmol/L,血钾 3.6 mmol/L。NT-proBNP 2126 pg/mL,CRP 180 mg/L。

结合患者的病史和体格检查结果,以及白细胞中性粒细胞上升、CRP 增高、血培养阳性、胸部 CT 等的实验室检查结果,患者肺部感染、葡萄球菌败血症的诊断成立,并且具有低血压、表情淡漠、四肢湿冷、肝肾功能异常等感染性休克证据。患者存在重症感染、感染性休克的基础疾病,同时患者具有多发的皮肤瘀斑,血小板减少,PT、APTT 均延长,Fib 降低,考虑患者存在弥散性血管内凝血。患者病情危重,需积极抢救。治疗:①首先应该治疗原发病,原发病的治疗是终止弥散性血管内凝血病理过程的关键,是治疗的基础。积极治疗肺部感染和控制感染性休克,给予倍能联合万古霉素抗感染及丙种球蛋白提高免疫力,抗生素足量、早期、联合应用,根据药敏试验选择敏感杀菌药物。积极抢救休克,给予吸氧及改善微循环治疗;补足血容量,输血浆、白蛋白等;应用血管活性药物多巴胺维持血压。经过治疗,患者血压渐趋稳定,肺部感染症状有所改善。②血小板及凝血因子补充,适当输注新鲜血浆、纤维蛋白原、血小板、凝血酶原复合物,补充消耗的凝血因子,纠正出血倾向。③应用低分子量肝素,同时应用 APTT 监测,经过治疗,患者 APTT 逐渐恢复正常。

医工结合点:CT 全称"计算机层析成像",利用人体对射线能量的吸收特性进行断层成像。扫描部分由 X 线管、探测器和扫描架组成;计算机系统将扫描收集到的信息数据进行储存运算;图像显示和存储系统将经计算机处理、重建的图像显示在电视屏上或用多幅照相机或激光照相机将图像摄下,目前已被常规应用于临床疾病的诊断。

思考题

弥散性血管内凝血多病情凶险,进展迅速,死亡率高,目前有哪些医工结合的方法可以应用于弥散性血管内凝血?

案例解析

一、疾病概述

(一)定义

弥散性血管内凝血(disseminated intravascular coagulation,DIC)是在许多疾病基础上,致病因素损伤微血管体系,导致凝血活化,全身微血管血栓形成,凝血因子大量消耗并继发纤溶亢进,引起以出血及微循环衰竭为特征的临床综合征。

DIC 的临床表现因原发病不同而差异较大,但 DIC 病理生理过程相关的临床表现包括自发性出血、不易用原发病解释的休克或微循环衰竭、多发性微血管栓塞和微血管病性溶血。必须存在基础疾病,结合临床表现和实验室检查才能作出正确诊断。

DIC 多病情凶险,进展迅速,不仅是危重症的严重并发症,而且是多器官功能障碍综合征(multiple organ dysfunction syndrome,MODS)的重要发病环节。国外研究者把

DIC 看作死亡即将来临(death is coming)的代名词。

（二）病因

1.严重感染

严重感染是诱发 DIC 的主要病因之一。

（1）细菌感染：革兰阴性菌感染如脑膜炎球菌、大肠埃希菌、铜绿假单胞菌感染等，革兰阳性菌如金黄色葡萄球菌感染等。

（2）病毒感染：流行性出血热、重症肝炎等。

（3）立克次体感染：斑疹伤寒等。

（4）其他感染：脑型疟疾、钩端螺旋体病、组织胞浆菌病等。

2.恶性肿瘤

恶性肿瘤是诱发 DIC 的另一主要病因，近年来恶性肿瘤诱发 DIC 有上升趋势，常见急性早幼粒细胞白血病、淋巴瘤、前列腺癌、胰腺癌及其他实体瘤。

3.病理产科

病理产科，如羊水栓塞、感染性流产、死胎滞留、重度妊娠高血压综合征、子宫破裂、胎盘早剥、前置胎盘等。

4.手术及创伤

富含组织因子的器官如脑、前列腺、胰腺、子宫及胎盘等，可因手术及创伤等释放组织因子(tissue factor，TF)，诱发 DIC。大面积烧伤、严重挤压伤、骨折也易导致 DIC。

5.严重中毒或免疫反应

毒蛇咬伤、输血反应、移植排斥等也易致 DIC。

6.其他

其他病因还有恶性高血压、巨大血管瘤、急性胰腺炎、重症肝炎、溶血性贫血、急进性肾炎、糖尿病酮症酸中毒、系统性红斑狼疮、中暑等。

（三）发病机制

1.组织损伤

感染、肿瘤溶解、严重或广泛创伤、大型手术等因素导致 TF 或组织因子类物质释放入血，激活外源性凝血系统。蛇毒等外源性物质亦可激活此途径，或直接激活 FⅩ及凝血酶原。

2.血管内皮损伤

感染、炎症及变态反应、缺氧等引起血管内皮损伤，导致 TF 释放，进而启动凝血系统。

3.血小板活化

各种炎症反应、药物、缺氧等可诱发血小板聚集及释放反应，通过多种途径激活凝血。

4.纤溶系统激活

上述致病因素亦可同时通过直接或间接方式激活纤溶系统，致凝血-纤溶平衡进一步失调。

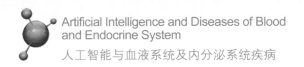

由炎症等导致的单核细胞、血管内皮 TF 过度表达及释放,某些病态细胞(如恶性肿瘤细胞)及受损伤组织 TF 的异常表达及释放,是 DIC 最重要的始动机制。凝血酶与纤溶酶的形成是 DIC 发生过程中导致血管内微血栓、凝血因子减少及纤溶亢进的两个关键机制(图 1-13-1)。

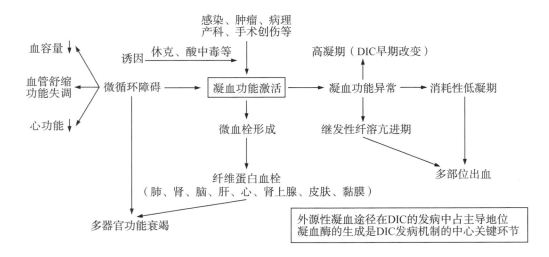

图 1-13-1　DIC 的发病机制和病理生理

图源:葛永波,徐永健,王辰.内科学[M].9 版.北京:人民卫生出版社,2018.

（四）病理及病理生理

(1)微血栓形成:DIC 的基本和特异性病理变化。其发生部位广泛,多见于肺、肾、脑、肝、心、肾上腺、胃肠道、皮肤、黏膜等部位,主要为纤维蛋白血栓及纤维蛋白-血小板血栓。

(2)凝血功能异常:①高凝状态:DIC 的早期改变。②消耗性低凝状态:出血倾向,PT 显著延长,血小板及多种凝血因子水平低下,此期持续时间较长,常构成 DIC 的主要临床特点及实验检测异常。③继发性纤溶亢进状态:多出现在 DIC 后期,但亦可出现在凝血激活的同时,甚至成为某些 DIC 的主要病理过程。

(3)微循环障碍:毛细血管微血栓形成、血容量减少、血管舒缩功能失调、心功能受损等因素造成微循环障碍。

（五）临床表现

DIC 的临床表现可因原发病、DIC 类型、分期不同而有较大差异。

1.出血倾向

出血的特点为自发性、多发性,出血部位可遍及全身,多见于皮肤、黏膜、伤口及穿刺部位;其次为某些内脏出血,严重者可发生颅内出血。

2.休克或微循环衰竭

患者出现一过性或持续性血压下降,早期即出现肾、肺、大脑等器官功能不全表现,如肢体湿冷、少尿、呼吸困难、发绀及神志改变等。休克程度与出血量常不成比例。顽固性休克是 DIC 病情严重、预后不良的征兆。

3.微血管栓塞

栓塞可发生在浅层的皮肤、消化道黏膜的微血管,但临床上较少出现局部坏死和溃疡。而由于深部器官微血管栓塞导致的器官衰竭在临床上却更为常见,可表现为顽固性的休克、呼吸衰竭、意识障碍、颅内高压和肾衰竭等。

4.微血管病性溶血

微血管病性溶血表现为进行性贫血,贫血程度与出血量不成比例,偶见皮肤、巩膜黄染。

5.原发病临床表现(略)

二、疾病预防、诊断、治疗、康复

(一)预防

DIC 与严重感染、手术、创伤、产科疾病、恶性肿瘤及急性重症胰腺炎等疾病有关,DIC 的病理机制各异,诱发 DIC 的原发疾病亦各有特点。在医疗工作中,必须提高警惕,早期识别 DIC,提前干预,才能给患者带来更好的预后。

(二)诊断

1.国内诊断标准(2012 版)

(1)临床表现

1)存在易引起 DIC 的基础疾病。

2)有下列一项以上临床表现:①多发性出血倾向;②不易用原发病解释的微循环衰竭或休克;③多发性微血管栓塞的症状、体征,如皮肤、皮下、黏膜栓塞性坏死及早期出现的肺、肾、脑等脏器衰竭。

(2)有下列 3 项以上实验检查指标异常:①血小板不足 100×10^9/L 或进行性下降,肝病、白血病患者血小板不足 50×10^9/L。②血浆纤维蛋白原含量不足 1.5 g/L 或进行性下降,或超过 4 g/L,白血病及其他恶性肿瘤时不足 1.8 g/L,肝病时不足 1.0 g/L。③3P试验阳性或血浆 FDP 超过 20 mg/L,肝病、白血病 FDP 超过 60 mg/L,或 D-二聚体水平升高或阳性。④PT 缩短或延长 3 秒以上,肝病、白血病 PT 延长 5 秒以上,或 APTT 缩短或延长 10 秒以上。

2.中国 DIC 诊断积分系统

为进一步推进中国 DIC 诊断的科学化、规范化,统一诊断标准,中华医学会血液学分会血栓与止血学组于 2014 年起,通过多中心、大样本的回顾性与前瞻性研究,建立了中国 DIC 诊断积分系统(Chinese DIC scoring system,CDSS)(见表 1-13-1)。该系统突出了基础疾病和临床表现的重要性,强化动态监测原则,简单易行,易于推广,使得有关 DIC 诊断标准更加符合我国国情。

表 1-13-1　中国 DIC 诊断积分系统（CDSS）

积分项				分数
存在导致 DIC 的原发病				2
临床表现		不能用原发病解释的严重或多发性出血倾向		1
		不能用原发病解释的微循环障碍或休克		1
		广泛性皮肤、黏膜栓塞，灶性缺血性坏死、脱落及溃疡形成，或不明原因的肺、肾、脑等脏器功能衰竭		1
实验室指标	血小板计数	非恶性血液病	$\geqslant100\times10^9$/L	0
			$(80\sim100)\times10^9$/L	1
			$<80\times10^9$/L	2
			24 小时内下降$\geqslant50\%$	1
		恶性血液病	$<50\times10^9$/L	1
			24 小时内下降$\geqslant50\%$	1
	D-二聚体		<5 mg/L	0
			$5\sim9$ mg/L	2
			$\geqslant9$ mg/L	3
	PT 及 APTT 延长		PT 延长<3 s 且 APTT 延长<10 s	0
			PT 延长$\geqslant3$ s 且 APTT 延长$\geqslant10$ s	1
			PT 延长$\geqslant6$ s	2
	纤维蛋白原		$\geqslant1.0$ g/L	0
			<1.0 g/L	1

注：非恶性血液病：每日计分 1 次，$\geqslant7$ 分时可诊断 DIC；恶性血液病：临床表现第一项不参与评分，每日计分 1 次，$\geqslant6$ 分时可诊断 DIC；PT：凝血酶原时间；APTT：部分激活的凝血活酶时间。

3.鉴别诊断

（1）重症肝炎鉴别要点如表 1-13-2 所示。

表 1-13-2　DIC 与重症肝炎的鉴别要点

鉴别项	DIC	重症肝炎
微循环衰竭	早、多见	晚、少见
黄疸	轻、少见	重、极常见
肾功能损伤	早、多见	晚、少见
红细胞破坏	多见（50%～90%）	罕见
FⅧ:C	降低	正常
D-二聚体	增加	正常或轻度增加

（2）血栓性血小板减少性紫癜（thrombotic thrombocytopenic purpura，TTP）鉴别要点如表 1-13-3 所示。

表 1-13-3　　DIC 与血栓性血小板减少性紫癜的鉴别要点

鉴别项	DIC	TTP
起病及病程	多数急骤、病程短	可急可缓、病程长
微循环衰竭	多见	少见
黄疸	轻、少见	较重，极常见
FⅧ:C	降低	正常
vWF 裂解酶	多为正常	多为显著降低
血栓性质	纤维蛋白血栓为主	血小板血栓为主

（3）原发性纤维蛋白溶解亢进症鉴别要点如表 1-13-4 所示。

表 1-13-4　　DIC 与原发性纤溶亢进症的鉴别要点

鉴别项	DIC	原发性纤溶亢进症
病因或基础疾病	种类繁多	多为手术、产科意外
微循环衰竭	多见	少见
微血管栓塞	多见	罕见
微血管病性溶血	多见	罕见
血小板计数	降低	正常
血小板活化产物	增高	正常
D-二聚体	增高或阳性	正常或阴性
红细胞形态	破碎或畸形	正常

（三）治疗

1.治疗基础疾病及消除诱因

对于任何种类的 DIC 患者，原发病的治疗非常重要，如感染引起的 DIC，应该给予合适、足量的抗生素，并尽快明确感染的部位及判断细菌种类；对于恶性肿瘤引起的 DIC，应进行相应的化疗等。

2.抗凝治疗

抗凝治疗的目的是阻止凝血过度活化、重建凝血-抗凝平衡、中断 DIC 病理过程。一般认为 DIC 的抗凝治疗应在处理基础疾病的前提下，与凝血因子补充同步进行。临床上常用的抗凝药物为肝素，主要包括普通肝素和低分子量肝素。

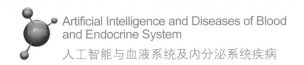
（1）使用方法

1）普通肝素：一般不超过 12500 U/d，每 6 小时用量不超过 2500 U，静脉或皮下注射，根据病情决定疗程，一般连用 3～5 天。

2）低分子量肝素：剂量为 3000～5000 U/d，皮下注射，根据病情决定疗程，一般连用 3～5 天。

（2）适应证与禁忌证

1）适应证：①DIC 早期（高凝期）；②血小板及凝血因子进行性下降，微血管栓塞表现（如器官功能衰竭）明显；③消耗性低凝期但病因短期内不能去除者，在补充凝血因子情况下使用。

2）禁忌证：①手术后或损伤创面未经良好止血；②近期有大咯血或有大量出血的活动性消化性溃疡；③蛇毒所致 DIC；④DIC 晚期，患者有多种凝血因子缺乏及明显纤溶亢进。

（3）监测：普通肝素常用 APTT 作为其血液学监测指标，肝素治疗使其延长为正常值的 1.5～2.0 倍时即为合适剂量。普通肝素过量可用鱼精蛋白中和，鱼精蛋白 1 mg 可中和肝素 100 U。低分子量肝素常规剂量下无须严格血液学监测。

3.替代治疗

替代治疗适用于有明显血小板或凝血因子减少证据，已进行病因及抗凝治疗，DIC 未能得到良好控制，有明显出血表现的患者。

（1）新鲜冷冻血浆等血液制品：每次 10～15 mL/kg。

（2）血小板悬液：未出血的患者血小板计数低于 $20×10^9/L$，或者存在活动性出血且血小板计数低于 $50×10^9/L$ 的 DIC 患者，需紧急输入血小板悬液。

（3）纤维蛋白原：首次剂量为 2.0～4.0 g，静脉滴注。24 小时内给予 8.0～12.0 g，可使血浆纤维蛋白原升至 1.0 g/L。由于纤维蛋白原半衰期较长，一般每 3 天用药一次。

（4）FⅧ及凝血酶原复合物：偶在严重肝病合并 DIC 时考虑应用。

4.纤溶抑制药物

临床上一般不使用纤溶抑制药物，纤溶抑制药物仅适用于 DIC 的基础病因及诱发因素已经去除或控制，并有明显纤溶亢进的临床及实验证据，继发性纤溶亢进已成为迟发性出血患者主要或唯一的原因。

5.溶栓疗法

由于 DIC 患者主要形成微血管血栓，并多伴有纤溶亢进，因此原则上不使用溶栓剂。

6.其他治疗

不常规应用糖皮质激素，但下列情况可考虑使用：①基础疾病需糖皮质激素治疗；②感染-中毒休克同时患有 DIC，已经得到有效抗感染治疗；③并发肾上腺皮质功能不全。

（四）康复

DIC 是发生在许多疾病基础上的临床综合征，诱发 DIC 的原发疾病各有特点。DIC 康复过程中要注意针对原发疾病的治疗，积极去除 DIC 诱因。

三、医工交叉应用的展望

脓毒症是一种危及生命的疾病,其特征是由于微生物感染引起的全身反应,表现为广泛的炎症以及内皮凝血功能障碍,可能导致低血压、休克、器官衰竭和死亡。脓毒症患者经常发生临床相关的凝血异常或弥散性血管内凝血(DIC)。有充分的证据表明,凝血的激活可导致微血管血栓形成,从而导致多器官功能障碍和出血倾向(bleeding diathesis)。患脓毒症并伴有 DIC 的患者比未患 DIC 的脓毒症患者预后更差。在脓毒症和 DIC 中已经研究了许多生物标志物;然而,没有单一的生物标志物可用于诊断 DIC,因为脓毒症和 DIC 都是高度异质性的疾病过程。因此,识别脓毒症和 DIC 的特定生物标志物有助于诊断疾病、定义疾病分期、评估预后和干预反应。脓毒症中 DIC 的早期准确识别,以及 DIC 新诊断标准的建立,可能有助于指导脓毒症患者在适当的时间进行抗凝治疗。

内皮在平衡止血中起着关键作用,并且有新的证据表明,内皮的激活和损伤是脓毒症患者发生凝血异常的关键驱动因素。健康的内皮被"厚"的内皮糖萼覆盖。糖萼是一种动态复杂的生化结构,由蛋白聚糖[syndecan(SDCs)和 glypicans]、糖蛋白和糖胺聚糖(GAG)链[硫酸乙酰肝素(HS)、透明质酸(HA)、硫酸软骨素和硫酸皮肤素]组成。硫酸乙酰肝素占 GAG 链的 50%~90%,在糖萼完整性和功能方面起着特别关键的作用。内皮糖萼的损伤会降低血管屏障功能并增加循环系统中的血小板和白细胞的黏附。先前的研究表明,糖萼成分的血浆水平与糖尿病肾病、创伤和败血症之间存在关联。肿瘤坏死因子-α(TNF-α)介导的内皮糖萼中 HS 的丢失暴露了内皮细胞表面黏附分子,从而促进中性粒细胞黏附和肺泡外渗。有研究提出,糖萼减少了缺血或再灌注后的血小板黏附,也有其他研究表示,syndecan-1(SDC-1)水平的增加与 APTT 和多发性创伤后器官功能障碍有关。然而,糖萼成分对脓毒症 DIC 预测的影响需要进一步的研究。

一项研究评估了血浆糖萼成分作为生物标志物在预测脓毒症 DIC 发作中的临床效用。研究者在假设内皮糖萼的损伤与脓毒症中 DIC 的发展有关的前提下,测量内皮糖萼的成分(包括 syndecan-1、硫酸乙酰肝素和透明质酸)作为生物标志物,并确定它们与脓毒症患者 DIC 发展的关系。该研究是一项针对 45 名败血症患者(2018 年 6~12 月)的前瞻性观察研究,分析了人口统计学、临床[急性生理学、年龄、慢性健康评估 II(APACHE II)、顺序器官衰竭评估(SOFA)]和来自医疗记录的实验室数据。使用 ELISA 试剂盒测量内皮糖萼组分(syndecan-1、硫酸乙酰肝素、乙酰透明质酸)。在 45 名患者(23 名败血症、22 名感染性休克患者)中,感染性休克患者的血浆 syndecan-1、硫酸乙酰肝素和透明质酸水平较高,并且与 APACHE II 和 SOFA 评分和乳酸水平确定的疾病严重程度呈正相关。受试者工作特征曲线分析显示,syndecan-1 在预测感染性休克方面具有高灵敏度和特异度。此外,研究者还比较了患或未患 DIC 的患者之间这些组分的水平。与未患 DIC 的患者相比,DIC 患者的血浆 syndecan-1 和透明质酸水平显著升高,并且与活化部分凝血活酶时间、凝血酶原时间和血小板计数密切相关。

一项来自日本大阪大学医学研究生院的研究调查了 syndecan-1 的连续变化并评估了 syndecan-1 作为脓毒症 DIC 预测标志物的价值。研究者对 2014 年 2 月至 2015 年 7 月的脓毒症患者进行了前瞻性观察研究,分析了止血标志物、抗凝剂、纤溶标志物(抗凝血酶、PAI-1)、内皮标志物(syndecan-1、VCAM-1、E-selectin)和炎症标志物(IL-1β、IL-6、IL-8、HMGB-1、组蛋白-H3)的系列变化,并评估了包括 APACHE Ⅱ、SOFA 和 DIC 评分和 28 天死亡率在内的临床数据。这项研究包括 39 名败血症患者和 15 名健康对照者。与健康对照者相比,脓毒症患者的 syndecan-1 水平显着增加。在脓毒症患者中,在第 1、2、4 天,非幸存者的 syndecan-1 水平高于幸存者。在第 1 天,syndecan-1 水平与 APACHE Ⅱ、SOFA 和 DIC 评分、止血标记物,IL-1β、IL-8、PAI-1 之间存在显著相关性。患有 DIC 的患者,第 1 天的 syndecan-1 水平也显著高于未患 DIC 的患者,并且在预测 DIC 发展和随后的死亡率方面具有很强的辨别力,AUC 分别为 0.79 和 0.85。这一研究表明 syndecan-1 可能是 DIC 的预测标志物,因为 syndecan-1 水平不仅与疾病的严重程度和死亡率有关,而且与败血症中的 DIC 发展相关。随着基础医学研究和机器学习算法的不断发展,研究者将能发现更多 DIC 进展相关的分子标记物,并为临床医生提供辅助评估工具,使临床医生能够在疾病早期预防脓毒症患者 DIC 的发生和发展。

参考文献

[1]中华医学会血液学分会血栓与止血学组.弥散性血管内凝血诊断中国专家共识(2017 年版)[J].中华血液学杂志,2017,38(5):361-363.

[2]罗丽丽,梅恒,胡豫.脓毒症弥散性血管内凝血的量化诊断研究进展[J].中华血液学杂志,2020,41(5):433-436.

[3]LEVI M, VAN DER POLL T. Disseminated intravascular coagulation: A review for the internist[J]. Intern Emerg Med, 2013, 8(1):23-32.

[4]HUANG X, HU H, SUN T, et al. Plasma endothelial glycocalyx components as a potential biomarker for predicting the development of disseminated intravascular coagulation in patients with sepsis[J]. Journal of Intensive Care Medicine, 2021, 36(11): 1286-1295.

(刘娜　姜慧慧　王璟涛)

第二篇

人工智能与内分泌系统疾病

糖尿病

学习目的

1. 了解糖尿病的流行病学特点。

2. 熟悉糖尿病的病因分类、发病机制。

3. 掌握糖尿病的诊断及治疗。

4. 掌握医工结合在糖尿病日常监测及治疗中的进展。

案例

患者女性,67岁,因"多饮、多食、消瘦10余年,下肢浮肿伴麻木1个月"就诊。患者10年前无明显诱因出现烦渴、多饮,饮水量每日达4000 mL,伴尿量增多,主食由6两/日增至1斤/日,体重在6个月内下降5 kg,门诊查血糖为12.5 mmol/L,尿糖(++++),"服用二甲双胍500 mg,每日三次,早餐前服用诺和锐3014 U,晚餐前皮下注射12单位诺和锐30"治疗,治疗后空腹血糖为7~8 mmol/L,未测餐后血糖,"三多一少"症状好转。近1年来逐渐出现视物模糊,眼科检查提示"轻度白内障,视网膜有新生血管"。1个月来出现双下肢麻木,时有针刺样疼痛,伴下肢浮肿。近1周来,患者自述常有夜间出虚汗、心慌等症状,测血糖为2.9 mmol/L。门诊医生建议其规律监测血糖,患者因痛觉敏感,拒绝频繁监测指尖血糖。自发病来,大便正常,睡眠差。既往7年来有时血压偏高,无药物过敏史,无特殊个人史和家族史。

查体:T 36 ℃,P 78次/分,R 18次/分,BP 160/100 mmHg,无皮疹,浅表淋巴结未触及,巩膜不黄,双晶体稍混浊,颈软,颈静脉无怒张,心肺无异常。腹平软,肝脾未触及,双下肢可凹性浮肿,感觉减退,膝腱反射消失,巴宾斯基征(Babinski sign)(-)。门诊辅助检查:Hb 123 g/L,WBC $6.5×10^9$/L,NEU% 65%,LYM% 35%,PLT $235×10^9$/L,尿蛋白(+),尿糖(+++),WBC 0~3/高倍,血糖13 mmol/L,BUN 7.0 mmol/L。

思考题

患者血糖波动较大,且患者抗拒传统的指尖血糖监测及治疗方式,如何应用人工智

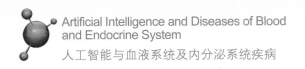

能装置来解决该患者血糖波动情况？

案例解析

一、疾病概述

糖尿病（diabetes mellitus，DM）是一组以长期高血糖为特征的代谢紊乱疾病，症状通常包括尿频、口渴和食欲增加。如果不及时治疗，糖尿病会导致许多健康并发症。急性并发症可能包括糖尿病酮症酸中毒、高渗性高血糖状态或死亡。严重的长期并发症包括心血管疾病、中风、慢性肾脏病、足部溃疡、神经损伤、眼部疾病和认知障碍。

（一）糖尿病的流行病学

近30多年来，我国糖尿病患病率显著增加。1980年，全国14省市30万人的流行病学资料显示，糖尿病患病率为0.67%。1994～1995年，全国19省市21万人的流行病学调查显示，25～64岁人群糖尿病患病率为2.51%，糖耐量减低（impaired glucose tolerance，IGT）患病率为3.20%。2002年，中国居民营养与健康状况调查以空腹血糖大于等于5.5 mmol/L作为筛选指标，高于此水平的人群进行口服葡萄糖耐量试验（oral glucose tolerance test，OGTT），结果显示，在18岁以上的人群中，城市人口的糖尿病患病率为4.5%，农村人口为1.8%。2007～2008年，中华医学会糖尿病学分会组织的全国14个省市糖尿病流行病学调查结果显示，我国20岁及以上成年人的糖尿病患病率为9.7%。2010年，中国疾病预防控制中心和中华医学会内分泌学分会调查了中国18岁及以上人群的糖尿病患病情况，结果显示，糖尿病患病率为9.7%。2013年，我国慢性病及其危险因素监测结果显示，18岁及以上人群的糖尿病患病率为10.4%。2015～2017年，中华医学会内分泌学分会在全国31个省进行的甲状腺、碘营养状态和糖尿病的流行病学调查显示，我国18岁及以上人群糖尿病患病率为11.2%。

（二）糖尿病分类及发病机制
糖尿病分为四类，即1型糖尿病、2型糖尿病、妊娠期糖尿病及特殊类型糖尿病。

1.1型糖尿病发病机制

1型糖尿病的特征是胰岛β细胞被破坏，导致胰岛素绝对缺乏，这通常是由自身免疫破坏β细胞所致（1A型）。如需明确诊断，检测血清胰岛细胞抗体（islet cell antibody，ICA）或其他胰岛自身抗体可能有所帮助，这些抗体包括谷氨酸脱羧酶（glutamic acid decarboxylase，GAD）65抗体、胰岛素抗体、酪氨酸磷酸酶抗体［即胰岛素瘤相关蛋白2（insulinoma-associated protein 2，IA-2）抗体和IA-2β抗体］，以及锌转运体8（zinc transporter 8，ZnT8）抗体，结果阳性则提示为免疫介导的糖尿病，即1A型糖尿病。然而，缺乏胰岛自身抗体并不能排除1型糖尿病的可能性。部分胰岛素绝对缺乏的患者并没有自身免疫机制参与的证据，也没有β细胞破坏的其他明确原因。这些病例称为特发性或1B型糖尿病。

目前，美国糖尿病协会（American Diabetes Association，ADA）的分类并未体现出临床异质性,也没有反映以下新观点,即无论哪种"类型"的糖尿病,早期胰岛 β 细胞功能障碍都可能是主要病理生理缺陷。目前已有其他分类方案,兼顾了 β 细胞自身免疫、β 细胞功能、临床特征和体重等多方面的因素。人群中超重或肥胖很普遍使糖尿病分类系统更加复杂,导致 1 型糖尿病患者中增加了胰岛素抵抗这一因素。预计将来 1 型糖尿病(和 2 型糖尿病)其他亚型的界定将更加明确。一项主要针对斯堪的纳维亚人群的早期研究表明,在 1 型糖尿病患病率高的人群及显性 2 型糖尿病人群中,多达 7.5%～10% 的成人循环中可能存在针对胰岛 β 细胞抗原的自身抗体(ICA 或 GAD65 抗体)。几乎可以肯定,在人口更为多元化的美国,成人晚发性自身免疫性糖尿病(latent autoimmune diabetes in adults,LADA)的患病率较低。这类成人刚确诊时不需要胰岛素,但在数月至数年后发展为胰岛素依赖。该疾病有时被称为"LADA",在全部糖尿病病例中占很小一部分。

(1)1 型糖尿病发病机制 1:遗传易感性。

据报道,有多个基因的多态性可影响 1A 型糖尿病发生风险,包括 *HLA-DQα* 基因、*HLA-DQβ* 基因、*HLA-DR* 基因、前胰岛素原基因、*PTPN 22* 基因、*CTLA-4* 基因、干扰素诱导性解旋酶基因、IL2 受体基因(*CD 25*)、一种凝集素样基因(*KIAA 0350*)、*ERBB 3e* 基因和染色体 12q 上的未界定基因。一项关于全基因组关联研究数据的 Meta 分析证实了上述关联,并确定了 4 个可增加 1 型糖尿病患病风险的额外位点(*BACH 2*、*PRKCQ*、*CTSH*、*C1QTNF 6*)。此外,研究确认了一些是 1 型糖尿病和乳糜泻共同风险的基因位点(*RGS 1*、*IL 18RAP*、*CCR 5*、*TAGAP*、*SH 2B 3*、*PTPN 2*)。大部分位点的影响较小,所研究的变异型也常见。1 型糖尿病与 *CCR 5* 的相关性值得关注,因为趋化因子受体 *CCR 5* 基因中 32 个碱基对的插入或缺失可导致 *CCR 5* 功能丧失,若是纯合性突变则会使 1 型糖尿病的风险降低 1/2。

主要组织相容性复合体(major histocompatibility complex,MHC)的基因和基因组其他位点的基因都能影响患病风险,但只有 *HLA* 等位基因的影响较大,其次是胰岛素基因(*INS*)多态性和 *PTPNN 22*。虽然特定的 *HLA* 等位基因与 1 型糖尿病相关性较强,但估计该基因位点在疾病易感性的遗传贡献中占比不足 50%。其他基因位点的相关性强度虽然不能有助于预测疾病,但也可能提示重要的路径,如 *CCR 5*。特别需要指出的是,据估计 48% 的家族聚集性目前均可归因于已知的基因位点,*MHC* 基因位点占了 41%。例如,带有最高风险等位基因 *HLA-DR* 和 *HLA-DQ* 的个体(如,*DR 3/DR 4* 杂合子)遗传了与其患糖尿病同胞相同的两个 *HLA* 区域,发生抗胰岛自身免疫的风险可高达 80%,并有相近的糖尿病长期风险。1 型糖尿病患者的近亲发生 1 型糖尿病的终生风险显著增加,患者的后代患病风险约为 6%,同胞约为 5%,单卵双胎约为 50%,而无家族史的个体患病风险仅为 0.4%。1 型糖尿病患者的单卵双胎同胞患病风险高于双卵双胎同胞,而双卵双胎同胞的患病风险与非双胎同胞的患病风险相近。

1)*MHC* 基因:1 型糖尿病的主要易感基因是 *MHC* 位点上的 *IDDM 1* 基因,位于染色体 6p 的 *HLA* 区域,这个区域包含了编码 MHC Ⅱ 类分子的基因,这类分子表达于抗原提呈细胞(如巨噬细胞)的表面。这些 MHC 分子由 α 链和 β 链组成,这些链构成一个肽结合槽,参与 1 型糖尿病发病机制的抗原结合于该槽内。MHC 与抗原结合使得抗原被提呈给 T 细胞上的抗原受体,而 T 细胞是自身免疫破坏过程中的主要效应细胞。这些 MHC Ⅱ 类分子递呈抗原的能力部分取决于其 α 链和 β 链的氨基酸组成。1 个或 2 个关键位置的碱基替换可以显著提高或减少相关自身抗原的结合,从而改变 1 型糖尿病的易感性。特别是,超过 90% 的 1 型糖尿病患者携带 *HLA-DR 3*、*DQB 1 * 0201*(也称为 *DR 3-DQ 2*)或 *HLA-DR 4*、*DQB 1 * 0302*(也称为 *DR 4-DQ 8*),而 40% 的对照者携带两种单倍型中的一种;此外,约 30% 的患者同时携带两种单倍型(*DR 3* 或 *DR 4* 杂合子),这种类型的易感性最大。在某些人群中,高风险基因型的携带率相当高。例如,华盛顿州健康白种青少年带有 *DR 4-DQB 1 * 0302/DR 3-DQB 1 * 0201* 基因型的比例为 8.9%,而该值在科罗拉多州丹佛市的一般人群中仅为 2.4%。大约 5% 携带此基因型的儿童会出现 1A 型糖尿病,而所有儿童中仅有约 0.3% 的儿童出现 1A 型糖尿病。即使与高风险等位基因 *DQB 1 * 0302* 同时出现,某些 *DR 4* 等位基因(如 *DRB 1 * 0403* 和 *DPB 1 * 0402*)也能降低糖尿病发生风险。另外,*HLA* 等位基因 *DQB 1 * 0602* 具有抗 1 型糖尿病发生的保护作用。该等位基因存在于约 20% 的一般美国人群,但仅 1% 的儿童出现 1A 型糖尿病。一项前瞻性研究评估了 1 型糖尿病患者的 72 例胰岛细胞抗体(islet-cell antibody,ICA)阳性亲属,其中 75% 的人携带高风险等位基因 *DQB 1 * 0302* 和(或)*DQB 1 * 0201*。没有携带 *DQB 1 * 0602* 等位基因的 64 例亲属中有 28 例出现糖尿病,而携带该等位基因的 8 例亲属均未发病。其他常见的 *DQ* 等位基因均不能提供如此显著的保护作用。这些基因的携带率因族群而异,这在一定程度上解释了为什么 1 型糖尿病在斯堪的纳维亚和撒丁岛相对常见,而在中国少见。

2)非 MHC 基因:尽管 MHC 易感基因很重要,但仍不足以诱发 1 型糖尿病,这提示大多数 1 型糖尿病为多基因遗传。1 型糖尿病易感性的一个重要组分存在于特定的非 MHC 基因,这种特定的非 MHC 基因仅在合适的 MHC 等位基因存在时才有作用。*INS* 启动子的多态性和淋巴细胞特异性酪氨酸磷酸酶(lymphocyte-specific tyrosine phosphatase,lyp,由 *PTPN 22* 基因编码)中 1 个氨基酸的改变与多个人群中 1 型糖尿病发病风险相关。*INS* 5' 端的一段重复序列可增加胸腺中胰岛素的表达,有研究者认为这能减少糖尿病的发生。蛋白酪氨酸磷酸酶(protein tyrosine phosphatase,PTP)基因的多态性可影响 T 细胞受体信号传导,这种多态性也是多种自身免疫性疾病的主要危险因素。一项针对 33 项研究(共纳入超过 5000 例患者)的 Meta 分析显示,细胞毒性 T 淋巴细胞相关抗原 4 基因的多态性与 1 型糖尿病的发病风险相关。针对非肥胖型糖尿病(non-obese diabetic,NOD)小鼠(1A 型糖尿病的主要模型)的研究提供了关于非 *MHC* 基因作用的额外证据。这些小鼠出现了自发性自身免疫性糖尿病,并且与人类 1 型糖尿病有惊人的相似性。出生约 50 日的小鼠开始出现胰岛(又称"朗格汉斯岛")自身免疫浸润(胰岛炎),大约 120 日时出现临床糖尿病。γ 干扰素阳性 T 细胞(Th1 细胞)似乎是 NOD 小鼠胰岛炎的重要介导因子,而给予抗 γ 干扰素抗体可延缓胰岛细胞的破坏。γ 干扰素诱导因子(interferon gamma-inducing factor,IGIF,又称 IL-18)和 IL-12 是 γ 干扰素的强效诱导物,而胰岛炎的进展和这两种细胞因子的释放增多同时发生。最初人们认为,与 Th1 相比,Th2 细胞(产生 IL-4、IL-5、IL-10 和 IL-13)能预防 1 型糖尿病的发生和进展。然而,Th2 细胞也能诱导胰岛细胞破坏,因此 1 型糖尿病的发生和进展可能受 Th1 细胞和 Th2 细胞共同控制。一个更具概括性的概念是致病性和调节性 T 淋巴细胞之间的平衡可以预防 1A 型糖尿病的发生。调节性 T 细胞(Tregs)是调节性 T 淋巴细胞的一种主要亚型,它在其表面表达标志物 CD4 和 CD25,但缺乏 IL-7 受体。Tregs 通常会抑制或下调效应 T 细胞的诱导和增殖,而 Tregs 的发育取决于被称为 FOXP3 的转录因子。FOXP3 的突变可引起致死性新生儿自身免疫性疾病,包括新生儿 1 型糖尿病。尽管该病极为罕见,但识别它非常重要,因为可通过骨髓移植逆转。已确定 STAT3 基因突变是自身免疫性疾病(包括 1 型糖尿病)的一个单基因病因。STAT3 的新生种系激活性突变可导致一系列早发性自身免疫性疾病,如 1 型糖尿病、自身免疫性甲状腺功能障碍和自身免疫性肠病。这些发现强调了 STAT3 在自身免疫性疾病中的关键作用,它不同于导致高 IgE 综合征的 STAT3 种系失活性突变。

(2)1 型糖尿病发病机制 2:自身免疫。

抗胰岛细胞抗体(ICA)首先在自身免疫性多发性内分泌腺缺陷患者的血清中被检出,随后在约 85% 新诊断的 1 型糖尿病患者和糖尿病前期患者中也被检测到。放射分析法可用于检测自身抗体,这些抗体能与特定的胰岛自身抗原发生反应。就诊时没有胰岛细胞抗体和其他自身抗体的 1 型糖尿病患儿与有这些抗体的患儿存在程度相似的代谢失代偿,但有更多不同类型自身抗体患儿的胰岛破坏似乎最快,而且在临床疾病的第 2 年对外源性胰岛素的需求更大。有文献报道了几例没有明显胰岛自身免疫证据的日本患者突然发生了高血糖,其糖化血红蛋白(A1C)水平正常,而血清胰酶浓度较高。尚不清楚这些患者是不寻常地突发自身免疫 1A 型糖尿病,还是非自身免疫性的胰岛破坏(1B 型糖尿病),但研究表明,这些个体携带高风险的 HLA 等位基因,因此也有可能是不伴胰岛自身抗体产生的快速型 1A 型糖尿病。

1)靶抗原:一项正在进行的研究确定了胰腺 β 细胞内的数个自身抗原,这些自身抗原可能在自身免疫性胰岛损伤的启动或进展中发挥重要作用。关于 NOD 小鼠模型的研究表明,胰岛素原或胰岛素本身可能就是自身抗体的主要靶目标。针对胰岛素原的自身免疫反应随后蔓延至其他自身抗原,如胰岛素免疫反应下游的胰岛特异性葡萄糖-6-磷酸酶催化亚基相关蛋白(islet-specific glucose-6-phosphatase catalytic-subunit-related protein,IGRP)。NOD 小鼠的糖尿病可通过改变胰岛素的一个特定氨基酸而被消除。其他重要的自身抗原有谷氨酸脱羧酶(glutamic-acid decarboxylase,GAD)、胰岛素瘤相关蛋白(insulinoma-associated protein,IA)-2 和 IA-2β、自身抗原阳离子外流锌转运体 ZnT8。

胰岛素:早期出现抗胰岛素抗体表明胰岛素是一种重要的自身抗原。关于 NOD 小鼠的研究直接证实了这一假设。致病性 CD8$^+$ T 细胞克隆能识别胰岛素 B 肽链上的抗原表位,NOD 小鼠 CD4$^+$ T 细胞的主要自身靶抗原是胰岛素 B 肽链的 9~23 位氨基酸。近期发生 1 型糖尿病的患者和有 1 型糖尿病高风险个体的外周淋巴细胞中也发现了类似的 T 细胞反应。以下发现也显示了胰岛素作为自身抗原的重要性:研究证实,敲除 NOD

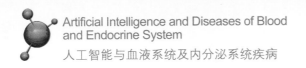
小鼠的 INS 会显著影响疾病进展，以及在糖尿病前期给予胰岛素或其 B 链能预防或延缓易感小鼠发生糖尿病（人类中可能也如此）。在从出生后即接受随访并向糖尿病进展的儿童中，胰岛素自身抗体往往最早出现，在发生糖尿病的幼儿中最高。需要注意，一旦皮下给予胰岛素，几乎所有个体都会产生自身抗体，所以注射胰岛素约 2 周后，胰岛素自身抗体测量值便不能作为免疫介导性糖尿病（1A 型）的标志物。

谷氨酸脱羧酶：GAD 是另一种重要的自身抗原（其抗体可被检测出），其存在于胰岛、中枢神经系统及睾丸。大约 70％的 1 型糖尿病患者在诊断时存在 GAD（一种 65 kD 的蛋白）的抗体。1 型糖尿病患者普遍存在能与 GAD 发生反应的自身抗体（GAD65 抗体）。相比之下，NOD 小鼠似乎不表达 GAD 自身抗体，但的确会表达胰岛素自身抗体。被赋予 GAD 耐受性的 NOD 小鼠会出现糖尿病，再加上小鼠胰岛细胞缺乏 GAD 表达，这些都使得 GAD 在该模型中作为致病性自身抗原的重要性受到质疑，但注入 GAD 肽能够减缓向糖尿病的进展。

胰岛素瘤相关蛋白 2：另一种自身抗原是被称为 IA-2 的神经内分泌蛋白，它是一种 PTP 相关蛋白。IA-2 是颗粒膜蛋白，其胞质域能结合 $\beta2$-互养蛋白（一种 F 肌动蛋白相关蛋白），在颗粒胞吐时被裂解。所产生的裂解胞质片段 ICA512-CCF 可到达细胞核，并上调颗粒基因（包括胰岛素和 ICA 512 基因）的转录。一项研究发现，58％的 1 型糖尿病患者在诊断时，血清中存在 IA-2 的抗体。IA-2 自身抗体的出现通常晚于胰岛素自身抗体和 GAD 自身抗体，并且与多种抗胰岛自身抗体的表达和向糖尿病的进展高度相关。2 种或 3 种自身抗体（GAD、1A-2 或胰岛素自身抗体）的表达是预测向 1A 型糖尿病进展的最佳指标之一。

ZnT8：ZnT8 也已被确定为 1 型糖尿病的一种候选自身抗原。60％～80％的新诊断 1 型糖尿病患者存在 ZnT8 自身抗体。此外，26％自身抗体（抗胰岛素抗体、抗 GAD 抗体、抗 IA-2 抗体和抗 ICA 抗体）阴性的 1 型糖尿病患者具有 ZnT8 自身抗体。年轻人糖尿病自身免疫研究（Diabetes Autoimmunity Study in the Young，DAISY）对患儿从出生一直随访到糖尿病发病，发现 ZnT8 自身抗体的出现晚于胰岛素自身抗体，并且该抗体通常在糖尿病发病后便很快消失。

其他 1 型糖尿病相关自身抗原：随着 1 型糖尿病自身免疫由最初的激活状态变为慢性状态，T 细胞和自身抗体针对的胰岛自身靶抗原的数量通常会增多。这种情况被称为"表位扩展"。一些观察表明，针对多种胰岛自身抗原的自身抗体反应与向显性疾病的进展相关。研究者还发现了其他一些与 1 型糖尿病相关的自身抗原，包括胰岛细胞自身抗原 69 kDa（islet cell autoantigen 69 kDa，ICA69）、IGRP、嗜铬粒蛋白 A（chromogranin A，ChgA）、胰岛素受体、热休克蛋白、抗原 jun-B16、CD38、外周蛋白和胶质原纤维酸性蛋白（glial fibrillary acidic protein，GFAP）。据推测，自发性 1 型糖尿病早期的自身免疫反应也可以靶向作用于神经系统的组织成分，从而使人们产生出一个概念，即 1 型糖尿病的致病免疫反应也可能不仅局限作用于 β 细胞。然而，针对假定的神经元抗原的血清学反应能否预测小纤维神经病［自主性和（或）躯体性］的发生和向临床 1 型糖尿病的进展仍有待确定。

2)细胞免疫的作用:存在针对胰岛自身抗原表位的 IgG 免疫球蛋白表明了 T 细胞在自身免疫反应中的影响。虽然自身免疫在 1 型糖尿病发病机制中的作用和自身抗体的频繁产生不容置疑,但是越来越多的证据表明细胞免疫发挥了主要作用。一例 14 岁 X 染色体连锁的无 γ 球蛋白血症男性患儿出现了 1 型糖尿病,这提示 B 细胞不是 1 型糖尿病发生所必需的,以及胰岛 β 细胞的破坏主要是 T 细胞介导的。这例男性患儿直到 14 岁才发生糖尿病,该发现可能提示正常的 B 细胞可促进糖尿病的发生,但并非是绝对必需的。一项针对 NOD 小鼠的研究支持这种观点。该研究发现,当人为使小鼠 B 细胞完全缺乏时,雌性小鼠糖尿病的发病率由 80% 下降到 30%,糖尿病出现的时间较晚。其他研究报道,如果没有自身抗体,则几乎可获得完全的保护。对于胰腺 β 细胞特异性自身免疫反应的调控,自然加工的胰岛细胞自身抗原表位是效应 T 细胞和调节性 T 细胞的靶点。特别是对于可被 CD4+ T 细胞识别的、自然加工的 *HLA* Ⅱ类等位基因特异性抗原表位,它们相当于 IA-2 胞内结构域,通过将天然 IA-2 抗原提呈给 EB 病毒(Epstein-Barr virus,EBV)转化的 B 细胞,并对肽链进行洗脱和质谱分析,可识别出这些表位。另外,树突状细胞亚群经短期培养后能加工可溶性 IA-2 并提呈给 CD4+ T 细胞,但在 IA-2 自身抗体阳性的患者血清中,仅有浆细胞样树突状细胞能加强自身抗原提呈(增幅达 100%)。1 型糖尿病患者临近发病时血液中会出现过多的树突状细胞浆细胞样亚群,并且这些亚群具有捕获胰岛自身抗原性免疫复合物,以及增加自身抗原驱动的 CD4+ T 细胞活化的独特能力。这表明了 1 型糖尿病中浆细胞样树突状细胞和 IA-2 自身抗体有协同促炎作用。综上所述,这些观察结果可能会使研究者发现一种新的能被 CD4+ T 细胞识别的自然加工抗原表位,这意味着有可能开发出 1 型糖尿病的新型潜在治疗药物(原生形式或拮抗型改造肽配体)。

3)胸腺和淋巴器官的作用:有证据表明,自身抗原在胸腺和外周淋巴器官中存在自然表达。对组织限制性自身分子的免疫耐受被认为首先始于胸腺中的阴性选择;在免疫系统成熟的过程中,胸腺中那些表达能与自身分子呈现出较强亲和力的 T 细胞受体(T cell receptor,TCR)的胸腺细胞将不会发育成熟。在人类和小鼠中,*INS* 是被研究得最广泛的基因之一,显示与1型糖尿病易感性之间存在一种依赖于胸腺和 β 细胞表达的关联。例如,人类 *INS* 的 IDDM2 易感位点与 1 型糖尿病相关,它已被精细定位,以显示 *INS* 启动子上游的可变数目串联重复序列(variable number of tandem repeat,VNTR)多态性。这些重复序列的长度直接与胸腺中胰岛素 mRNA 表达水平的控制相关。除了胰岛素,ICA69 也在胸腺表达,它是 1 型糖尿病患者和 NOD 小鼠中自身免疫反应靶向的一种神经内分泌蛋白,而且研究提示,胸腺 ICA69 水平可能通过类似于已证实的胰岛素 VNTR 机制影响 1 型糖尿病的易感性。该假设主要基于之前的研究,这些研究表明 IA-2、GAD 和 ICA69 在人类整个胎儿期和童年期的胸腺中均有表达,以及 NOD 小鼠中有一些 DNA 序列变异可能对胸腺中 *Ica1* 基因的表达有功能相关影响。*Ica1* 启动子的这类变异可能会使发育中的胸腺细胞无法经历 ICA69 反应性 T 细胞克隆阴性选择的概率增加。

4)与其他自身免疫性疾病的相关性:1 型糖尿病患者罹患其他自身免疫性疾病的风险增加,最常见的是自身免疫性甲状腺炎和乳糜泻。

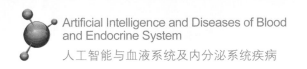

甲状腺自身免疫在 1A 型糖尿病患者中尤其常见,影响超过 1/4 的个体,2％～5％的1 型糖尿病患者会出现自身免疫性甲状腺功能减退症。

大约 10％的患者存在转谷氨酰胺酶自身抗体,其中半数患者存在较高的自身抗体水平和活检证实的乳糜泻。此外,某些等位基因会使个体对 1 型糖尿病和乳糜泻都有遗传易感性,如 *PTPN 2*、*CTLA 4*、*RGS 1*,这提示这两种疾病可能有共同的生物学通路。

少于 1％的 1 型糖尿病患儿存在自身免疫性肾上腺炎。在一项报告中,629 例 1 型糖尿病患者中,有 11 例(1.7％)患者存在抗 21-羟化酶(原发性肾上腺皮质功能减退症中常见的自身抗原)抗体,而 239 例正常受试者的该抗体均为阴性,8 例 21-羟化酶抗体阳性患者中有3 例存在肾上腺皮质功能减退症。

1 型糖尿病可合并自身免疫性多发内分泌腺病,特别是 Ⅱ 型自身免疫性多发内分泌腺病,此型的其他主要表现包括肾上腺皮质功能减退症、自身免疫性甲状腺疾病和性腺功能不全。

与 1 型糖尿病相关的罕见综合征对其发病机制有重要提示。免疫失调(immune dysregulation)、多内分泌腺病(polyendocrinopathy)、肠病(enteropathy)、X-连锁(X-linked)综合征(IPEX 综合征)与新生儿 1 型糖尿病相关。这些婴儿通常死于强烈的自身免疫,尤其是严重的肠炎。它们有一个被称为 *FOXP 3* 的突变基因,它是调节性 T 细胞发育的“主控开关”,为该综合征及相关动物模型的研究提供了大量证据,表明调节性 T 细胞(以前称为“抑制性 T 细胞”)有重要的生理作用。1 型自身免疫性多内分泌腺综合征(autoimmune polyendocrine syndrome type 1,APS-1)由自身免疫调节因子 *AIRE* 基因的突变引起。这种基因能控制胸腺中一系列的“外周”抗原(包括胰岛素)的表达。人们认为这种基因通过影响中枢 T 细胞耐受性而提供对自身免疫性疾病(包括 1 型糖尿病)的保护。

(3)1 型糖尿病发病机制 3:环境因素。

环境是 1 型糖尿病发生的另一个重要因素。这种影响的最佳证据是多个人群中 1A 型糖尿病的发病率均迅速增加,尚不清楚导致发病率增加的病因。卫生学假说认为,卫生状况改善与免疫介导性疾病的增加有关。双胎研究表明,并不是所有的1 型糖尿病先证者的单卵双胎都会罹患糖尿病,但长期随访中的累积患病率增加。

围产期因素:一项关于欧洲 892 例糖尿病患儿和 2291 例正常儿童的研究发现,一些妊娠相关因素和围产期因素与 1 型糖尿病的风险小幅增加有关。它们包括产妇年龄大于 25 岁、子痫前期、新生儿呼吸系统疾病和黄疸(特别是 ABO 血型不相容导致的黄疸);保护因素有低出生体重和短出生体长。一项队列研究发现,出生体重与 1 型糖尿病风险之间存在相对较弱但具有统计学意义的直接关联;另一项研究显示,该关联局限于在10 岁前发病的病例。出生后饮食因素也可能很重要,如维生素 D 和 ω-3 脂肪酸的摄入。

病毒的作用:动物模型中,病毒可通过直接感染和破坏 β 细胞或通过触发针对这些细胞的自身免疫而导致糖尿病。虽然单独的病例报道表明病毒可直接破坏 β 细胞,但是这种情况可能极为罕见。一项对 75 例出现 1 型糖尿病后数周内即死亡的患者进行的仔细尸检研究发现,胰腺组织中没有急性或持续感染柯萨奇病毒、EBV、腮腺炎病毒和巨细胞病毒的证据。然而,某些罕见形式的糖尿病与大量 β 细胞中存在柯萨奇病毒相关。自身免疫激活的重要性也是不确定的。新诊断的 1 型糖尿病患儿中有 39% 被发现存在柯萨奇 B 组病毒特异性 IgM 反应,而正常儿童中仅 6% 有该反应。另一项报告注意到了两项额外的发现:

相比于子女未患糖尿病的妊娠女性,有子女随后患 1 型糖尿病的妊娠女性的柯萨奇病毒抗体滴度显著增高。发生 1 型糖尿病的同胞的肠道病毒感染是无糖尿病同胞的近 2 倍。这些观察表明,子宫内和童年期肠道病毒暴露可导致 β 细胞损伤,进而导致临床糖尿病。研究发现,人 GAD 和柯萨奇病毒 B4 的 F2C 蛋白有显著同源性,提示分子模拟可能发挥一定作用。

先天性风疹综合征婴儿的长期随访结果支持病毒诱导的自身免疫或分子模拟导致糖尿病的可能性。自身免疫性糖尿病和其他自身免疫性疾病可在感染后 5～20 年发生,尤其是有 HLA-DR3 的个体。然而,免疫活性峰值发展至临床疾病之间的潜伏期较长,这意味着在发生高血糖时进行病毒滴度测定不太可能有帮助。病毒感染与自发性自身免疫性糖尿病发病的最明确的相关性证据来自对抗糖尿病生物培育(biobreeding diabetes-resistant,BB-DR)大鼠的观察,这是一种与 BB 大鼠相关但无严重淋巴细胞减少的糖尿病抵抗型大鼠,这种大鼠在感染了克氏大鼠病毒后发生了糖尿病。研究提示了该模型中固有免疫系统激活的作用。以类似方式,聚肌胞(poly-IC)注射剂(一种可诱导 α-干扰素分泌的双链 RNA 病毒模拟物)也可诱导该大鼠模型和一种小鼠模型发生糖尿病;在这两种模型中,α-干扰素的诱导是发生糖尿病的必要条件。

儿童期免疫接种:儿童期疫苗接种可能与后期慢性疾病的发生相关,包括 1 型糖尿病。然而,采用病毒性(和细菌性)抗原对有遗传易感性的婴儿(1 型糖尿病患者的同胞)进行免疫接种似乎不会增加 1 型糖尿病发生风险。

(4)1 型糖尿病发病机制 4:饮食作用。

牛奶:有人提出,大多数婴儿配方奶粉的基本成分牛奶白蛋白中的某些成分(牛血清白蛋白)可能引发自身免疫反应。例如,芬兰的流行病学资料表明,太早摄入奶制品和儿童期大量摄入奶类可增加患 1 型糖尿病的风险。然而,一项横断面研究发现,没有证据表明早期牛奶暴露和 1 型糖尿病有关;一些前瞻性研究发现,在 1 型糖尿病高危儿童中,母乳喂养持续时间或摄入牛奶和胰岛自身免疫的发生没有关联。也有研究表明,对特定牛奶蛋白(β-酪蛋白)的细胞介导免疫反应可能参与了 1 型糖尿病的发病机制。一项报告对比了 36 例近期发病的 1 型糖尿病患者和 36 例正常研究对象。牛 β-酪蛋白暴露导致 51% 的 1 型糖尿病患者外周血 T 细胞增生,而正常的研究对象中仅 1 例(3%)出现此反应。此外,10 个国家的儿童的流行病学研究发现,1 型糖尿病的发病率和 β-酪蛋白消耗之间有较强的相关性。

补充维生素 D:虽然牛奶可能与 1 型糖尿病的发生风险增加相关,但牛奶中的维生素 D 成分可能具有保护作用。

谷物:对于 1 型糖尿病的高风险婴儿,初次添加谷物的时机可能会影响产生胰岛细胞自身抗体。在两项对 1 型糖尿病高危新生儿(糖尿病患者一级亲属或高危 HLA 基因

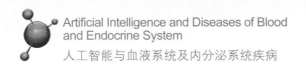

型)的大型前瞻性队列研究中,与4～6月龄首次添加谷物的婴儿相比,3月龄前或7月龄后首次添加谷物的婴儿出现胰岛细胞自身抗体和1型糖尿病的风险增加(对于在6月龄后首次添加谷物的婴儿,调整HR为3.33,95%CI为1.54～7.18)。一项研究表明,风险增加与含麸质谷物相关,而另一项研究则表明,风险增加与麸质和米均有关。较早(<3月龄)添加麸质会增加乳糜泻的风险。根据上述数据,研究者推荐不要改变目前的婴儿喂养指南,即应在4～6月龄期间开始添加谷物。

ω-3脂肪酸:ω-3脂肪酸可能参与了自身免疫和1型糖尿病的发生。关于动物的初步研究支持ω-3脂肪酸在自身免疫性胰岛细胞破坏相关的炎症反应中的保护作用。一项挪威的病例对照研究表明,与无糖尿病的儿童相比,1型糖尿病患儿在婴儿期被给予鱼肝油的可能性更小(含ω-3脂肪酸和维生素D)。此外,一项对1型糖尿病风险增加的儿童进行的纵向观察性研究报道称,ω-3脂肪酸的摄入和胰岛自身免疫的发生之间呈反相关(调整HR为0.45,95%CI为0.21～0.96)。一项进行中的临床试验对有1型糖尿病高遗传风险的婴儿补充ω-3脂肪酸。

硝酸盐:一项在美国科罗拉多州和英国约克郡的研究发现,1型糖尿病的发病率与饮用水中硝酸盐的浓度相关。与硝酸盐浓度低于3.2 mg/L的地区相比,硝酸盐浓度超过14.8 mg/L的地区的糖尿病发病率大约高30%。

(5)1型糖尿病发病机制5:免疫检测点抑制剂治疗。

免疫检测点抑制剂(immune checkpoint inhibitor,ICI)是能够阻断免疫调节"检测点"受体的单克隆抗体(mAbs),这些受体包括细胞毒性T淋巴细胞相关蛋白4(cytotoxic T-lymphocyte associated protein 4,CTLA-4)、程序性细胞死亡分子1(programmed cell death 1,PD-1)或其配体PD-L1。ICI在许多患者中疗效持久。尽管检测点抑制具有重要的临床益处,但也可引起一系列独特的副作用,称为免疫相关不良事件(immune-related adverse events,irAEs)。大约50%接受抗CTLA-4和(或)PD-1/PD-L1抗体治疗的患者会发生自身免疫性内分泌疾病和风湿性疾病。其irAEs可较严重,甚至危及生命,如自身免疫性1型糖尿病引起糖尿病酮症酸中毒(diabetic ketoacidosis,DKA),自身免疫性肾上腺炎引起原发性肾上腺皮质功能减退,或心肌炎。在一项报告中,约半数(50.2%)的ICI相关糖尿病患者出现了DKA。

ICI诱导性1型糖尿病患者似乎普遍存在 *HLA-DR* 4基因型(76%),而其他与自发性1型糖尿病高风险相关的 *HLA* 等位基因(如,*HLA-DR* 3、*HLA-DQ* 2和 *HLA-DQ* 8)则没有过表达。大约40%的ICI诱导性1型糖尿病患者有抗胰岛自身抗体,低于自发性1型糖尿病中的比例。目前,研究者还不清楚免疫检测点抑制导致自身免疫性不良事件(即1型糖尿病)和经典自身免疫性疾病的病理机制。

2.2型糖尿病发病机制

(1)2型糖尿病病理生理特点

1)胰岛素分泌受损和胰岛素抵抗:一些研究分析了2型糖尿病的发病机制,评估了胰岛素释放受损和胰岛素抵抗的相对重要性。例如,一项前瞻性研究纳入了6500多例基线时无糖尿病的英国公务员,在中位9.7年的随访中,505例受试者被诊断为糖尿病。

与未发生糖尿病的受试者相比,发生糖尿病的受试者在诊断前5年间胰岛素敏感性明显下降。在诊断糖尿病前3~4年,β细胞功能(胰岛素分泌)增强(可能为代偿机制),之后减弱直至诊断。此外,一项持续7年的前瞻性研究纳入了714例无糖尿病的墨西哥裔美国人,该研究提示,胰岛素分泌减少和胰岛素抵抗是2型糖尿病的独立危险因素。皮马人糖尿病的发生率很高,该人群中,从正常糖耐量至糖耐量受损再到糖尿病的转化,呈同时存在胰岛素刺激的葡萄糖代谢率降低和葡萄糖刺激的胰岛素分泌减少的特征。

胰岛素分泌:β细胞分泌胰岛素需将葡萄糖转运至细胞内,该过程主要由葡萄糖转运蛋白2(glucose transporter 2,GLUT-2)所介导。基因改变累及GLUT-2表达的小鼠模型中,小鼠葡萄糖耐受不良;高脂饮食可诱导正常小鼠的GLUT-2出现类似改变,这提示高脂饮食可能与糖尿病的发生有关。目前也有研究证实,缺乏Abca1(一种细胞胆固醇转运蛋白)的小鼠中,胰岛素分泌受损。β细胞内Abca1失活的小鼠存在胰岛素分泌缺陷、糖耐量受损,但胰岛素敏感性正常。高脂饮食可导致雄性ZDF(Zucker diabetic fatty rats,ZDF)大鼠发生氧化应激和高血糖,但并不会同时导致肥胖,这表明高脂饮食损伤β细胞的直接机制是β细胞内产生活性氧。这点受到关注的原因在于,目前,已知β细胞与其他细胞相比,缺乏完整的内源性抗氧化物,使其发生氧化损伤的风险增加。尽管2型糖尿病的一项诊断标准为空腹血糖水平大于126 mg/dL(7 mmol/L),但目前已明确空腹血糖水平大于100 mg/dL时,β细胞功能异常,因为体瘦个体及糖尿病和肥胖患者的确如此。这提示β细胞功能的主要缺陷可能在肥胖和胰岛素抵抗发生前就已经存在。研究显示,这种胰岛素应答缺失是一种葡萄糖特异性缺陷,因为当异丙肾上腺素或精氨酸用于刺激胰岛素分泌时,相同个体的胰岛素应答相对正常。

胰岛素抵抗:仅有胰岛素抵抗并不能可靠预测2型糖尿病。绝大多数患者似乎存在2型糖尿病的遗传风险(参见下文"遗传易感性")。例如,随着年龄和体重增加,胰岛素抵抗可能加重,因此会显露出易感者潜在的β细胞功能缺陷,后者导致糖耐量受损且最终引起显性高血糖。2型糖尿病风险较高的正常体重个体中,空腹和糖负荷后高胰岛素血症均可预测体重将增加,从而诱发高血糖。高血糖本身可能对β细胞产生毒性作用即糖毒性(可能通过减少胰岛素基因表达),从而进一步加重高血糖。

胰岛素抵抗可能至少在一定程度上与脂肪细胞分泌的物质(脂肪因子,包括瘦素、脂联素、TNF-α和抵抗素)有关。观察结果表明,2型糖尿病父母的体瘦且血糖正常子女中,非氧化性葡萄糖代谢减少伴随肌糖原合成减少,这提示遗传因素在2型糖尿病发病中很重要。目前已确认,这些胰岛素抵抗的子女中,肌肉细胞内脂质含量增加,提示这些个体中的脂肪酸代谢失调可能介导胰岛素抵抗。一项研究显示,这种失调似乎是由线粒体功能的遗传性缺陷导致的。另一项研究纳入了双亲均有2型糖尿病的非糖尿病子女,结果提示,遗传因素联合环境因素发挥着重要作用。接近理想体重时,这些研究对象的胰岛素敏感性近似于一级亲属均无2型糖尿病的正常个体;然而,随着肥胖程度增加,具有2型糖尿病家族史个体胰岛素敏感性的进行性下降明显得多。

2)胰岛素加工过程受损:正常胰岛素由胰岛素原裂解生成,10%~15%为胰岛素原及其转化的中间产物。相比之下,2型糖尿病患者在基础状态下,免疫反应性胰岛素(胰

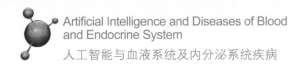

岛素原)的比例大幅增加(＞40％)。经过精氨酸或胰高血糖素刺激后,患与不患糖尿病的个体之间,这种差异变得更加明显。匹配肥胖程度之后,胰岛素原分泌增加持续存在,提示这种现象代表 β 细胞功能障碍,而不仅仅是对肥胖相关胰岛素抵抗所致分泌需求增加的反应。这些结果表明,2 型糖尿病患者 β 细胞中胰岛素原至胰岛素的加工过程受损,或分泌颗粒没有足够时间正常成熟,以致其释放的胰岛素原增加。胰岛淀粉样多肽(胰淀素)贮存于胰腺 β 细胞的胰岛素分泌颗粒中。胰淀素与胰岛素共同分泌,其血清浓度约为胰岛素的 1/10;很多 2 型糖尿病患者的胰腺中,胰淀素含量增加。与糖耐量正常的患者相比,糖耐量受损患者的第一时相血清胰岛素和胰淀素浓度较低,2 型糖尿病患者的第一时相血清胰岛素和胰淀素浓度非常低。高浓度的胰淀素可减少葡萄糖摄取并抑制内源性胰岛素分泌,这提示胰淀素可能直接参与 2 型糖尿病的发病。然而,生理剂量的胰淀素不会立即影响人类胰岛素分泌或胰岛素的作用。另一方面,给予大鼠胰淀素拮抗剂可导致血糖下降和胰岛素分泌增加,提示胰淀素可能抑制胰岛素分泌。

(2)2 型糖尿病发病机制 1:遗传易感性。

目前,研究者认为 2 型糖尿病是一种多基因病,可能是很多基因和环境因素复杂相互作用的结果。单基因遗传引起的 2 型糖尿病仅见于小部分病例;常见的遗传多态性中,单个多态性在糖尿病患病风险或防护方面仅发挥较小作用。2 型糖尿病的大多数遗传风险来自复杂的多基因危险因素。

一些研究表明,遗传因素会影响 2 型糖尿病的发生:①生活在相同环境中的不同族群,2 型糖尿病的患病率差异很大。在美国,非洲裔美国人、美国印第安人、皮马人和西班牙语裔美国人 2 型糖尿病的患病率是白种人的 2～6 倍。②39％的 2 型糖尿病患者至少父母一方患该病。③有一人患病的单卵双胎个体中,约 90％的未患病个体最终发生该病。④对于 2 型糖尿病患者的一级亲属,在发生 2 型糖尿病之前的很长时间,常常已经存在非氧化性葡萄糖代谢受损(提示胰岛素抵抗)。此外,他们可能存在 β 细胞功能障碍,表现为葡萄糖刺激后胰岛素和胰淀素释放减少。⑤2 型糖尿病患者的一级亲属发生糖尿病的终生风险是年龄和体重匹配且无糖尿病家族史个体的 5～10 倍。

然而,即使是糖尿病遗传风险增加的人群,环境因素也可能在糖尿病的发生中发挥主要作用。例如,墨西哥皮马人糖尿病的患病率不到美国皮马人的 1/5(6.9％∶38％)。同样,糖尿病预防项目(Diabetes Prevention Program,DPP)表明,糖尿病前期及超重或肥胖人群的糖尿病风险显著升高,且后代患有糖尿病的风险也会升高。当环境因素(包括超重、肥胖和久坐生活方式)得到改善时,其糖尿病患病风险也会显著降低。探索可能的候选基因时,最初集中于可能参与胰腺发育及胰岛素合成、分泌或作用的蛋白质编码基因。随后,研究者通过全基因组关联分析发现了超过 100 个与 2 型糖尿病风险有关的基因位点。单个变异仅小幅度增加 2 型糖尿病风险。

1)胰腺发育和 β 细胞功能转录因子基因:在识别一些新的糖尿病易感基因位点方面,全基因组关联分析发挥着重要作用。其中一些位点位于参与胰腺发育和胰岛素合成的基因。例如,一项全基因组关联研究纳入了法国某人群,拟寻找 2 型糖尿病相关基因位点,结果证实了转录因子 7 样 2 基因(transcription factor 7-like 2 gene,*TCF 7L 2*)与

2 型糖尿病的已知关联,并识别了与 2 型糖尿病风险增加有关的 3 个新基因位点。这些基因位点(SLC 30A 8、HHEX/IDE 及 KCNJ 11),参与了 β 细胞发育和胰岛素合成,似乎与 2 型糖尿病风险显著相关。4 个新基因位点与 TCF 7L 2 的人群归因危险度为 70%。针对芬兰、冰岛和英国人群的 4 项独立研究很快证实了最初全基因组关联研究的结果。一篇 Meta 分析纳入了 3 项全基因组关联研究,发现了 6 个与糖尿病相关的新基因位点。其中一些基因位点(NOTCH 2 和 JAZF 1)可能参与胰腺 β 细胞的生长和发育。随后的全基因组关联研究:在日本人群中发现了易感的 KCNQ 1 基因位点,随后在来自新加坡、丹麦和墨西哥人群的样本中证实了该关联。KCNQ 1 基因编码外向整流钾通道慢作用元件(KvLQT1)的 α 亚单位。KCNQ 1 基因突变可引起一类长 QT 间期综合征。KCNQ 1 还在胰岛细胞中表达,其风险等位基因可破坏 β 细胞功能。在欧洲血统的个体中发现了 12 个新基因位点,包括位于 KCNQ 1 基因位点的第 2 个独立信号。识别的基因位点可以影响 β 细胞功能和胰岛素作用。WFS 1 是参与 β 细胞存活的基因,其常见变异与 2 型糖尿病的易感性有关。该基因突变还导致一种罕见综合征,即 Wolfram 综合征,其特征是尿崩症、非自身免疫性糖尿病、视神经萎缩和耳聋。

2)胰岛素释放转录因子基因:一项有关冰岛人群的病例对照研究发现,一种基因变异,即 TCF 7L 2 基因 2 个位点(rs7903146 和 rs12255372)之一的单核苷酸多态性,可显著增加 2 型糖尿病风险。其他两个人群中(包括普遍存在该基因变异的美国人),糖尿病风险也增加。所研究的美国队列中,38% 的个体为该变异等位基因的杂合子,7% 为纯合子。与非携带者相比,杂合子个体发生 2 型糖尿病的 RR 为 1.45,纯合子为 2.41。该基因的糖尿病人群归因危险度估计为 21%。针对 DPP 试验参与者样本($n=3548$),该变异基因的后续分析发现,相比于没有该变异基因的个体,变异 TCF 7L 2 基因纯合子个体 3 年内从糖耐量受损发展为糖尿病的可能性更高(HR 为 1.55,95%CI 为 1.20～2.01)。在 DPP 安慰剂组,该影响最强;在 rs7903146 纯合子变异基因型、杂合子变异基因型和非变异基因型个体中,糖尿病发病率分别为每 100 人年 18.5、10.7 和 10.8。这种变异基因型使个体易患 2 型糖尿病,因为口服和静脉给予葡萄糖后,β 细胞胰岛素分泌减少。

青年发病的成年型糖尿病(maturity-onset diabetes of the young,MODY)是一种罕见原因的 2 型糖尿病,呈常染色体显性遗传,同时具有胰岛素分泌受损和胰岛素抵抗的特征。MODY2 是 MODY 的一种形式,似乎是由 7 号染色体上葡糖激酶基因突变所致。在美国黑人和其他一些族群中,该区域的标志物与 2 型糖尿病相关,但在白人中不相关。在葡糖激酶的作用下,葡萄糖被磷酸化生成葡萄糖-6-磷酸;葡糖激酶很可能是胰岛 β 细胞内的葡萄糖感受器,因此,葡糖激酶缺陷会导致胰岛素分泌逐渐减少。MODY4 是另一种 MODY 形式,而胰岛素启动因子 1(insulin promoter factor 1,IPF-1/PDX-1)是胰岛 β 细胞的一种转录因子;MODY4 与该基因突变有关。这些突变使蛋白质与胰岛素基因启动子结合减少,并可能改变 β 细胞内成纤维细胞生长因子的信号传递,从而导致葡萄糖刺激后胰岛素分泌减少。不太严重的 IPF-1/PDX-1 基因突变可能使个体易患迟发型 2 型糖尿病。

胰岛素基因、胰淀素基因和葡萄糖转运蛋白基因也可能影响胰岛素分泌,但尚未发

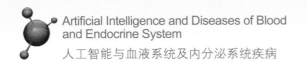

现这些基因与 2 型糖尿病之间的关联。另一方面，人类 α2A 肾上腺素能受体基因（alpha-2A adrenergic receptor gene，*ADRA 2A*）多态性与胰岛素分泌减少有关。此外，一种线粒体 DNA 突变与一种罕见的 2 型糖尿病亚型有关，即母系遗传性糖尿病和耳聋；该疾病存在胰岛素分泌受损，其机制尚不明确。

3）胰岛素的作用相关基因突变：胰岛素首先与全身很多细胞上的特异性胰岛素受体相结合，继而发挥作用。胰岛素受体是一种大型跨膜蛋白，由 2 个细胞外 α 亚基及 2 个跨膜和细胞内 β 亚基组成，β 亚基本身具有酪氨酸激酶活性。胰岛素与受体的细胞外部分结合时，酪氨酸激酶被激活，启动部分由胰岛素受体底物介导的一系列细胞内反应。目前，研究者已发现数种重度胰岛素抵抗的遗传综合征，其中很多与胰岛素受体基因点突变有关。这些患者存在明显高胰岛素血症，有时还存在其他异常，如黑棘皮病和雄激素过多症。然而，如上所述，只有代偿性胰岛素分泌增加不足的人类或动物，才发生糖耐量受损或显性糖尿病。胰岛素受体缺陷相关综合征均未在常见形式的 2 型糖尿病中发挥重要作用。因此，2 型糖尿病患者胰岛素反应性下降可能是由于受体后缺陷，可能影响一种参与葡萄糖代谢的细胞内酶。例如，在动物中，饮食诱导性高血糖的易感性涉及糖原合酶基因，糖原合酶促进葡萄糖-6-磷酸转化为糖原。该观察结果可能适用于人类，因为在 2 型糖尿病患者的非糖尿病一级亲属中，糖原合成障碍可导致早期胰岛素抵抗；目前，研究者发现在有 2 型糖尿病较强家族史、高血压和明显胰岛素抵抗的患者亚组中，糖原合酶基因多态性与糖尿病有关。然而，尚未确定 2 型糖尿病与糖原合酶基因启动子或编码区之间的关系。此外，有证据表明，在该病患者中，胰岛素刺激的葡萄糖转运受损可减少肌糖原合成。

肝细胞核因子：3 种已知的糖尿病形式之前被称为 MODY1、MODY3 和 MODY5，而目前被称为单基因糖尿病；这些疾病分别由肝细胞核因子 4-α、1-α 和 1-β 基因突变所致，这提示与胰岛素合成和释放有关的基因出现异常可导致糖尿病。20 号染色体 MODY1 区基因和 12 号染色体 MODY3 区基因也与白种人 2 型糖尿病的发生有关。

其他可能影响 2 型糖尿病易感性的基因包括胰岛素受体底物基因、β-3 肾上腺素能受体基因、过氧化物酶体增殖物激活受体（peroxisome proliferator activated receptor，PPAR）γ-2 基因。胰岛素受体底物是胰岛素受体酪氨酸激酶的常见底物。在小鼠模型中，*IRS-2* 基因破坏可导致肝脏和骨骼肌胰岛素抵抗，而且由于胰岛素分泌代偿性增加不足，会引起高血糖。在另一项有关小鼠的研究中，胰岛 β 细胞 *IRS-2* 上调可预防 *IRS-2* 破坏或饮食诱导性肥胖所致的糖尿病。其他组织特异性 *IRS-2* 敲除小鼠模型表明，*IRS-2* 信号传递可能在下丘脑对瘦素的调节、外周胰岛素敏感性中发挥重要作用，并可能对 β 细胞的再生具有重要作用。相比之下，*IRS-1* 基因破坏不导致糖尿病，因为其导致的胰岛素抵抗轻微，克服胰岛素抵抗所需的胰岛素分泌增加较少。β-3 肾上腺素能受体可调节内脏脂肪（可能为动物棕色脂肪在人类中的对应组分）的脂解作用，并增加该组织的生热作用。人类中的初步观察结果提示，β-3 肾上腺素能受体基因突变与代谢率低、肥胖风险高及早发 2 型糖尿病有关。PPARγ-2 是在脂肪细胞分化中发挥关键作用的转录因子。该基因的多态性可能与一般人群中体重指数（body mass index，BMI）和胰岛素敏感性的差异有关。PPARγ常见的Pro12Ala多态性与2型糖尿病风险轻度下降有关。PPARγ还是噻唑烷二酮类的受体,这类药可通过增加胰岛素敏感性降低2型糖尿病患者的血糖。2型糖尿病患者胰岛素作用和分泌受损的机制可能相同。小鼠中,针对肝脏和胰岛β细胞的 *Foxo 1* 基因(编码转录因子)功能获得性突变可导致糖尿病(由于肝脏葡萄糖生成增加和 β 细胞代偿作用受损)。染色体2A上的钙蛋白酶-10基因位点,称为 *NIDDM 1*,可能与墨西哥裔美国人2型糖尿病的易感性有重大关联。该基因位点在其他人群中也可能起作用,但似乎比对墨西哥裔美国人的影响更弱。受累基因编码钙蛋白酶-10(即一种半胱氨酸蛋白酶)。该基因至少有3种多态性可与15号染色体上某基因协调作用,从而增加2型糖尿病易感性。这种情况如何发生尚不清楚,但胰岛素反应性下降至少是促发因素。HIV蛋白酶抑制剂也与糖尿病的发生有关,提示其他蛋白酶可能与糖尿病的易感性。有关研究显示,墨西哥裔和拉丁裔美国人中,*SLC 16A 11* 也是2型糖尿病候选基因,虽然该基因在墨西哥人群中常见(美国印第安人样本中,该基因频率为50%),但在欧洲人和非洲人样本中罕见。针对古老基因组测序的分析提示,其起源于尼安德特人的基因渗入。该基因可能在肝脏脂类代谢中发挥作用。

(3)2型糖尿病发病机制2:饮食、肥胖和炎症的作用。

过去20年内,美国人群中糖耐量受损和2型糖尿病的患病率大幅增加。此类人群和大多数2型糖尿病患者最显著的特征是体重增加和体力活动减少,两者均可增加糖尿病风险。与下半身肥胖相比,上半身肥胖(即向心性肥胖)与胰岛素抵抗和糖耐量受损的关系更密切。肥胖可导致外周对胰岛素介导的葡萄糖摄取抵抗,还可能降低β细胞对葡萄糖的敏感性。这些缺陷可通过体重减轻大幅逆转,使血糖浓度下降并趋于正常。虽然不如减肥那么有效,运动方案也可能改善葡萄糖耐量,并预防显性糖尿病的发生。目前,研究者对肥胖导致胰岛素抵抗的机制了解甚少。如上所述,促发因素似乎是脂肪分布的形式,还可能包括β-3-肾上腺素能受体基因异常。肥胖人群中,c-Jun氨基末端激酶(c-Jun amino-terminal kinase,JNK)活性增加(该效应可干扰胰岛素的作用),因此JNK通路可能是肥胖与胰岛素抵抗之间关系的重要介导因素。肥胖动物模型中,JNK1缺失可导致肥胖减少和胰岛素敏感性增加。很多研究关注炎症的作用,这是将肥胖与糖尿病和动脉粥样硬化发病机制相关联的共同媒介。2型糖尿病的发病率与炎症标志物水平增加有关,包括C反应蛋白、IL-6、纤溶酶原激活物抑制因子1(plasminogen activator inhibitor 1,PAI-1)、TNF-α、趋化因子(趋化性促炎症细胞因子)和白细胞计数。脂肪组织释放的脂肪因子可刺激与胰岛素抵抗相关的炎症活动。研究显示,生活方式强化干预可减少炎症标志物。具有抗炎活性的药物,包括噻唑烷二酮类和他汀类,除了分别具有降低血糖和胆固醇水平的作用外,还可能提供其他方面的治疗益处。对于类风湿关节炎或银屑病患者,与其他药物相比,使用具有抗炎作用的改变病情的抗风湿药后,如TNF抑制剂和羟氯喹,糖尿病发病率更低。然而,没有试验发现抗炎药物可以减少糖尿病的发生或改善高血糖。

脂肪组织释放的因子:①瘦素:瘦素由脂肪细胞产生,其分泌与脂肪细胞量成比例。瘦素向下丘脑发出储脂数量的信号。有关人类和动物的研究表明,瘦素缺乏和瘦素抵抗与肥胖和胰岛素抵抗有关。②脂联素:脂联素是一种脂肪细胞来源的细胞因子,可降低血游离脂肪酸水平,与糖尿病患者血脂改善、血糖控制改善及炎症减轻有关。脂联素还与非糖尿病人群发生糖尿病的风险呈负相关。脂联素和脂联素受体可能成为治疗糖尿病的重要靶点。有两项研究表明,膳食谷物纤维和降低血糖负荷可增加糖尿病男性和女性患者的脂联素浓度。一项研究纳入了胰岛素抵抗受试者,结果显示,给予噻唑烷二酮类(该药可减少糖尿病的发生)后,血清脂联素浓度增加但不影响体重。除了与2型糖尿病风险密切相关,初步数据还表明,脂联素可能与心血管并发症和死亡有中度相关性。③抵抗素:在饮食诱导性或遗传性肥胖小鼠中,脂肪细胞可分泌一种被称为抵抗素的信号分子。给予抵抗素可减少胰岛素介导的脂肪细胞摄取葡萄糖,而中和抵抗素可增加该效应。在下丘脑使用抵抗素还可提高葡萄糖生成,这种作用不依赖糖调节激素的改变。因此,抵抗素可能是将肥胖与糖尿病相关联的激素。④ 视黄醇结合蛋白 4(retinol-binding protein 4,RBP4):RBP4 是脂肪细胞释放的另一种蛋白质,与肥胖、糖耐量受损或 2 型糖尿病患者的胰岛素抵抗程度相关;无论有无 2 型糖尿病显著家族史,在体重正常的受试者中也有此关联。在通过运动胰岛素抵抗得到改善的患者中,RBP4 水平降低。小鼠模型显示,脂肪细胞葡萄糖转运蛋白 4(glucose transporter 4,GLUT4)缺乏的小鼠 RBP4 水平升高,且 RBP4 可导致小鼠肌肉和肝脏的胰岛素抵抗。人类研究也显示,脂肪细胞 GLUT4 和血清 RBP4 呈负相关。尚未明确人类 RBP4 是直接导致胰岛素抵抗,还是与胰岛素抵抗相关。⑤肥胖抑制素:肥胖抑制素是一种最初从大鼠胃中分离得到的激素,由食欲刺激素基因编码,可对抗食欲刺激素对食物摄取的作用。与糖耐量正常的个体相比,糖尿病和糖耐量受损个体循环中的肥胖抑制素浓度降低。此外,在肥胖相关2型糖尿病患者中,脂肪组织的肥胖抑制素受体表达下调,但血糖正常的肥胖个体无此情况,这提示肥胖抑制素可能在血糖调节和 2 型糖尿病的发生中发挥作用,其作用独立于肥胖。

(4)2 型糖尿病发病机制 3:子宫内发育的作用。

低出生体重:肥胖者和 2 型糖尿病患者存在胰岛素抵抗,因此研究者提出了"节俭"基因型理论,即在能量缺乏状态下,胰岛素抵抗可能有利于生存,但在能量过剩甚至能量充足时,可导致糖尿病。然而,根据其他观察结果,有研究者提出了有关宫内改变的不同假说:胎儿期和生命早期营养不良可能诱导产生节俭基因型。特别是宫内生长受限导致低出生体重可能与以下风险增加有关:成年期胰岛素抵抗、葡萄糖耐受不良、2 型糖尿病、血脂异常及高血压。护士健康研究(Nurses' Health Study)纳入了 69000 多例女性,其中一项分析表明,出生体重和糖尿病呈负相关。按出生体重递增类别与参考人群进行比较,2 型糖尿病的 RR 逐渐降低,出生体重不足 2.3 kg 时,RR 为 1.8,而在出生体重超过 4.5 kg 时,RR 为 0.8。校正族群、儿童期社会经济地位和成人生活方式后,此关联未明显改变。一篇 Meta 分析纳入了 30 项研究,包括护士健康研究,这证实出生体重与 2 型糖尿病呈负相关(出生体重每增加 1 kg,发生糖尿病的校正 OR 为 0.80,95%CI 为 0.72~0.89)。因此,出生时瘦弱与成年时瘦弱对胰岛素抵抗有相反的作用;对于出生时体重低下但中年时超重的个体,胰岛素抵抗最严重、2 型糖尿病风险最高。即使出生体重正常(≥3.5 kg),若出生后最初 3 个月内身高生长较慢,之后发生糖尿病的可能性也较高,这提示胰岛 β 细胞发育的关键时期不仅局限于宫内阶段。

高出生体重：高出生体重(＞4.0 kg)也可能增加糖尿病风险。一篇 Meta 分析纳入了 14 项研究、共 132180 人，评估了出生体重和之后患 2 型糖尿病的风险，结果发现，出生体重和糖尿病风险呈"U"形相关。高出生体重对日后出现糖尿病的风险增加程度与低出生体重作用相当(OR 为 1.36∶1.47)。高出生体重和 2 型糖尿病风险的关联可能与妊娠期母亲高血糖相关。出生前暴露于高血糖可能增加 2 型糖尿病风险，该风险独立于遗传易感性。例如，一项研究纳入 31 例非糖尿病成人，其中 15 人曾在子宫内暴露于糖尿病环境(母亲为 1 型糖尿病患者)，16 人未暴露但父亲有 1 型糖尿病(对照组)。与对照组相比，暴露个体发生糖耐量受损(5/15∶0/16)、胰岛素分泌反应缺陷的风险增加。目前尚不清楚该相关性的机制。

早产：无论早产儿是适于胎龄儿还是小于胎龄儿，其发生 2 型糖尿病和其他胰岛素抵抗相关成年期疾病的风险也可能增加。例如，一项研究纳入了 50 例 4～10 岁健康的早产儿童(胎龄＜32 周)，其中 38 例为适于胎龄儿、12 例为小于胎龄儿，还纳入了 22 例对照个体(胎龄≥37 周、出生体重正常)。与对照组相比，两组早产儿童出现了类似程度的胰岛素敏感性下降，该敏感性通过静脉葡萄糖耐量试验配对的胰岛素和血糖值测定。胰岛素动力学改变似乎在出生时即存在。然而，新生儿或婴儿胰岛素动力学测量的数据有限。一项前瞻性出生队列研究纳入了 1358 例儿童(418 例早产儿)，结果发现，无论出生体重是否适于胎龄，出生时胎龄与血浆胰岛素水平升高都呈负相关。儿童期早期血浆胰岛素水平也与胎龄呈负相关，但在对出生后第 1 年体重快速增加进行校正后，该相关性下降。另一项研究显示，早产相关的胰岛素敏感性下降持续至成年期。

(5)2 型糖尿病发病机制 4：药物诱导的高血糖。

多种药物可损害葡萄糖耐量，其机制为减少胰岛素分泌、增加肝葡萄糖生成或导致胰岛素抵抗。这些药物包括糖皮质激素、口服避孕药、几类降压药(如 β 受体阻滞剂、噻嗪类利尿剂)、烟酸、他汀类药物、治疗 HIV 感染的蛋白酶抑制剂、治疗前列腺癌的促性腺激素释放激素(gonadotropin-releasing hormone，GnRH)激动剂、他克莫司、西罗莫司、主要用于预防移植物排斥的环孢素，以及一些不典型抗精神病药。

噻嗪类利尿剂：噻嗪类利尿剂治疗与空腹血糖升高和发生 2 型糖尿病的风险升高有关。然而，采用目前推荐的小剂量噻嗪类药物方案治疗时，如氢氯噻嗪 12.5 mg，最大剂量 25 mg，即便是对于 2 型糖尿病患者，也少见空腹血糖大幅升高。合并的低钾血症似乎发挥重要作用，正如一项小型研究显示，如果用钾补充剂补充尿钾丢失，糖耐量没有变化。随后分析较大型试验证实，低钾血症与发生 2 型糖尿病的概率呈较高相关。例如，老年收缩期高血压项目(Systolic Hypertension in Elderly Program)试验发现，校正血清钾变化后，使用噻嗪类(氯噻酮)带来的糖尿病风险被显著降低。血清钾每下降 0.5 mmol/L，新发糖尿病的风险增加 45%。据推测，这种关联的机制是血糖浓度升高时，钾通道关闭反应失灵，从而导致胰岛素分泌减少。

抗精神病药：对于已有糖尿病的患者，开始使用不典型或典型抗精神病药后高血糖会加重。此外，一些不典型抗精神病药，尤其是氯氮平和奥氮平，与体重增加、肥胖、高甘

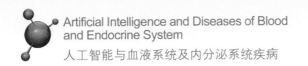
油三酯血症和糖尿病的发生有关，其导致代谢综合征的机制尚不明确。美国糖尿病协会（American Diabetes Association，ADA）共识专家小组得出结论，与使用利培酮和喹硫平有关的数据表明体重增加的风险增加，但与糖尿病和血脂异常风险有关的数据不一致。该小组还发现，使用齐拉西酮和阿立哌唑的患者发生糖尿病或血脂异常的风险未增加。

3.妊娠期糖尿病发病机制

妊娠期间胎盘可分泌胰岛素拮抗激素，如雌激素、催乳素、人绒毛膜促乳腺生长激素、皮质醇和孕酮，从而导致胰岛素抵抗；当妊娠女性的胰腺功能不足以克服这种胰岛素抵抗，以及克服生长变化中的母体和胎儿所需能量消耗增长时，即可发生妊娠期糖尿病。据估计，美国约 2.1% 的妊娠女性会出现妊娠期糖尿病，通常发生于中期妊娠或晚期妊娠。

4.特殊类型糖尿病发病机制

（1）遗传缺陷：随着对人类基因组的进一步探索，很可能会在不同位点发现导致不同程度 1 型和 2 型糖尿病易感性的多基因异常。据报道，多种基因的多态性可影响 1A 型糖尿病风险，包括 MHC 及基因组其他位点的基因，但只有 HLA 等位基因的影响大，其次是胰岛素基因多态性和蛋白酪氨酸磷酸酶非受体型 22（protein tyrosine phosphatase nonreceptor 22，PTPN22）。许多常见的基因多态性（到目前为止大约有 50 种）对 2 型糖尿病有微弱的致病风险或预防效应。这些基因编码的蛋白质可引起数个途径发生致糖尿病的改变，包括胰腺发育，胰岛素合成、加工和分泌，β 细胞中淀粉样沉积，细胞胰岛素抵抗以及糖异生作用调节受损。仅一小部分 2 型糖尿病病例为单基因性病因。通常，每个遗传多态性对糖尿病产生较小程度的致病风险或预防作用。2 型糖尿病的遗传风险多由复杂多基因危险因素造成。

（2）青年发病的成年型糖尿病：MODY 是一种临床异质性疾病，特征是常染色体显性遗传、缺乏自身抗体及青年时（<25 岁）诊断出非胰岛素依赖型糖尿病。MODY 是单基因糖尿病的最常见形式，在糖尿病中占 2%～5%。在英国，MODY 的人群患病率为（68～108）/1000000 人。这些患者具有明显异质性，临床特征对预测发病机制可能不可靠。很多患者被错误地归类为 1 型糖尿病或 2 型糖尿病。研究者已识别出几种不同的基因异常，分别导致不同类型的疾病。MODY 的亚型由已知遗传缺陷的具体表现来界定。相关基因控制胰岛 β 细胞的发育、功能和调节，这些基因的突变可导致葡萄糖感知及胰岛素分泌受损，而胰岛素作用方面很少或没有缺陷。最常识别到肝细胞核因子 1α（hepatocyte nuclear factor 1 alpha，HNF1A）基因突变和葡萄糖激酶（glucokinase，GCK）基因突变，两者分别见于 52%～65% 和 15%～32% 的 MODY 病例。约 10% 的病例存在肝细胞核因子 4α（hepatocyte nuclear factor 4 alpha，HNF4A）基因突变。家族中的一些成员有该遗传缺陷，但没有发生糖尿病，其原因尚不清楚。其他患者可能有经典 MODY 表型，但 MODY 基因没有可识别突变。

（3）线粒体 DNA 的基因缺陷：母系遗传性糖尿病伴耳聋（maternally inherited diabetes and deafness，MIDD）是一种罕见的线粒体疾病，由 tRNA 中 3243 位点上的基因突变所致。尽管表型表达有差异，但受试者普遍存在胰岛素分泌缺陷（可进展至胰岛素依赖)和感音神经性聋。糖尿病伴听力损失的平均起病年龄是 30～40 岁。其他异常包括心脏传导缺陷、妊娠期糖尿病、蛋白尿和神经病变。虽然在产生胰岛素依赖前可使用胰岛素促分泌素治疗这类患者,但二甲双胍对此人群的疗效较差并有导致乳酸性酸中毒的较高风险。补充辅酶 Q10(coenzyme Q10,CoQ10)可能有一定益处。

(4)Wolfram 综合征:除了上文介绍的特定基因缺陷,许多罕见的遗传性综合征也与糖尿病相关。其中一种是 Wolfram 综合征,或被称为尿崩症、糖尿病、视神经萎缩和耳聋(diabetes insipidus,diabetes mellitus,optic atrophy,and deafness,DIDMOAD)综合征,最初由 Wolfram 于 1938 年报道。本病系常染色体隐性遗传,伴不完全外显。造成 Wolfram 综合征的基因是 WSF 1,该基因编码一种叫做"wolframin"的内质网膜嵌入蛋白,此蛋白质在胰岛 β 细胞和神经元内表达。Wolfram 综合征的估计患病率为 1/770000,在 1 型糖尿病患者中为 1/150。患者通常在儿童早期发生需要胰岛素治疗的糖尿病和视神经萎缩,在青少年时期或成年早期发生尿崩症。尿崩症源于视上核中分泌加压素的神经元缺失及加压素前体物质加工受损。垂体前叶功能障碍也有报道。Wolfram 综合征的其他临床表现包括进行性感音神经性耳聋、肾积水(部分源于尿崩症中的多尿)及神经功能障碍。目前尚不清楚为何 Wolfram 综合征会发展为需要胰岛素的重度糖尿病,但免疫因素的影响似乎并不重要。

(5)胰腺外分泌疾病:任何损害胰腺的疾病或胰腺组织的切除均可导致糖尿病。这种情况的发生率差异很大,主要由胰腺功能不全的程度决定。在胰腺外分泌疾病患者中,有 1 型或 2 型糖尿病家族史的患者更可能发生糖尿病。这一观察结果提示,胰腺储备或胰岛素应答的潜在减少使得胰腺功能不全的患者更可能发生显性糖尿病。胰腺疾病患者所发生的糖尿病通常需要胰岛素治疗。然而,它与典型的 1 型糖尿病的不同之处在于胰腺疾病患者的胰岛 α 细胞(产生胰高血糖素)也受损。因此,这种情况下治疗相关和自发性低血糖风险都增加。

(6)药物引起的糖尿病:多种药物可损害葡萄糖耐量,其机制是减少胰岛素分泌,增加肝脏葡萄糖生成,或引起对胰岛素作用的抵抗。

(7)病毒感染:某些病毒可通过直接破坏 β 细胞或推测通过诱导自身免疫损害而引起糖尿病。已发现慢性丙型肝炎病毒感染与糖尿病的发病率增加有关,但尚不确定有无因果关系。

(8)少见的免疫介导性糖尿病:研究者已发现了一些少见类型的免疫介导性糖尿病。僵人综合征(stiff-person syndrome,以前称 stiff-man syndrome)是一种中枢神经系统的自身免疫性疾病,其特征是进行性肌强直、僵直和痉挛,累及中轴肌,并伴有严重离床活动障碍。患者通常具有较高的抗 GAD 抗体滴度,约 1/3 的患者发生糖尿病。抗胰岛素受体抗体可与胰岛素受体结合,作为激动剂引起低血糖,或作为拮抗剂阻断胰岛素与受体的结合引起糖尿病。

二、糖尿病的预防、诊断、治疗及康复

(一)预防

糖尿病的预防,应构筑三道"防线",在医学上称为三级预防。如果"防线"布设、构筑得及时、合理和牢固,大部分糖尿病是有可能得到预防或控制的。

1.一级预防

树立正确的进食观并采取合理的生活方式,可以最大限度地降低糖尿病的发生率。糖尿病是一种非传染性疾病,其发生虽有一定的遗传因素,但起关键作用的还是后天的生活和环境因素。现已知道,热量过度摄入、肥胖、缺少运动是发病的重要因素。低糖、低盐、低脂、高纤维、高维生素是预防糖尿病的最佳饮食配伍。对体重进行定期监测,将体重长期维持在正常水平是至关重要的。体重增加时,应及时限制饮食,增加运动量,使其尽早回落至正常水平。要使运动成为生命的一个重要组成部分、终生的习惯。运动不但可消耗多余的热量和维持肌肉量,而且能提高充实感和欣快感。当然,运动要讲究科学和艺术,要循序渐进、量力而行、照顾兴趣,结伴进行可以更容易获得效果和便于坚持。要戒烟和少饮酒,并杜绝一切不良生活习惯。双亲中患有糖尿病而本人又肥胖多食、血糖偏高、缺乏运动的高危人群尤其要注意预防。

2.二级预防

定期检测血糖,以尽早发现无症状性糖尿病。应该将血糖测定列为中老年人常规的体检项目,即使是健康者,也要定期测定。一旦发现糖尿病的"蛛丝马迹",如皮肤感觉异常、性功能减退、视力不佳、多尿、白内障等,更要及时测定血糖,以尽早诊断,争取早期治疗的宝贵时间。要综合调动饮食、运动、药物等手段,将血糖长期平稳地控制在正常或接近正常的水平。空腹血糖宜维持在 6.11 mmol/L 以下,餐后 2 小时血糖宜维持在 7.8 mmol/L 以下,反映慢性长期血糖水平的指标——糖化血红蛋白应维持在 6.5% 以下。还要定期测定血脂、血压、心电图,这些都是血糖控制的间接指标。

3.三级预防

三级预防的目的是预防或延缓糖尿病慢性合并症的发生和发展,减少伤残和死亡率。糖尿病患者很容易并发其他慢性病,且易因并发症而危及生命。因此,要对糖尿病慢性合并症加强监测,做到早期发现。早期诊断和早期治疗糖尿病常可预防并发症的发生,使患者能长期过接近正常人的生活。

(二)诊断

1.临床表现

糖尿病的典型症状为"三多一少"症状,即多尿、多饮、多食和消瘦。有些患者仅有头昏、乏力等,甚至无症状;有的患者在发病早期或糖尿病发病前阶段,可出现午餐或晚餐前低血糖症状。

急性并发症表现为在应激等情况下病情加重,可出现食欲减退、恶心、呕吐、腹痛、多尿加重、头晕、嗜睡、视物模糊、呼吸困难、昏迷等。

慢性并发症的主要表现:①糖尿病视网膜病变:有无视力下降以及下降的程度和时

间;是否检查过眼底或眼底荧光造影;是否接受过视网膜光凝治疗。②糖尿病性肾病:有无浮肿、尿中泡沫增多或者蛋白尿。③糖尿病神经病变:四肢皮肤感觉异常,有麻木、针刺、蚁走、足底踩棉花感,腹泻和便秘交替,尿潴留,半身出汗或时有大汗,性功能障碍。④反复的感染:如反复的皮肤感染(如疖,痈,经久不愈的小腿和足部溃疡);反复发生的泌尿系感染,发展迅速的肺结核;女性外阴瘙痒。

2 型糖尿病:是目前为止最常见的成人糖尿病类型(>90%),特征是在胰岛素抵抗的前提下,往往存在由 β 细胞胰岛素分泌逐渐减少导致的高血糖,从而引起胰岛素相对缺乏。大多数患者就诊时无症状,若在常规实验室评估中发现高血糖,则需进一步检查。随着不断努力,通过筛查,在更早期就诊断出糖尿病,症状性糖尿病的发生率正在逐步降低。高血糖的典型症状包括多尿、烦渴、夜尿、视物模糊和体重减轻,往往仅在发现血糖水平升高后回顾往事时才可注意到这些表现。血糖水平显著升高至 180 mg/dL(10 mmol/L)以上时会出现多尿,此时血糖浓度超过了肾糖阈,会导致尿糖排泄增加。糖尿会引起渗透性利尿(即多尿)和低血容量,进而导致烦渴。若患者通过饮用浓缩含糖饮料(如含糖苏打水)补充丢失的水分,则会加重高血糖和渗透性利尿。偶尔有 2 型糖尿病成人出现高渗性高血糖状态,特征为不伴酮症酸中毒的显著高血糖、重度脱水和意识混沌。糖尿病酮症酸中毒(diabetic ketoacidosis,DKA)虽然很少是 2 型糖尿病成人患者的主诉症状,但也可能发生于某些情况下(通常为重度感染或其他急性疾病)。

1 型糖尿病:1 型糖尿病的特征为胰岛 β 细胞受到自身免疫性破坏,导致胰岛素绝对缺乏。5%～10%的成人糖尿病患者为 1 型糖尿病患者。约 25%新近诊断的成人 1 型糖尿病患者首发表现为 DKA。与儿童患者相比,成人 1 型糖尿病患者的胰岛素分泌能力丢失速度通常更慢。因此,与儿童患者相比,成人 1 型糖尿病患者通常需要更长时间才会确诊,高血糖症状(多尿、烦渴和乏力)的持续时间也可能更长。2%～12%成人 1 型糖尿病患者的临床表现类似于 2 型糖尿病(起病时年龄较大,最初并不依赖胰岛素),在病程较后期会出现自身免疫介导的胰岛素缺乏,有时被称为成人晚发性自身免疫性糖尿病(latent autoimmune diabetes of adults,LADA)。

2.诊断标准

可将空腹血糖(fasting plasma glucose,FPG)、75 g 口服葡萄糖耐量试验(OGTT)中的 2 小时血糖水平或糖化血红蛋白 A1C 测定作为诊断性检测。OGTT 比较繁琐,因此不常被使用(妊娠期除外)。以下定义与美国糖尿病协会(American Diabetes Association,ADA)和 WHO 的指南相符。根据血糖阈值与视网膜病变风险的关联,现已制定了诊断标准。

症状性高血糖:若患者有高血糖的典型症状(口渴、多尿、体重减轻和视物模糊),且随机血糖大于等于 200 mg/dL(11.1 mmol/L),则易于确诊糖尿病。大多数 1 型糖尿病患者没有症状,但血糖水平远高于 200 mg/dL。一些 2 型糖尿病患者也表现为症状性高血糖,血糖水平大于等于 200 mg/dL。

无症状性高血糖:①FPG 大于等于 126 mg/dL(7.0 mmol/L)。②75 g OGTT 中 2 小时血糖大于等于 200 mg/dL(11.1 mmol/L)。③A1C 水平大于等于 6.5%(48 mmol/mol)。

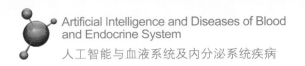

对于无症状个体，满足以上任一标准即可确诊为糖尿病（一般是2型糖尿病）。

如果没有明确的症状性高血糖，必须在次日重复相同的检查以确诊糖尿病。然而，如果进行了两种不同的检查（如 FPG 和 A1C），且都符合糖尿病的诊断，则不需要进行其他检查。若两种不同检查的结果不一致，则应再次进行对糖尿病具有诊断意义的检查以确诊。

糖尿病前期：用于筛查和诊断糖尿病的检测也可用于识别糖尿病前期个体，即随后发生糖尿病风险较高者。ADA 诊断糖尿病前期的标准：①空腹血糖异常（impaired fasting glucose，IFG）：是指 FPG 为 100～125 mg/dL（5.6～6.9 mmol/L）。WHO 将 IFG 定义为 FPG 为 110～125 mg/dL（6.1～6.9 mmol/L）。②糖耐量受损（impaired glucose tolerance，IGT）：是指 75 g OGTT 中 2 小时血糖为 140～199 mg/dL（7.8～11.0 mmol/L）。WHO 将 IGT 定义为 OGTT 后 2 小时血糖大于等于 140 mg/dL（7.8 mmol/L），但小于 200 mg/dL（11.1 mmol/L），且 FPG 小于 126 mg/dL（7.0 mmol/L）。③A1C：若 A1C 为 5.7%～6.5% ［39～48 mmol/mol；国际专家委员会报告中为 6.0%～6.5%（42～48 mmol/mol）］，则发生糖尿病的风险最高，但对于 A1C 小于 6.5%（48 mmol/mol）的人群，糖尿病风险随 A1C 值而逐渐升高。如果诊断性试验的结果符合糖尿病前期，应每年复查 1 次。

（三）治疗

糖尿病患者的治疗方式包括患者教育、评估微血管和大血管并发症、力求使血糖接近正常水平、尽量减少心血管危险因素及其他长期危险因素，以及避免使用可加重胰岛素或脂质代谢异常的药物。所有治疗都需根据个体因素进行调整，如年龄、期望寿命和共存疾病。尽管一些研究表明，减重手术、积极胰岛素治疗和行为干预可使 2 型糖尿病持续缓解数年，但大多数患者都需连续治疗以维持目标血糖水平。为了降低高血糖，治疗的重点在于增加可利用的胰岛素（通过直接给予胰岛素或使用促进胰岛素分泌的药物）、改善胰岛素敏感性、延缓胃肠道输送和吸收碳水化合物、增加尿糖排泄，或者联用这些方法。

（四）康复

糖尿病康复治疗的基本原则是在糖尿病教育和血糖检测的基础上，配合饮食疗法、运动疗法、药物治疗等手段。其中，1 型糖尿病主要以胰岛素治疗为主，同时配合饮食疗法，适当运动锻炼；2 型糖尿病则侧重于改善患者的生活方式，进行饮食控制和运动并有效控制血糖，根据患者血糖的变化，可以考虑口服降糖药或胰岛素增敏剂。

三、医工交叉应用的展望

（一）血糖智能监测装备

糖尿病并发症会随着血糖的剧烈变化而明显增加。葡萄糖目标范围内时间（time in range，TIR）指的是 24 小时内葡萄糖在目标范围内（通常为 3.9～10.0 mmol/L 或 3.9～7.8 mmol/L）的时间（单位通常为分钟），或者其所占的百分比。2019 年发布的 TIR 国际共识推荐 1 型及 2 型糖尿病患者的 TIR 控制目标为 70%，但应高度个体化，同时关注低血糖以及血糖波动。中华医学会糖尿病学分会发布的《中国 2 型糖尿病防治指南（2020 版）》也采用了这个标准。一般认为，TIR 为 70%，相当于糖化血红蛋白 6.7%。

TIR 与糖化血红蛋白呈负相关,TIR 越低,糖化血红蛋白越高。糖化血红蛋白目前作为血糖控制的"金标准",在血糖控制评估以及临床决策中占重要地位。但糖化血红蛋白反映的是患者 3 个月的平均血糖水平,对血糖评估存在延迟效应,不能及时反映血糖水平的快速变化。因此,寻找新的、更准确的监测评估指标作为补充条件具有重要的临床意义。TIR 能够更好地反映相同糖化血红蛋白时低血糖的发生状况和血糖变异程度,而动态血糖监测技术弥补了传统血糖监测的不足。此外,TIR 还可以作为糖尿病慢性并发症的评估指标。糖尿病控制和并发症试验(diabetes control and complications trial,DCCT)数据分析显示,TIR 每下降 10%,微量白蛋白尿的发生风险增加 40%,视网膜病变发生或进展的风险增加 64%。除了上述微血管病变外,TIR 也与大血管病变显著相关。一项对 2215 例 2 型糖尿病患者资料进行横断面分析的研究,用持续葡萄糖监测测定 3.9～10.0 mmol/L 的 TIR。结果显示,TIR 每增加 10%,颈动脉内膜-中膜厚度异常风险降低 6.4%。TIR 还可进一步预测死亡风险。一项纳入 9028 例糖尿病或非糖尿病的危重症患者的回顾性研究表明,TIR 越低,糖尿病患者死亡风险越大。将 TIR 纳入血糖控制目标,意味着把"血糖控制达标"上升到把"血糖平稳控制达标"的量化管理新高度。每个糖尿病患者都应做好准确监测血糖,人工智能可以在这件事情上大显身手。1 型糖尿病患者血糖波动大,要进行 72 小时的动态血糖监测,以判断血糖高峰、波谷较为集中的时段,进行精准用药,但这种监测只能在医院进行。美国食品药品监督管理局(FDA)曾批准一项连续葡萄糖监测系统,可通过植入式荧光传感器,为糖尿病患者提供实时葡萄糖监测。未来,可能会有更多先进植入式设备帮助患者在家中解决血糖监测问题。TIR 大于 70% 以上的时间越多,并发症就越少。

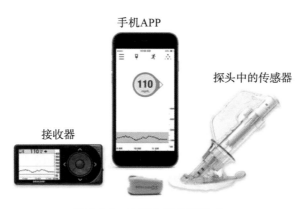

手机APP

探头中的传感器

接收器

图 2-1-1 动态血糖检测技术

图源:国际糖尿病

(二)人工胰腺进展

随着物质生活水平的提高和环境的恶化,糖尿病日益成为严重危害人类健康的高发疾病。目前,医学界暂时还没有根治糖尿病的方法,人工胰腺则被广泛地认为是治疗和管理糖尿病最有前途的方法之一。人工胰腺(artificial pancreas)的概念及相关研究始于 1970 年左右,如 1977 年问世的设备 Biostator。

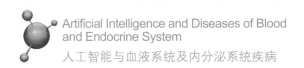

人工胰腺是指采用电子机械的方法来替代胰腺内分泌的功能,从而将血糖控制在生理范围内的装置。鉴于胰岛是胰腺内分泌器官,因此这种人工脏器应以"人工胰岛"命名更为确切,但目前国际上仍普遍沿用"人工胰腺"这样的传统命名。

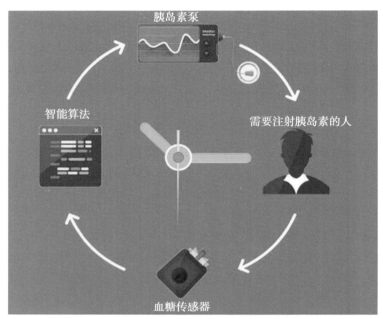

图 2-1-2　人工胰腺概念图

图源:国际糖尿病

随着电子科技的发展,人工胰腺装置日趋走向成熟,有望成为强化血糖控制的新方案。根据胰岛的生理学功能,便可预知人工胰腺的概念,那就是人工替代胰腺内分泌功能从而把血糖控制在生理范围以内的装置。人工胰腺由 3 个基本部分组成:①连续血糖测定装置:血糖变化的传感器。②胰岛素需要量计算装置:根据血糖测定值计算出适当胰岛素输注量的计算机系统。③根据计算机指令进行输注的装置:胰岛素(或其他激素)的贮存器和输注泵。

人工胰腺能够在检测到患者血糖低时减少或停止胰岛素输注,或在系统检测到患者血糖水平高且未输入胰岛素时增加胰岛素的输注。血糖传感器包含一根埋入腹部皮下的导线,可测量组织液中的葡萄糖值。葡萄糖值无线传输到胰岛素泵,并与屏幕上的葡萄糖走势、警报值等一起显示。胰岛素泵通过输注装置输送指定剂量的胰岛素,胰岛素泵可以根据数学方程或结合来自动态血糖监测系统(continuous glucose monitoring system,CGMS)信息的算法自动调节胰岛素的输注剂量。

开环系统:"开环"系统由动态血糖监测系统与持续皮下胰岛素输注(continuous subcutaneous insulin infusion,CSII)系统组合而成,这二者又被称为"双 C 组合"。由于 CGMS 与 CSII 之间缺少了可以自动调节胰岛素输注速率的环节,并不能实现胰岛素输注速率的自动调节,需要进行人为调节。因此"开环"胰岛素泵系统还不能被称为真正的人工胰腺,而仅仅是形成人工胰腺的前提条件。控制算法装置的出现则弥补了开环系统的不足,让人工胰腺成为可能。

闭环胰岛素系统(人工胰腺):与开环系统相比,闭环胰岛素泵系统(即人工胰腺)最重要的进步是添加了控制算法这一组成部分,这使得闭环胰岛素泵系统可以接受 CGMS回报的血糖监测数据,并依据这些数据实时调节胰岛素的输注速率。CGMS、控制算法装置及 CSII 共同组成了"闭环"胰岛素泵输注系统。

控制算法装置能够对 CGMS 的数据进行处理和计算,实时调整胰岛素输注量和速度,模拟了胰腺中 β 细胞的作用,因此它又被称为"人工胰腺 β 细胞"。目前,用于人工胰腺的闭环算法主要包括模型预测控制、比例-积分-微分控制、模糊控制结合的方法以及其他方法等。

(三)胰岛细胞封装术

胰岛移植虽可以改善患者的胰岛素不足问题,但是供源不足,临床上无法大规模开展。干细胞技术的飞速发展、生物材料科学的进步使再生医学离临床转化越来越近,有望成为最有潜力的糖尿病替代治疗策略。

胰岛 β 细胞封装产品开发要点:临床上,将外源胰岛细胞经肝门静脉注入体内后,患者可以摆脱对外源胰岛素的依赖并可维持血糖稳态,但术后需长期服用免疫抑制剂。细胞封装技术可以先将外源性的胰岛细胞或干细胞分化的胰岛细胞置于具有免疫隔离屏障的封装设备后再植入体内,有望实现"一劳永逸"的治疗效果,无须后期使用免疫抑制剂。

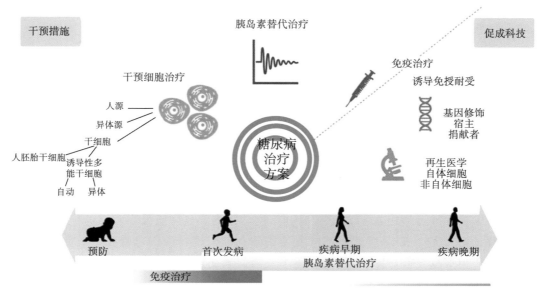

图 2-1-3　胰岛细胞封装术

图源:SENIOR PA,PETTUS JH. Stem cell therapies for Type 1 diabetes:Current status and proposed road map to guide successful clinical trials. Diabet Med,2019,36(3):297-307.

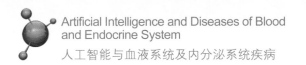
不论胰岛细胞替代,还是人工胰腺,或许都是更好治疗 1 型糖尿病的有效策略,然而都无法实现治愈。免疫调节和基因编辑可以改善胰岛细胞替代的结果,或者降低 1 型糖尿病的发病。很多临床医生不熟悉多能干细胞向胰腺 β 细胞分化的策略,也不太确定多能干细胞治疗的安全性和有效性,他们认为多能干细胞衍生的胰腺 β 细胞治疗糖尿病属于科幻小说的范畴。胰岛 β 细胞封装技术的发展,使得 1 型糖尿病患者有希望获得治愈后的新生。封装型胰岛 β 细胞产品有如下开发要点。

1.移植部位的选择

胰岛移植最佳部位选择的原则是实用性。动物模型中的胰岛植入部位并不总是适合人类。例如,小鼠研究通常首选肾包膜,显然这是不适用于人类的。尽管将胰岛移植到肝脏中在临床上也是成功的,但存在出血或门静脉血栓形成的风险,同时免疫抑制较强,因此也不适用于人类。移植到皮下部位胰岛又不易存活。目前,大网膜是在临床环境中胰岛移植的最佳部位。与胰岛移植相比,封装型干细胞衍生的胰岛 β 细胞移植部位主要集中在皮下。因为无论是植入还是恢复,皮下都是一个便利位置,这个位置对于产品的安全性监测和疗效评估(如组织学评估)都很重要。

2.选择封装的理由

推荐临床使用封装干细胞产品的原因主要有两个:①封装可以起到免疫隔离作用。②封装是避免肿瘤发生可能性的一个关键要素。多能干细胞治疗中最严重的问题无疑是畸胎瘤的形成。在最初的临床前研究中,由于多能干细胞受到污染,畸胎瘤的形成是很常见的事。随着分化方案的完善和耐用封装设备的使用,这个问题似乎已经得到解决。在用于临床试验的胰腺祖细胞的分化细胞制剂中,没有发现残留的多能干(祖)细胞。

3.免疫隔离装置

封装设备可以提供一个很好的免疫保护屏障,可以防止胰岛细胞移植后的免疫排斥,还可以防止异体抗原的暴露,从而避免导致宿主致敏。未来实体器官移植的主要障碍可能是异体抗原。一般来说,封装能防止移植胰岛与宿主免疫细胞的直接相互作用,但并不能防止缺氧、细胞过度生长、细胞因子等对封装设备里细胞的伤害。

4.血管化

植入细胞与宿主之间的任何一种屏障都可能会带来功能上的问题。虽然未成熟的胰腺祖细胞似乎天生耐缺氧,但天然胰岛的血管化非常好,并且胰岛更适合生存于富氧环境。但如果不能突破免疫隔离屏障,细胞就不可能发生直接血管化。相反,将血管与封装设备紧密相连可形成血管化,将血管与细胞之间的距离降至最小可促进扩散。免疫隔离屏障还必须允许氧气、营养物质的有效扩散和代谢废物的快速清除。最重要的是,免疫屏障不但可以允许血糖快速扩散,还不能阻碍胰岛素的扩散及进入循环。毕竟,血管化对于满足成熟内分泌细胞的代谢需求是非常重要的。

5.生物相容性

所有用于临床的植入设备必须具有生物相容性。含有内分泌细胞的设备所要求的兼容性程度可能比导管、机械瓣膜等所要求的兼容性大一个数量级。移植后的异物反应可能会导致短期的临床问题,如发红、肿胀或血清瘤等,也可能会导致瘢痕组织,虽然不太可能对移植细胞产生功能性后果,但可能对移植进去的细胞产生一定程度的破坏作用。因此,过去可能被认为是"生物相容性"的材料,可能无法满足活体在设备内生存的需求。

有研究测试了封装设备(Encaptra)和胰腺内胚层祖细胞产品(PEC-01)的组合。两种尺寸的封装设备(En-250、En-20)已经被评估。当封装装置装载了 PEC-01 细胞时,这些细胞被称为 VC-01-250 和 VC-01-20,展示的封装设备很薄(与信用卡的厚度类似),是为了减少设备中细胞与沿设备表面形成的血管之间的扩散距离。

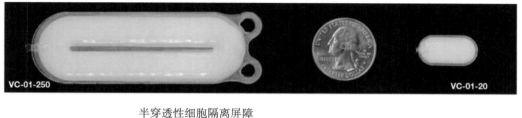

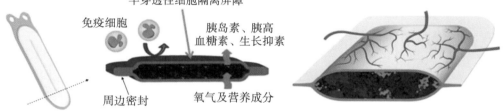

图 2-1-4　封装设备(Encaptra)和胰腺内胚层祖细胞产品(PEC-01)的组合

图源:SENIOR PA,PETTUS JH. Stem cell therapies for Type 1 diabetes:Current status and proposed road map to guide successful clinical trials[J]. Diabet Med,2019,36(3):297-307.

最初的试验使用了两种尺寸的设备,即具有容纳治疗剂量细胞的较大的"治疗性"设备(EN-01-250)和较小的"前哨"设备(EN-01-20)。少量的"前哨"设备(<10)可以每隔几周或几月被植入和移除,可作为追踪植入、血管化、细胞分化和细胞移植情况的一种手段。

初步临床试验的报告表明,测试的产品包含两部分,胰腺内胚层祖细胞和免疫隔离装置。临床试验发现该产品存在两个问题。首先,在移植的"前哨"设备中,显示存活细胞很少,甚至没有活细胞(不知道是否是早期缺氧的原因,因为移植的细胞显示附近有血管生成,供氧不足)。其次,该产品会引起强烈的细胞异物反应,极大地影响植入胰腺祖细胞的存活。相关公司陆续开发了不少胰岛 β 细胞封装产品,分别是 PEC-Encap、PEC-Direct 及 PEC-QT。前两者的核心都是 PEC-01 细胞,由人源胚胎干细胞定向分化的胰腺内胚层祖细胞,植入体内后慢慢分化成胰岛素分泌细胞,从而分泌胰岛素,调节患者血糖。2018 年 6 月,ViaCyte 公司发布了 PEC-Encap 针对 1 型糖尿病 1/2 期临床试验的两年数据,结果显示该产品安全且耐受性良好,可分化为胰岛素生成细胞。2019 年 10 月,ViaCyte 公司发布 PEC-Direct 针对 1 型糖尿病的初步疗效数据,当细胞被有效植入 1 型糖尿病患者体内后,可以分泌出胰岛素。

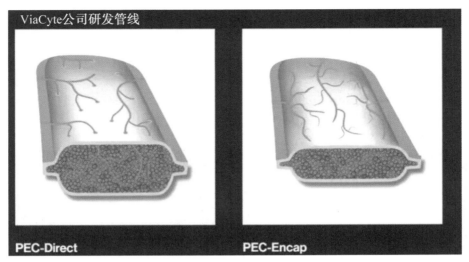

图 2-1-5　胰腺内胚层祖细胞和免疫隔离装置

图源：SENIOR PA，PETTUS JH. Stem cell therapies for Type 1 diabetes：Current status and proposed road map to guide successful clinical trials[J]. Diabet Med，2019，36(3)：297-307.

(四)糖尿病胰岛素注射技术

随着糖尿病治疗发展，注射类药物也有所增加。除传统胰岛素、胰岛素类似物和预混胰岛素外，GLP-1 类似物往往也需要注射应用。同时，应推荐糖尿病早期患者应用胰岛素类似物。但是，注射应用带来的给药不便捷性限制了胰岛素类似物的广泛应用。目前，国际上针对胰岛素类似物注射开展了大量研究，包括各种皮下注射技术、微针系统的改进等。2015 年，FITTER 国际专家小组(Fourth Injection Technique Workshop)召开工作组会议，推荐采用新一代注射方案。不过，目前的胰岛素注射技术仍有改进空间。

目前，皮下注射的局限性包括：①注射针的长度是统一的，有必要探讨儿童、成人及不同 BMI 人群所用的注射针长度是否需要有所不同。尤其对于儿童，注射针的长度与安全性直接相关。另外，注射针的最佳长度仍存争议。②注射部位的选择仍存争议。鉴于胰岛素的结构组成及吸收模式不同，其注射部位选择也应有所不同。此外，在同一部位连续注射会导致并发症的发生。因此，注射部位需要适当改变。③注射并发症。胰岛素注射时经常会发生注射渗漏，这可能会导致潜在感染、剂量不准确等问题。此外，皮下脂肪增生会影响胰岛素的吸收及血糖控制，故有必要针对皮下脂肪增生进行相关干预。

未来方向：①治疗监测一体化与自控性微针系统：一种名为无痛微针阵列贴片(智能胰岛素贴片)的葡萄糖反应性闭环胰岛素输注装置可准确模拟胰腺功能，该系统可实时检测血糖水平，在血糖水平升高时自动释放胰岛素，在血糖水平降低时自动停止输注胰岛素。微针阵列的平均直径仅为 118 nm，血糖反应囊泡由透明质酸(HS-HA)与 2-硝基咪唑(NI)共轭组成。此外，葡萄糖反应性胰岛素输注系统(GRIDS)与上述系统类似。二者均属于可自我调节的胰岛素输注系统，是非常有应用前景的药物输注系统。②注射针长度自动改变：目前越来越多的证据表明，长度小于 6 mm 的注射针更安全、有效，尤其是对于儿童。因此,研发更短、更薄的注射针有助于使胰岛素注射更方便,使患者更放松。但是,糖尿病患者在不同阶段需要改变注射部位。此外,鉴于年龄及 BMI 不同,患者所需注射针长度也要有所调整。因此,研发长度可自动改变的注射针有助于提高治疗的个体化。③对注射装置添加记忆功能。④应用新材料尤其是葡萄糖反应性材料、水溶性材料及其他纳米材料。

(五)糖尿病足新材料

1.脂质水胶寡糖敷料

国际糖尿病足工作组(International Working Group on the Diabetic Foot,IWGDF)在最新版《糖尿病足防治国际指南》中指出:对于曾用最佳标准治疗的难以愈合的未感染的神经性缺血性糖尿病足溃疡,推荐使用脂质水胶寡糖(TLC-NOSF)敷料来加速慢性创面愈合时间。脂质水胶寡糖敷料阻碍伤口愈合的关键因素为过量基质金属蛋白酶(MMPs)。研究显示,高水平 MMPs 与慢性伤口延迟愈合有关。MMPs 表达水平过高可破坏细胞外基质(extracellular matrix,ECM)的形成。脂质水胶寡糖敷料具有独家专利 TLC-NOSF 技术,NOSF(寡糖)是一种化合物,已证实可减少过量的 MMPs,从而减少其对 ECM 的降解。2018 年发表在《柳叶刀》(Lancet)上的一篇随机对照试验(randomized contraller trial,RCT)研究,共纳入 240 例(治疗组,$n=126$;对照组,$n=114$)未感染的神经缺血性糖尿病足溃疡患者[患者踝肱指数(ABI)<0.9 或趾肱指数(TBI)<0.7,脚趾压力>50 mmHg],予以脂质水胶寡糖敷料治疗 20 周。研究发现,硫糖铝钾敷料(脂质水胶寡糖敷料)治疗 20 周在促进创面愈合方面具有显著的优势,优势比为 2.60(95% CI 为 1.43~4.73),这提示与使用安慰剂敷料相比,使用脂质水胶寡糖有更快的愈合速度。

2.冷常压等离子体(cold atmospheric plasma,CAP)(见图 2-1-6)

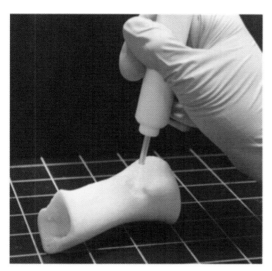
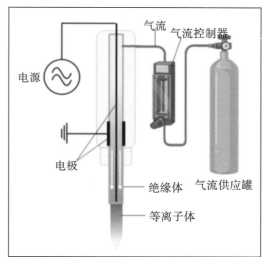

图 2-1-6　冷常压等离子体

图源:葛鑫,赵宝红.冷常压等离子体在口腔医学中的应用进展[J].中国实用口腔科杂志,2019,12(1):47-49+53.

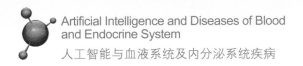

冷常压等离子体(CAP)属于等离子体的一种。等离子体是指基础气体在加热或强电磁场等条件作用下,形成的高度电离的气体云,气体云的外层电子获得巨大能量,摆脱原子核的束缚成为自由电子,原子核所带正电荷与电子所带负电荷总量相等,整体近似电中性,故称为等离子体。等离子体具有较多产物,包括电子、离子、原子及活性自由基等,均以气体状态存在,产物中的大量活性物质可使细菌、真菌、病毒及寄生虫失活。等离子体可通过在材料表面引入活性基团的方式,产生表面改性作用。等离子体分类方式较多:①按照产生的气压条件可分为三类,即高压等离子体、低压等离子体和常压等离子体,这三类等离子体是分别在高于、低于及等于大气压条件下产生的,在医学领域应用较多的是常压等离子体。②按照温度可分为两类,即高温等离子体和低温等离子体。高温等离子体是指温度为 108～109 K 且完全电离的等离子体,如恒星等离子体和热核聚变反应中的等离子体。低温等离子体是指温度为 103～105 K 的等离子体,在低温等离子体中,质量较大的离子和分子决定整体温度,质量较小的电子对整体温度影响较小。因此,尽管电子吸收能量更快、温度更高,等离子体的整体温度仍保持低温状态(接近室温)。低温等离子体根据产生方式的不同,又可分为热等离子体和冷等离子体两类。热等离子体在稠密高压(>0.1 MPa)条件下产生,温度为 103～105 K,如电弧、高频和燃烧等离子体等;冷等离子体在稀薄低压条件下产生,温度为 103～104 K,如辉光放电等离子体、电晕放电等离子体和介质阻挡放电(dielectric barrier discharge,DBD)等离子体等。随着科学技术的发展,CAP 装置逐渐简化,不再需要配备昂贵的真空系统,体积逐渐缩小,大气压、低温(接近室温)条件下产生的 CAP 应用增多。CAP 最初应用于空气及污水净化、医疗器械及活体组织的灭菌,现逐步应用于口腔材料表面改性、糖尿病足等领域。糖尿病足溃疡是糖尿病的一种常见并发症,需要专门的治疗。既往小样本系列病例报告表明,CAP有益于治疗伤口感染,促进愈合。然而,与标准护理疗法相比,CAP 对糖尿病足溃疡的伤口愈合的影响仍有待研究。近日,研究人员进行了一项前瞻性、随机、安慰剂对照、患者盲法的临床试验,旨在确定与标准护理疗法相比,CAP 是否能加速糖尿病足溃疡的伤口愈合。研究在 2 家诊所进行,2016 年 8 月 17 日至 2019 年 4 月 20 日招募了 45 名糖尿病足溃疡患者,随访至 2024 年 4 月 30 日。研究统计了患者的足溃疡数目,随机分组,患者分别接受标准护理治疗,8 次应用 CAP,或 8 次应用安慰剂治疗。主要终点是与治疗开始时相比,足溃疡伤口大小、临床感染和微生物量减少;次要终点是相关伤口缩小(>10%)的时间,感染的减少,患者的幸福感参数,以及治疗相关的不良事件。研究纳入的 45 名糖尿病患者的 65 个足溃疡伤口中,29 名患者的 33 个伤口被随机分配到 CAP,28 名患者的 32 个伤口被分配到安慰剂,最终评估包括 43 名患者的 62 个伤口(每组 31 个伤口)[平均(SD)年龄,68.5(9.1)岁]。CAP 组 4 名患者(共有 5 个伤口,占 CAP 组所有伤口的 16.1%),安慰剂组 3 名患者(共 4 个伤口,占安慰剂组所有伤口的 13%)是活跃的吸烟者。分析结果显示,无论是平均总面积减少量还是相关伤口面积减少的平均时间,CAP 治疗都显著提高伤口的愈合率。在感染和微生物量的减少方面,CAP 组和安慰剂组之间没有明显差异。治疗期间没有发生与治疗相关的不良事件,患者在治疗期间的感受相似。综上所述,该研究结果表明,在这项随机临床试验中,无论有无感染,CAP 疗法有益于加快慢性伤口的愈合。

※ *拓展阅读* ※

人工智能(AI)在当前糖尿病管理与预测中的应用

AI 其实是一个没有单一、明确定义的概念。虽然没有明确的定义,但在 AI 中存在强 AI 和弱 AI 概念之分,强 AI 是指一种高度通用的 AI,可以建立接近人类思维的"意识",利用适当的程序,做出全面的决策。

目前在医学中使用 AI 的主要方法可能是使用机器学习和深度学习作为分析工具来获得目标输出。例如,如果目标是根据皮肤成像确定患者是否患有糖尿病坏疽,我们将使用机器学习开发分类器,将选择图像或成像输入,将深度学习作为分析工具,并分类输出。

AI 可能是一种分析工具。因此,可以认为基于 AI 的分析只是传统统计方法的替代性分析,即线性回归或逻辑回归。在医学上,推理和预测都是常规统计和机器学习能实现的重要目标。然而,统计和机器学习中强调的方法和目标之间存在差异。统计强调通过推理为决策提供一个框架。相反,机器学习强调最大化预测性能。在统计学中,我们使用基于许多假设的手头数据估计理想人群的数据,并进行假设检验以评估组间的相关性或差异。在构建模型时,已经确定了模型变量(即风险因素)的候选因素。因此,统计强调得出合理结论的过程,如统计模型的有效性、各参数的准确估计等。

机器学习被用来最大限度地预测尚未被解答问题的答案。此外,即使模型变量很难用语言表达,也有可能通过将输入变量转换为模型变量来发现、生成和选择使输出最大化的特征。从这个意义上说,当特征的重要性较高时,其与统计过程中的风险因素具有相似的关系,但它们只是最大化预测的一个组成部分。有时,研究者会将机器学习与标记工作进行比较,因为它主要学习如何根据大量输入数据的特定算法判断标记,优化模型产生更好的输出,然后尽可能正确地标记新数据。

AI 在当前糖尿病管理中的应用

FDA 于 2012 年批准了首个基于 AI 的医疗器械——BodyGuardian,该器械是配有基于 AI 的心律失常检测算法的片状心电图。此后,包括 AI 在内的程序化医疗器械的法规在各个国家都取得了进展,包括中国、美国和日本等。得益于当前深度学习技术的显著发展和临床应用的进步,在过去几年中,美国和欧洲批准使用的基于 AI 的医疗器械的数量急剧增加。

目前,FDA 批准的使用 AI 或机器学习技术的医疗器械有数十种。在这些医疗器械中,大多数与放射学、心脏病学和肿瘤学相关,也有与糖尿病管理相关的医疗器械。截至 2020 年,日本已批准 12 种基于 AI 的医疗器械,但是它们都用于放射学和诊断成像相关的图像分析,并且没有此类医疗器械获批用于糖尿病护理。

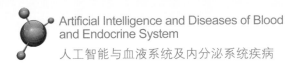

　　AI 在糖尿病诊治中的临床应用主要涉及 4 个领域：①视网膜自动筛查。②临床诊断支持。③患者自我管理。④危险分层。

　　自动视网膜筛查是一种 AI 技术，可根据眼底图像自动解释是否存在糖尿病视网膜病变，即糖尿病的重要并发症。例如，有的医疗器械无须结合眼科医生的专业判断即可诊断患者是否患有糖尿病视网膜病变。该类器械有助于糖尿病视网膜病变的筛查和诊断，尤其是在难以联系眼科医生的农村社区。

　　临床诊断支持，如有些 AI 技术的辅助设备可微调胰岛素剂量，而不仅仅是糖尿病诊断本身的支持系统。例如，Advisor Pro 可将动态血糖监测和自我血糖监测（self-monitoring of blood glucose，SMBG）获得的信息发送到云服务器上，利用 AI 确定并提出远程调整胰岛素剂量的必要性。然后，医生可以通过线上审查并通知患者。2020 年，有研究者进行了 AI 技术临床试验，108 例 1 型糖尿病患者被随机分配至使用 AI 系统接受胰岛素治疗的 AI 管理组或由糖尿病专家接受胰岛素治疗的手动管理组。结果证明，与专科人工管理组相比，AI 引导组的目标血糖浓度维持和低血糖发生率具有非劣效性。未来，在微调胰岛素治疗方面，基于 AI 的医疗器械取代糖尿病专家的情况会更多。

　　通过患者自我管理工具，AI 技术可解释其生物特征数据，并像糖尿病专家一样发出警报，以改善患者的血糖控制。Guardian Connect 系统就是具有此功能的 AI 系统。该系统基于 CGM，随附智能手机应用程序，并于 2018 年获得 FDA 认证。其特点是根据 CGM 数据，提前 1 h 利用 AI 预测低血糖发作，并提醒患者。根据产品数据，报警的准确度为 98.5％，仅在低血糖发作前 30 min 报警。在该系统中，AI 通过其生物特征数据向患者发出低血糖警报。然后，患者可以服用药物，如葡萄糖片剂，以预防低血糖和相关并发症。

　　AI 在糖尿病诊断和治疗中使用的第四个领域是预测和风险分层。这项技术最终将在极早期阶段通过对这些人实施医疗干预，减少糖尿病的发病率。迄今为止，在大型队列中使用已知糖尿病风险因素的统计创建了许多糖尿病发病预测模型。Abbasi 等人报道了 logistic 回归、Cox 比例风险模型或 Weibull 分布分析等统计模型预测 5～10 年内非糖尿病个体糖尿病发病的有用性。在本报告中的 C 指数，5～10 年内新发糖尿病预测的准确度为 0.74～0.94。尽管由于每个队列的基线特征不同，预测性能存在差异，但仅通过传统统计模型，该结果可能显示相对较高水平的预测性能。

　　然而，与传统统计模型相比，机器学习可能是一种有应用前景的工具，可以最大限度地提高预测性能。Zou 等人报道采用随机森林算法对住院患者新发 DM 预测的准确性在 0.81 左右。使用基于人群的队列或电子健康记录（electronic health record，EHR）的其他报告表明，就 AUC 而言，新发 DM 预测性能为 0.84～0.87。研究者还开发了一个基于机器学习的预测模型，使用梯度增强决策树方法来识别糖尿病发作前的糖尿病特征。研究一共招募了 2008～2018 年日本石川金泽市 139225 名参与者的 509153 份年度健康检查记录。其中，65505 例无 DM 的受试者被纳入分析，在研究期间确定了 4696 例新发糖尿病患者(7.2%)。研究者使用训练的模型预测未来糖尿病的发病率,AUC 和总体准确性分别为 0.71 和 94.9%。

其中一些研究比较了统计模型和机器学习模型之间的预测性能。然而,目前不能得出机器学习在预测特定人群新发糖尿病方面优于常规统计分析的结论。此外,可能会发生过度拟合问题。机器学习模型对于训练人群的预测准确性非常高,但对于目标人群,其准确性显著降低。尽管将机器学习模型用于临床实践预测新发 DM 仍存在缺陷,但更高效的机器学习模型和更多的数据作为组学数据库有可能解决这些问题,并进一步提高新发 DM 的准确性。

AI 旨在对大量知识数据做出准确和先进的预测。截至 2021 年,AI 最常用于机器学习和深度学习,随着计算机性能的急剧提高和计算资源的增加,AI 取得了重大进展。目前,许多研究利用机器学习来预测糖尿病的发病。然而,与结合风险因素的常规统计技术相比,这些机器学习方法在预测疾病发作方面并没有表现出优越的性能。尽管如此,在机器学习中的持续研究及其实际应用的发展将最大限度地提高 AI 的预测性能——使用大量有组织的数据和丰富的计算资源,并显著提高糖尿病疾病诊断、预防和治疗的预测准确性。

参考文献

[1]中华医学会糖尿病学分会.中国 2 型糖尿病防治指南(2020 年版)[J].国际内分泌代谢杂志,2021,41(5):482-548.

[2]王琛,高洪伟,洪天配.人工胰腺的研究新进展[J].中国医学前沿杂志(电子版),2014,6(1):4-8.

[3]American Diabetes Association. Classification and Diagnosis of Diabetes: Standards of Medical Care in Diabetes-2020[J]. Diabetes Care,2020,43(Suppl 1):S14-S31.

[4]BOUGHTON C K,HOVORKA R. New closed-loop insulin systems[J]. Diabetologia,2021,64(5):1007-1015.

[5]SCHAPER N C,VAN NETTEN J J,APELQVIST J,et al. Practical Guidelines on the prevention and management of diabetic foot disease (IWGDF 2019 update)[J]. Diabetes Metab Res Rev,2020,36(Suppl 1):e3266.

[6]SENIOR P A,PETTUS J H. Stem cell therapies for Type 1 diabetes:Current status and proposed road map to guide successful clinical trials[J]. Diabet Med,2019,36(3):297-307.

（侯新国　闫飞）

第二章 糖尿病视网膜病变

学习目的

1.了解糖尿病视网膜病变的病理生理变化。

2.掌握糖尿病视网膜病变的诊断及分级。

3.掌握各级糖尿病视网膜病变的眼底图像特点。

4.熟悉糖尿病视网膜病变相关医工结合的现状及进展。

案例

患者女性,65 岁,糖尿病病史 15 年,现因为"发现血糖升高 15 年,左眼视物不清 1 周"到医院内分泌科住院治疗。

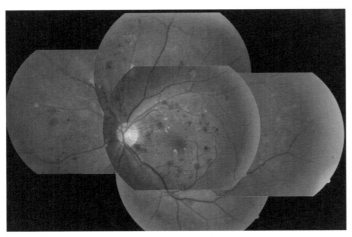

图 2-2-1　眼底照相(左侧)

目前情况:患者于 15 年前单位健康查体时发现血糖升高,无多饮、多尿、多食、消瘦等不适,无视物模糊,至当地医院就诊,诊断为"2 型糖尿病",医生给予饮食、运动指导,并给予二甲双胍、格列美脲口服治疗,平素监测血糖控制较好,空腹血糖可控制在 7 mmol/L 以下。近 1 周,开始出现左眼视物模糊,至当地医院就诊,行眼底照相检查,发现左眼存在眼底出血,当地医生建议给予眼底激光光凝治疗,患者考虑后决定至上级医院就诊。

辅助检查:眼底照相检查提示存在视网膜出血(左眼)(见图 2-2-1)。

入院诊断:2 型糖尿病;糖尿病视网膜病变(非增殖期)。

　　患者入院后,进行了双眼视力检查(右眼为 5.0;左眼为 4.2),并进一步完善了眼底照相及荧光素眼底血管造影(fluorescence fundus angiography,FFA)检查,发现左眼除了视网膜出血外,还有微血管异常(见图 2-2-2),考虑患者存在重度的非增殖型糖尿病视网膜病变,请眼科会诊后,决定给予眼底激光光凝治疗。激光光凝术后,患者的左眼视力明显改善,测左眼视力为 4.8。术后第 2 天出院回家,1 个月后复查视力,基本恢复到术前水平,患者对这次治疗非常满意。

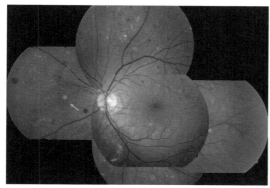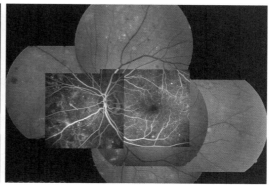

图 2-2-2　眼底照相与荧光素眼底血管造影

　　医工结合点:①各级糖尿病视网膜病变的眼底图像及 FFA 图像特点不同,而不同的医生因医疗水平差异,会导致疾病的诊断和病情评估存在差异,如何利用这些图像特点进行深度学习,从而实现糖尿病视网膜病变的 AI 识别,有助于糖尿病视网膜病变诊断的标准化。②激光光凝治疗是糖尿病视网膜病变的重要治疗手段之一,了解激光治疗糖尿病视网膜病变的原理,开发新的激光治疗方式,或对激光治疗参数进行改良,提高激光治疗效果,是 AI 视网膜病变识别的医工结合点。

思考题

1.如何实现糖尿病视网膜病变检查图像的 AI 识别?

2.如何开发新的激光治疗方式?

案例解析

一、疾病概述

(一)定义和病理生理

　　糖尿病视网膜病变(diabetic retinopathy,DR)是糖尿病严重的微血管并发症之一,其主要特征是视网膜屏障破坏所致的微血管瘤、硬性渗出物和出血等。

　　目前,研究者一般认为糖尿病视网膜病变是长期高血糖造成血管内皮损伤,包括毛

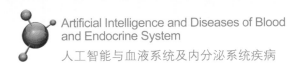

细血管周细胞变性、减少、消失引起微血管瘤形成和血-视网膜屏障的功能破坏,毛细血管通透性增加,血液成分如血细胞、脂类物质渗漏到组织间,形成视网膜出血和硬性渗出。血管基底膜增厚,毛细血管内皮细胞损伤,血管闭塞,导致视网膜缺血性改变,视网膜毛细血管网逐渐消失,出现视网膜神经纤维层缺血梗塞形成的棉绒斑。这种缺血性改变进一步激活一些促血管增生的因子,如 VEGF 释放,促进视网膜、视乳头、虹膜睫状体新生血管的生成。因为糖尿病所引起的全身代谢干扰,导致视网膜组织的缺血缺氧,视网膜病变随组织缺血缺氧的加重而加重,最终导致牵拉性视网膜脱离。

(二)流行病学

既往研究表明,DR 的发病率和患病率受地区经济发展差异和种族的影响,且 2 型糖尿病患者的 DR 终身患病率远低于 1 型糖尿病患者。一项纳入全球 35 项研究、22896 例糖尿病患者的荟萃分析表明,全球有超过 9300 万例患者患有 DR,其中 1700 万例患者患有增殖性 DR(proliferative DR,PDR),2800 万例患者患有威胁视力的 DR(vision threatening DR,VTDR)。我国的流行病调查显示,DR 与 PDR 在中国糖尿病罹患人群中的发病率分别为 23.0% 和 2.83%。随着早期筛查手段的普及和血糖控制方案的进步,发达国家的 DR 发病率在 1980~2008 年有了较为明显的下降,糖尿病患者由非 PDR(non-PDR,NPDR)进展为 PDR 的速度也有所减缓。但我国的 DR 筛查工作起步晚,加之糖尿病患者基数大,短期内 DR 的发病率仍可能呈上升趋势。

二、疾病预防、诊断、治疗、康复

(一)预防

根据是否可干预,DR 的危险因素可分为两类。可干预的危险因素主要包括高血糖、高血压、血脂异常等代谢因素;不可干预的危险因素主要指糖尿病病程、种族、青春发育和妊娠。在可干预因素中,血糖控制是 DR 发生和进展最主要的预测因子。尽管血压和血脂异常的作用已经在分子水平得到阐明,但各流行病学研究的结论尚不完全一致。总体来说,大多数随机对照试验(randomized controlled trial,RCT)支持高血脂和高血压是 DR 的危险因素。值得一提的是,对于血脂谱的研究表明,新型脂质谱成分载脂蛋白(apolipoprotein,apo)A 和 apoB 对 DR 的预测价值可能比低密度脂蛋白(low density lipoprotein,LDL)或高密度脂蛋白(high density lipoprotein,HDL)等更大。其他可能的危险因素还包括贫血、肥胖、睡眠通气障碍等。

事实上,对 DR 而言,糖尿病病程是比 HbA1c 水平更重要的危险因素,有 20 年以上糖尿病病程的患者几乎有一半可能会罹患 DR。尽管该比例随着降糖手段的进步略有下降,但长病程仍是 DR 的首要风险。因此,对于长病程或是无法确定具体病程的糖尿病患者(尤其是 2 型糖尿病患者),预防 DR 尤为重要。研究表明,与白种人相比,亚裔和非裔糖尿病患者发生 DR 的风险更大,这提示我国糖尿病患者可能更需要严密监测 DR。青春期及妊娠可能导致体内一系列代谢通路的变化,并加速 DR 的发生、发展,因此,在青春期和孕期要加强对糖尿病患者的眼底筛查工作。通过对糖尿病患者及其家属进行健康教育,使其能够掌握 DR 危险因素相关知识,鼓励患者坚持健康的生活方式,遵循有效的随访计划,进而达到 DR 的早期预防。

(二)诊断

糖尿病患者的初步检查包括成人医学眼综合评估的所有检查,包括既往史、体格检查、辅助检查等,特别是与 DR 相关的检查。检眼镜检查、眼底照相、光学相干断层扫描(optical coherence tomography,OCT)、荧光素眼底血管造影(fluorescence fundus angiography,FFA)仍是目前 DR 诊断的主要检查技术。除此之外,视网膜电图(electroretinogram,ERG)、光学相干断层扫描血管成像(optical coherence tomography angiography,OCTA)、超广角荧光素眼底血管造影(ultra-widefield fluorescein angiography,UWFA)也逐渐在临床得到应用。

1.DR 的评估

(1)既往史:初诊应考虑血糖控制情况、糖尿病持续时间,是否用药,是否有肥胖、高血压、高血脂,是否有神经疾病及妊娠病史,是否有眼部病史(如创伤、其他眼疾,眼部注射、手术等,包括视网膜激光治疗及屈光手术)。

(2)眼睛检查:包括视力,裂隙灯检查,眼压,房角镜检查,周边视网膜及玻璃体等检查。

(3)眼底照相:是一种可重复使用的检测 DR 的技术,眼底照相也可用于记录糖尿病的严重程度。

(4)OCT 检查:OCT 为玻璃体视网膜界面、神经感觉视网膜和视网膜下间隙提供高分辨率成像。OCT 可用于量化糖尿病黄斑水肿患者的视网膜厚度,监测黄斑水肿,识别玻璃体黄斑牵引力,以及检测其他形式的黄斑疾病。

(5)FFA 检查:FFA 可以确定黄斑毛细血管有无灌注,在中心凹甚至整个黄斑区,作为对治疗无效的视力丧失的解释。FFA 也可以发现未经治疗的视网膜毛细血管无灌注区域,这可以解释先前的散光激光手术后视网膜或视盘新生血管持续存在的原因。FFA 仍然是一个有价值的工具,为诊断和治疗 DR 患者的医师提供了依据,但是眼科医师必须了解 FFA 过程的风险,因为可能会发生严重的并发症,包括死亡(20 万人中可能有 1 人会发生),每个血管造影设备都应有一个紧急护理计划和明确的方案,将风险降到最低,并管理并发症。荧光素染料可以穿过胎盘进入胎儿循环,但荧光素的有害影响、染色对胎儿的影响还没有文献记载。

(6)超声检查:是一种非常有价值的诊断工具,可以评估视网膜在玻璃体出血或其他介质混浊时的状态。B超检查可能有助于明确玻璃体视网膜牵拉的程度和严重程度,尤其是对糖尿病眼黄斑的牵拉。目前,在屈光介质透明的情况下,超声是 OCT 检测的辅助手段。

2.DR 的分级

(1)正常的眼底图如图 2-2-3 所示,包括视神经盘、黄斑及中央凹。

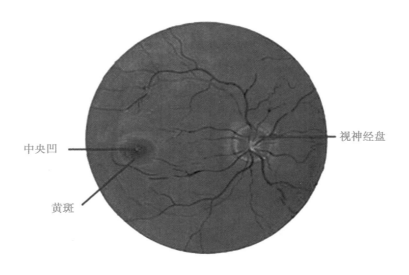

图 2-2-3　眼底镜所见(右侧)

(2)糖尿病视网膜病变分级标准见表 2-2-1。

表 2-2-1　糖尿病视网膜病变分级标准

病变类型	散瞳眼底检查所见
无明显视网膜病变	无异常
非增殖型糖尿病视网膜病变(NPDR)	
轻度	仅有微动脉瘤(见图 2-2-4)
中度	不仅存在微动脉瘤,还存在轻于重度非增殖型糖尿病视网膜病变的表现(见图 2-2-5)
重度	出现以下任何 1 个表现,但尚无增殖型糖尿病视网膜病变:①4 个象限中均有多于 20 处视网膜内出血(见图 2-2-6A);②在 2 个以上象限有静脉串珠样改变(见图 2-2-6B);③在 1 个以上象限有显著的视网膜内微血管异常(见图 2-2-6C)
增殖型糖尿病视网膜病变(PDR)	出现以下 1 种或多种体征:视网膜前出血(见图 2-2-7A)、新生血管形成(见图 2-2-7B)或玻璃体积血

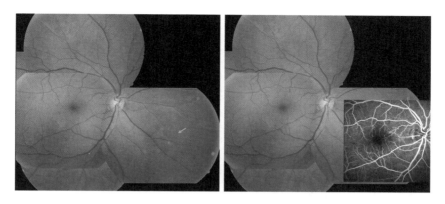

图 2-2-4 轻度非增殖型糖尿病视网膜病变

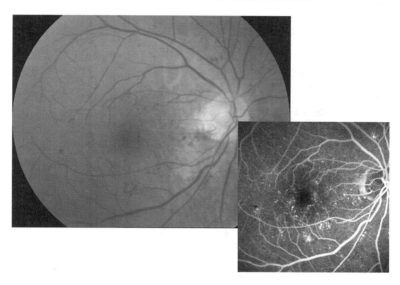

图 2-2-5 中度非增殖型糖尿病视网膜病变

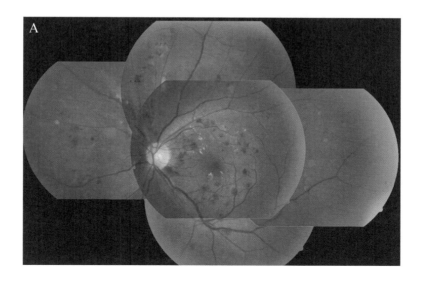

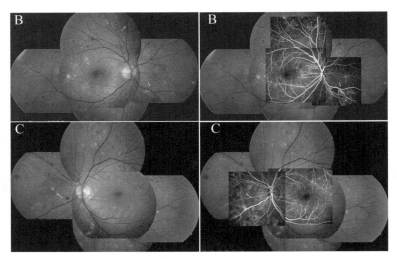

图 2-2-6　重度非增殖型糖尿病视网膜病变

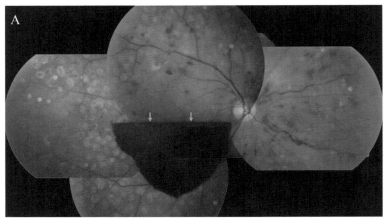

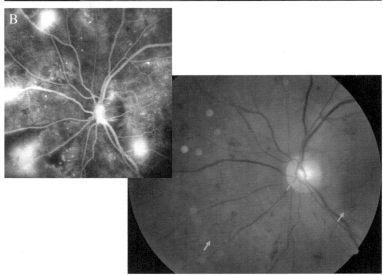

图 2-2-7　增殖型糖尿病视网膜病变

（3）糖尿病黄斑水肿（diabetic macular edema，DME）分级标准见表 2-2-2。

表 2-2-2　糖尿病黄斑水肿分级标准

病变严重程度	眼底检查所见
无明显糖尿病黄斑水肿	后极部无明显视网膜增厚或硬性渗出（见图 2-2-8）
有明显糖尿病黄斑水肿	后极部有明显视网膜增厚或硬性渗出
轻度	后极部存在部分视网膜增厚或硬性渗出，但远离黄斑中心（见图 2-2-9）
中度	视网膜增厚或硬性渗出接近黄斑，但未涉及黄斑中心（见图 2-2-10）
重度	视网膜增厚或硬性渗出涉及黄斑中心（见图 2-2-11）

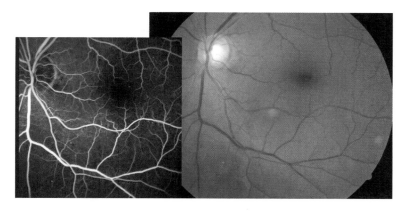

图 2-2-8　无明显糖尿病黄斑水肿

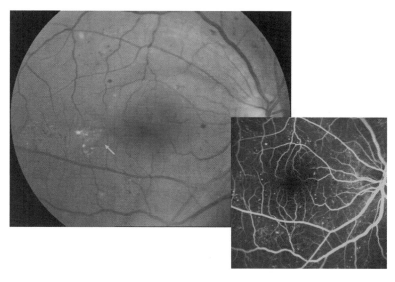

图 2-2-9　轻度糖尿病黄斑水肿

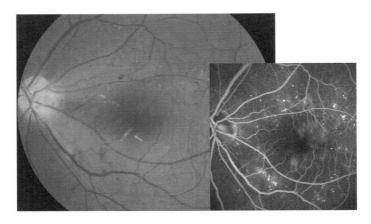

图 2-2-10　中度糖尿病黄斑水肿

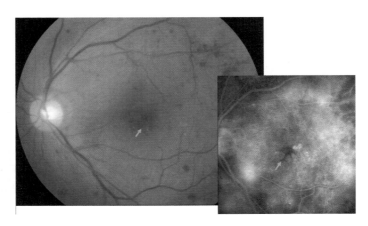

图 2-2-11　重度糖尿病黄斑水肿

（三）治疗

1.DR 的内科治疗

（1）血糖、血压和血脂的良好控制可预防或延缓 DR 的进展。

（2）非诺贝特可减缓 DR 进展,减少激光治疗需求。

（3）在控制代谢异常和干预危险因素的基础上,可进行轻中度 NPDR 患者的内科辅助治疗和随访。这些辅助治疗的循证医学证据尚不多。目前常用的辅助治疗包括:①应用抗氧化、改善微循环类药物,如羟苯磺酸钙;②活血化瘀类中成药,如复方丹参、芪明颗粒和血栓通胶囊等。

2.眼科治疗

（1）视网膜激光光凝治疗:对于重度 NPDR 患者,需行全视网膜激光光凝(pan-retinal laser photocoagulation,PRP)治疗。PRP 有助于控制 NPDR 进一步进展为 PDR,而对于早期 PDR 患者,尤其是高危 PDR 患者,应尽快行 PRP 治疗以防止病情进展。PRP 采用激光破坏视网膜缺氧区,降低视网膜外层耗氧量,改善内层视网膜供氧量,预防 VEGF 升高。首次进行 PRP 治疗的患者光斑总量为 1200～1500 点,分 3～4 次完成,每次间隔 4～7 天。PRP 治疗完成后,需定期复查眼底彩照和 FFA,必要时局部补充光凝。对于增生晚期和牵拉性视网膜脱离,建议行玻璃体切割手术治疗,术中行 PRP 治疗。NPDR 如合并有临床意义的 DME,可进行黄斑局部光凝,但在眼内抗 VEGF 注射和眼内缓释糖皮质激素注射治疗广泛应用后,黄斑局部光凝治疗因有视功能损伤不良反应而退居至次要地位。

(2)眼内抗 VEGF 注射治疗 DR 是眼底病药物治疗领域具有里程碑意义的事件,在 DR 的治疗中发挥重要作用。

1)治疗 DME:眼内抗 VEGF 注射是目前 DME 的首选治疗方法。多项研究显示,眼内抗 VEGF 注射能显著提高 DME 患眼视力,降低黄斑中心凹视网膜厚度。由于黄斑水肿的慢性复发病程和抗 VEGF 药物在眼内的代谢,目前多推荐起始每月于玻璃体腔注射抗 VEGF 药物 1 次,连续 3 个月后,根据患者视力及 OCT 等检查随访结果进行按需治疗,即"3+PRN",这是较为合理且有效的 DME 治疗方案。

2)辅助 PRP 治疗 PDR:对于高危 PDR,建议先使用抗 VEGF 使新生血管退缩,在药物作用有效期内完成 PRP。Figueira 等在高危 PDR 患者 1 年内的随访治疗研究中发现,玻璃体腔注射雷珠单抗联合全视网膜激光光凝治疗比单独行全视网膜激光光凝治疗对高危 PDR 患者视网膜新生血管消退更有效。同时,也能够在一定程度上减少 PRP 术后 DME 的发生。对于全身状况较差者,因角膜病变、白内障、玻璃体积血而遮挡部分视网膜的患者,以及因缺乏相应设备无法进行 PRP 治疗的患者,可先采用抗 VEGF 疗法稳定病情,再择机进行 PRP。

3)治疗新生血管性青光眼:既往新生血管性青光眼(neovascular glaucoma,NVG)被认为是 DR 发展到终末期的征兆。而眼内抗 VEGF 药物的出现,使逆转 DR 病情成为可能。在 NVG 发生早期,PRP 可使虹膜或房角新生血管退缩,从而抑制眼压升高。但是,部分患者在 PRP 分次治疗过程中,可能会出现 NVG 持续进展和眼压急剧升高。抗 VEGF 疗法能够使新生血管在几天内快速退缩,为后续的 PRP 治疗提供便利。对于降眼压药物无法控制的青光眼期 NVG,抗 VEGF 治疗可使新生血管退缩,有效降低抗青光眼手术的术中出血,提高手术成功率,为完成 PRP、逆转 DR 创造条件。

4)局部糖皮质激素眼内注射治疗:曲安奈德、地塞米松缓释玻璃体植入剂对 DME 治疗有一定疗效,但可能引起白内障、高眼压、眼内炎等不良反应。有研究表明,与单纯 PPV 相比,玻璃体腔注射曲安奈德联合 PPV 更有助于减轻 PDR 玻璃体积血患者术后的炎性反应。严格控制血糖是糖尿病治疗的核心原则,也是预防糖尿病视网膜病变及其他并发症的根本措施。加强患者宣教,争取早防早治,有利于改善本病预后。

5)玻璃体切除手术:PDR 进展到玻璃体积血无法吸收,纤维血管膜形成合并局部牵拉性视网膜脱离时,需行玻璃体切割术(pars plana vitrectomy,PPV),术中根据具体情况完成或补充 PRP 治疗。近年来,PPV 术前玻璃体腔内注射抗 VEGF 药物已被证实可改善 PDR 的治疗效果,使视网膜新生血管退化,并降低围手术期出血的可能性。相关研究表明,玻璃体腔注射抗 VEGF 药物也会导致视网膜纤维血管收缩,从而加重牵拉性视网

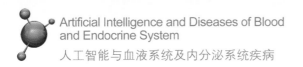
膜脱离,使术中分离组织更加困难。因此,在玻璃体切除手术前 3～7 天注射 VEGF 药物是比较恰当的选择。

(四)康复

对于 DR 患者,除控制危险因素外,还需定期进行随访。轻度 NPDR 患者每年随访 1 次,中度 NPDR 患者每 3～6 个月随访 1 次;重度 NPDR 患者每 3 个月随访 1 次。对于有临床意义的黄斑水肿,应每 3 个月进行复查。

三、医工交叉应用的展望

(一)人工智能和自动筛选系统的应用

当前 DR 的诊断耗时耗力,主要依靠临床医师的人工检查和评估视网膜功能的一系列特殊检查。传统诊断方法不仅对仪器设备有很高的要求,并且在很大程度上依赖于临床医师个人的经验和专业知识。随着 DR 患者人数的不断增加,传统诊断方法的不足会愈加明显。而人工智能(AI)方兴未艾,无疑为这个问题提供了一个新的解决思路。

AI 以大数据和深度学习为基础,通过观察生物信息库内大量健康人和患者的眼底图像,提取、标记并学习其特征,进而对评价样本给出诊断意见。随着神经网络技术的不断进步,AI 读取、诊断 DR 的能力已经从最开始的二分类(即正常、异常)算法逐渐发展到标准的五分类算法。目前,五分类算法在谷歌团队的开发下已经开始涉及 3D 成像领域,以期未来在诊断的精度上能更加完善。同时,研究表明 AI 影像分析系统诊断 DR 的可靠性在"真实世界"中也得到了验证。考虑到 AI 辅助诊断 DR 的卫生经济学效益,FDA 已经批准了首个 AI 辅助 DR 自动筛查系统"IDx-DR"上市,这预示着在不久的将来,AI 可能成为 DR 眼底筛查的新方向。

当然,AI 并不是万能的。在当前阶段,AI 主要通过大量信息输入来学习 DR 的深度特征从而作出诊断。这会带来两方面问题:其一,大部分 AI 算法是不需要参考其他眼科学生物标志物的水平和患者病史的,这难免会与个体化的人工诊断出现偏差;其二,AI 的固有缺陷——"黑匣子效应"(即 AI 处理数据的过程是研究者不可见的)也不可避免地会对诊断的可信度造成一定影响。因此,AI 在 DR 诊断领域的普及,仍任重而道远。

※ **拓展阅读** ※

基于眼底图像的糖尿病视网膜病变智能诊断的原理

一、背景介绍

目前,DR 的临床诊断检查主要是首先通过免散瞳数码眼底相机拍摄患者的眼部,得到彩色的眼底视网膜图像,然后眼科医生对眼底图像中的信息进行判读分析从而评估患者的病情,最后给出病变诊断结果。然而,我国医疗资源匮乏,基层社区甚至没有眼底设备进行筛查。根据国家卫健委 2020 年发布的《中国眼健康白皮书》，目前全国有 4.48 万名眼科医生，平均 5 万人才有 1.6 名眼科医生，现有的医疗资源在很大程度上无法满足眼底检查的需求量，这意味着大量 DR 患者将无法尽早地了解到自身视网膜病变情况，导致不能得到及时的诊断和治疗，最终无法有效地控制病情，造成病变进一步恶化，从而造成视力不同程度的下降甚至失明。同时，传统的诊断方式中，眼科医生主要凭借个人知识和诊断经验对眼底图像进行判读分级。因此，诊断结果在很大程度上取决于医生自身水平和诊治经验，并且缺乏数字化的诊断依据，从而导致经常发生误诊和漏诊现象。

近年来，随着人们对医学图像处理的需求不断提高，传统的依靠医生经验来分析图像的方法已经很难满足人们日益增长的需求。随着计算机视觉和模式识别技术的不断发展，医学图像处理逐渐被广泛应用于病灶分割、疾病诊断等领域，通过计算机技术可以快速准确地自动分析与处理大量图像数据，从而大大减轻医生的工作量，同时为医生和患者提供了客观的数字化诊断依据。在利用计算机对糖尿病患者的眼底图像进行处理的过程中，通过结合已有的图像处理、机器学习等方法进行筛查和诊断，提高了 DR 诊断效率和准确率。该技术可以用于大范围的眼底早期筛查，具有较大的社会效益和研究意义。DR 诊断问题属于多学科交叉领域，涉及医学图像处理、模式识别和特征提取等相关技术。深度学习方法是当前计算机领域的研究热点，为实现医学影像的自动分析及辅助医生实现疾病的高精度智能诊断提供了新的契机。基于深度学习的 DR 诊断与分析通过输入大量专家标注的眼底图像数据进行训练，能够自动挖掘图像中的抽象特征，从而帮助医生提高工作效率，减轻工作量，辅助决策分析，使患者能够得到及时的诊治，具有重要的研究价值和实际意义。

二、原理介绍

由于视网膜中的视盘、黄斑、血管等形态结构变化与青光眼、黄斑病变、糖尿病、高血压等人体各系统疾病存在着密切联系，因此眼底图像在疾病诊断中起着非常重要的作用。国外研究者很早就开始探索如何利用医学图像处理技术进行眼底病变的辅助诊断。DR 诊断的关键是精确地提取出病灶特征，然后综合病灶的类型和数量来进行疾病的分类，其中主要的挑战包括：①眼底图像标注样本少，由于眼底图像需要具有专业知识的眼科医生进行标注，而医生数量有限，标注样本费时费力，特别是针对病变的眼底图像将病灶区域的像素点标记出来需要耗费大量的时间。②眼底图像质量较差，由于拍摄装置、拍摄环境的不同，获取的眼底图像存在曝光过度、失焦、模糊、光照不均、对比度低的问题，部分图像无法识别基本的生理结构，给后期的诊断带来较大困难。③不同类别样本分布极不均衡，医学数据中，大多数眼底图像为正常样本，病变图像较为稀少，不利于分类器的训练，导致神经网络陷入局部最优，影响分类精度。④DR 类别之间差别细微，主要是不同病程患者的病灶不同；同时，又由于医生拍摄的手法和环境条件不同，导致相同类别的差异较大，属于细粒度分类问题。⑤眼底图

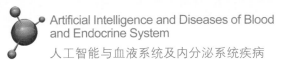

像结构复杂,病灶种类繁多,形态各异不规则,分布在图像各个区域,即使是同种类型的病灶,形态大小也相差较大,难以准确检测,特别是微动脉瘤十分微小,在对比度较低的眼底图像中容易被忽略。随着医学图像处理技术的逐渐完善与发展,已经有许多研究者对糖尿病视网膜病变眼底图像分类进行了广泛而深入的研究。目前,DR 诊断方法主要包括基于传统机器学习和基于深度学习的诊断方法。

基于传统机器学习的诊断方法主要是通过一系列图像预处理的方法分割出视网膜图像中的血管、视盘、病灶区域等,然后把人工设计的图像特征(如视网膜病变图像中病变区域的形状、颜色、亮度等)输入分类器,进行糖尿病视网膜病变的诊断,框架如图 2-2-12 所示。随着深度学习的发展,研究者逐渐将深度卷积神经网络应用于医学领域。基于深度学习的诊断方法主要通过将大量眼底图像输入卷积神经网络,根据标签值与预测值的误差进行反向传播,自动更新网络中的权重参数,实现端到端的分类(见图 2-2-13)。

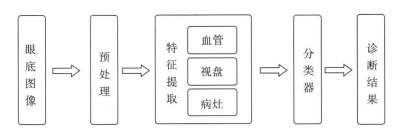

图 2-2-12　基于传统机器学习的诊断方法框架图

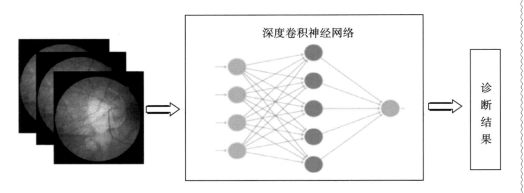

图 2-2-13　基于深度学习的诊断方法

目前,虽然糖尿病视网膜病变分类已有大量研究,但在临床上通用一个糖尿病视网膜病变自动诊断系统还存在一定的挑战。值得一提的是,我国国家标准化代谢性疾病管理中心(MMC 代谢中心)、上海交通大学医学院附属瑞金医院内分泌代谢科团队在《英国医学杂志》(*BMJ*)子刊发表了名为"Artificial Intelligence-enabled Screening for Diabetic Retinopathy: A Real-world, Multicenter and Prospective Study"的论文,研究证实了基于深度学习的人工智能算法在 DR 筛查中的潜在价值。此外,上海交通大学附属第六人民医院贾伟平院士团队也在《自然》(*Nature*)子刊发表了题为"A Deep Learning System for Detecting Diabetic Retinopathy Across the Disease Spectrum"的论文。该研究基于全球最大的眼底图像数据库,创新性研制迁移强化的多任务学习框架,构建了糖尿病视网膜病变辅助智能诊断系统——DeepDR,实现了对糖尿病视网膜病变从轻度到增殖期病变的全病程自动诊断。我们相信,随着对糖尿病视网膜病变病理生理变化的进一步理解和图像处理及学习技术的进一步发展,AI 对视网膜病变的识别将更加准确。

参考文献

[1]王辰,王建安.内科学[M].3 版.北京:人民卫生出版社,2015.

[2]葛坚,王宁利.眼科学[M].3 版.北京:人民卫生出版社,2015.

[3]王庭槐.生理学[M].9 版.北京:人民卫生出版社,2018.

[4]中华医学会糖尿病学分会.中国 2 型糖尿病防治指南(2020 年版)[J].中华糖尿病杂志,2021,13(4):315-409.

[5]闫莉,刘艳,周华,等.糖尿病视网膜病变的诊治进展[J].内科理论与实践,2019,14(3):149-153.

[6]邵毅,周琼.糖尿病视网膜病变诊治规范——2018 年美国眼科学会临床指南解读[J].眼科新进展,2019,39(6):501-506.

[7]ZHANG Y, SHI J, PENG Y, et al. Artificial intelligence-enabled screening for diabetic retinopathy: A real-world, multicenter and prospective study[J]. BMJ Open Diabetes Res Care,2020,8(1):e001596.

[8] DAI L, WU L, LI H, et al. A deep learning system for detecting diabetic retinopathy across the disease spectrum[J]. Nat Commun,2021,12(1):3242.

(王川)

第三章

甲状腺功能亢进症与格雷夫斯病

1.了解甲状腺功能亢进症与格雷夫斯病的定义、病因及发病机制。

2.熟悉甲状腺功能亢进症的临床表现和诊断方法。

3.熟悉甲状腺功能亢进症相关医工结合的现状及进展。

4.熟悉甲状腺功能亢进症的治疗方法。

临床案例

患者女性,56岁,平时待人温和,近半年出现烦躁易怒,心悸心慌,多食消瘦,来到医院就诊。

目前情况:患者半年前无明显诱因出现心悸、心慌,怕热,脾气急躁,伴随食欲亢进,消谷善饥,大便次数增加,体重下降等情况,眼球轻度突出,瞬目减少,颈前区出现轻度肿大,触之质软。甲状腺超声显示甲状腺弥漫对称性肿大,血管丰富。甲状腺右叶中部可见约 0.78 cm×0.66 cm 低回声结节,边界清晰。门诊诊断为"甲状腺功能亢进症"。

专科检查:心率110次/分,脉压增大,心尖区第一心音亢进,双手平伸细速震颤。

实验室检查:促甲状腺激素(TSH)小于 0.1 mU/L,血清游离三碘甲腺原氨酸(FT₃)、血清游离甲状腺激素(FT₄)均升高,促甲状腺受体抗体(TRAb)阳性。

诊断:甲状腺功能亢进、甲状腺结节。

该例患者诊断为甲状腺功能亢进,如何判断甲亢的进展,如何对患者甲亢的程度、预后以及干预强度进行预测,指导患者进行下一步治疗往往需要依靠医生的经验,对于已确诊甲亢的患者,究竟是选择药物、放射性碘还是手术治疗引导患者就诊,仍存在临床治疗选择上的判断差异。如何把相关的经验转化成科学的决策,利用人工智能预测一种可行的参考模式应是未来的研究方向。

医工结合点:在临床诊疗时,有许多甲亢患者因未及时了解病情而延误了最佳的治疗时间。为帮助患者及时检查自身病情,预防甲亢疾病恶化,针对甲亢疾病的病情发展进行预测研究就显得十分必要。目前,在甲状腺医学领域中,已有许多结合人工智能技术进行风险评估和病情预测的研究成果,但这些研究均未提供与模型对应的服务应用平台。其研究数据大多以超声图像、病理诊断和用药情况为主,往往忽略了血检指标对患者病情发展的影响,且模型大多基于线性回归和深度学习算法,不能对患者病情发展进行分类预测。针对上述问题,研究基于血检指标变化规律的甲亢分期预测及病情发展预测模型,并使用基于该模型的医疗服务原型系统进行研究便显得很有意义。超声检查是甲状腺结节诊断及评估最常用的手段,它具有经济、便利且相对易于推广的特点;然而,其对影像医师的水平要求较高,需要其具有丰富的经验,个体检查耗时长。生物医学工程领域的最新进展使医学图像分析成为最热门的研究和开发领域之一,计算机深度学习技术模仿人类大脑中由多层转换组成的深层体系结构,实现对超声图像的分割、特征学习和分类。

思考题

对于一名患有甲亢的患者,如何评估其药物疗效、复发风险,进而对患者下一步选择药物、碘-131 或手术治疗提出指导意见?

案例解析

一、疾病概述

(一)定义

甲状腺功能亢进症简称"甲亢",系多种病因引起的甲状腺功能增强、甲状腺激素分泌过多所致的临床综合征。其中格雷夫斯病(Graves' disease,GD)又称"毒性弥漫性甲状腺肿",是甲亢中最常见的一种临床综合征,属于自身免疫性疾病。由于甲状腺激素分泌过多,造成机体神经、消化、循环等系统兴奋性增高,代谢亢进。GD 还可伴有突眼、胫前黏液性水肿等。

(二)病因

甲亢的病因及发病机制目前尚未完全阐明,研究者认为与下列因素有关:①遗传因素。②自身免疫反应:GD 患者血清中可检出 TSH 受体抗体[TSAb、抑制性促甲状腺激素结合免疫球蛋白(TBII)],T 细胞亚群紊乱等。③环境因素等。

(三)临床表现

本病多发于青壮年女性,男女比例为 1:(4～6),多数起病较为缓慢。老年和小儿患者通常表现不典型。

1.T_3、T_4 分泌增多综合征

(1)高代谢综合征:怕热、多汗、低热,食欲亢进而体重减轻。

(2)中枢神经综合征:神经过敏、多言好动、紧张焦虑、烦躁易怒,失眠,双手平伸有细速震颤。

（3）心血管系统症状：①自觉心悸、胸闷气短。②体征：心动过速，多为窦性，常在100次/分以上；心尖部第一心音亢进；脉压差增大等。

（4）消化系统症状：①消谷善饥，消瘦。②因胃肠蠕动增快，大便次数增多。

（5）骨骼肌肉系统症状：多数患者有肌无力及肌肉萎缩，部分患者出现甲亢性周期性麻痹等。

2.甲状腺肿大

甲状腺肿大多呈不同程度的弥漫性、对称性蝶形肿大，质地柔软；可有甲状腺部位震颤或血管杂音，是诊断本病的重要体征。

3.眼征

（1）非浸润性突眼，又称"良性突眼"，突眼度小于 18 mm。

（2）浸润性突眼，又称"恶性突眼"，常有视力疲劳、异物感、怕光流泪、复视甚至视力减退。突眼度一般在 19 mm 以上。双眼突眼程度可不等。

二、疾病预防、诊断、治疗、康复

（一）预防

因病因尚不明确，预防上以避免精神刺激，不随意停药，预防和控制感染为主。

（二）诊断

1.临床表现

临床表现为高代谢症候群，即交感神经系统兴奋性增高、特征性的眼征等临床症状。

2.甲状腺功能实验

甲状腺功能实验包括实验室检查和超声检查。

（1）实验室检查：包括血清促甲状腺激素和甲状腺激素检查、血清总三碘甲腺原氨酸和甲状腺素检查、血清反三碘甲状腺原氨酸（rT3）检查、甲状腺自身抗体检查、甲状腺摄取碘-131 率检查等。

1）血清促甲状腺激素和甲状腺激素：一般来说，甲亢患者的 TSH 低于 0.1 mU/L，敏感 TSH（sTSH）是公认的诊断甲亢的首选指标，可应用于甲亢的筛查。FT_3 和 FT_4 升高。FT_3 正常值为 3～6 pmol/L、FT_4 正常值为 9～25 pmol/L，各实验室略有差异。FT_3、FT_4 能直接反映甲状腺功能状态，其敏感性和特异性均明显优于血清总三碘甲状腺原氨酸（TT_3）、血清总甲状腺素（TT_4）。

2）TT_3 和 TT_4：TT_3 正常值为 1.54～3.08 nmol/L（100～200 mg/dL），TT_4 正常值为 51.6～154.8 nmol/L（4～12 μg/dL）（CPBA 法），各实验室亦有差异。99.5％的 TT_3、99.95％的 TT_4 与血清中的球蛋白主要是甲状腺素结合蛋白（thyroxine binding protein，TBG）结合。故 T_3、T_4 与蛋白结合总量均受 TBG 的影响，分析结果时必须加以注意。TT_4 是判定甲状腺功能最基本的筛查指标。TT_3 为诊断甲亢较敏感的指标，是诊断 T_3 型甲亢的特异性指标。老年淡漠型甲亢、甲亢伴其他较严重的慢性疾病时 TT_3 可不高，应予注意。

3）血清 rT_3：rT_3 无生物活性，主要在外周组织由 T_4 转变而来。少数甲亢初期或复

发早期患者仅有 rT_3 升高可作为较敏感的指标,当患者严重营养不良或患某些较重的全身疾病时,可出现 TT_3 明显降低,rT_3 明显增高,为低 T_3 综合征(甲状腺功能正常的病态综合征)的主要指标。

4)甲状腺自身抗体:甲状腺刺激抗体是格雷夫斯病的致病性抗体,检出率高达 80%~95%。该抗体阳性的甲亢的病因为格雷夫斯病。如存在甲亢,TRAb 阳性可作为诊断格雷夫斯病愈后和抗甲状腺药物治疗停药的指标。

5)甲状腺摄碘-131 率:甲亢时摄取率增高,高峰提前,诊断的符合率可达 90%,但需注意下列事项:①患者缺碘或女性长期使用避孕药时摄取率亦可升高,但一般高峰不提前。②富含碘的食物、药物(包括中药)以及抗甲状腺药物等均可使之降低。③本法不能反映甲亢病情的严重程度与治疗中的病情变化。④孕妇与哺乳期的妇女禁用。

(2)超声检查:可见腺体成弥漫性或局灶性回声减低,回声减低处可见血流信号明显增加,呈"火海征"。

(三)治疗

1.一般治疗

(1)消除精神紧张和心理上的负担,避免情绪波动,可适当休息。

(2)饮食:"三高饮食",即高能量、高热量、高维生素等。

(3)对症和支持疗法,如神经交感兴奋、心动过速、失眠者可用艾司唑仑等镇静药物,过度消瘦者需补充营养液。

(4)低碘饮食。

(5)戒烟。

2.抗甲状腺药物治疗

(1)常用药物:主要有甲硫氧咪唑(MMI)和丙硫氧嘧啶(PTU),由于 PTU 有潜在的严重肝脏毒性,大多数甲亢患者的药物治疗首选 MMI,但妊娠的最初三个月禁用。

(2)作用机制:通过抑制过氧化酶活化,使无机碘氧化为活性碘,阻止甲状腺激素合成。PTU 还可抑制 T_4 在外周组织中转化为 T_3,且有轻度抑制免疫球蛋白生成,使 TSAb 下降的作用。

(3)适应证:①病情轻,甲状腺肿较轻者。②年龄在 20 岁以下,孕妇、年迈体弱者或合并严重心、肝、肾等病者,不宜手术。③术前准备。④甲状腺手术后复发而又不宜用碘-131 放疗者。⑤做碘-131 放疗前后的辅助治疗。

长期治疗中,如无严重不良反应,不能任意中断治疗,停药时甲状腺缩小及 TRAb 阴性者复发率低,反之则复发率高。

3.放射性碘治疗

由于甲状腺滤泡细胞摄取碘合成甲状腺激素,所以对人体摄入的碘元素有富集作用,而放射性碘-131 能放射 β 射线(占 99%)和 γ 射线(占 1%)。前者的有效射程仅有 0.5~2 mm,能选择性地破坏甲状腺腺泡上皮而不影响邻近组织,起到了类似于甲状腺次全切除的作用。

适应证:①成年格雷夫斯甲亢伴甲状腺肿大二度以上。②抗甲状腺药物(antithyroid

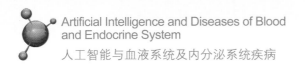

drug,ATD)治疗失败或过敏。③甲亢手术后复发。④甲状腺毒症、心脏病或甲亢伴其他病因的心脏病。⑤甲亢合并白细胞和（或）血小板减少或全细胞减少。⑥老年甲亢。⑦甲亢合并糖尿病。⑧毒性多结节性甲状腺肿。⑨自主功能性甲状腺结节合并甲亢。

4.手术治疗

适应证：①中、重度甲亢，长期治疗无效或停药后易复发，或对抗甲状腺药物有严重不良反应者。②甲状腺明显肿大伴有压迫症状者。③结节性甲状腺肿，伴功能亢进者。④胸骨或甲状腺肿，伴甲亢者。⑤不愿长期服药而盼迅速控制病情者。⑥疑与甲状腺癌并存者。⑦药物控制不良的儿童。⑧药物控制不佳的妊娠期患者，可在妊娠中期行手术治疗。

（四）康复

在治疗初期需要注意休息及补充营养物质，代谢水平恢复正常后仍要补充较多的蛋白质及维生素。

三、医工交叉应用的展望

（一）辅助诊断

人工智能技术与医疗大数据相结合的研究已在医疗领域中取得了大量的科研成果。人工智能技术能够帮助人们更早、更准确地获知潜在的风险，与此同时，医疗大数据也为人工智能技术的应用提供了良好的基础和平台。使用人工智能技术对医疗大数据进行分析，不仅可以实现病例共享、疾病预测、药物诊疗预测和个体化精确治疗等服务，同时也能够提高疾病预防、临床诊断、药物安全使用的有效性，进而推动医疗技术快速发展。目前，在医疗领域中虽已出现许多疾病预测算法及模型的研究成果，但少有使用预测模型辅助医生进行临床诊断的应用及工具，如果能够将预测模型应用到医疗服务系统及临床辅助诊疗系统中，将大大提高医院的就诊效率及医生诊断的准确性。

1.基因测序

格雷夫斯眼病是甲亢最常见的并发症之一，约有半数的甲亢患者会出现突眼症状，包括眼干、复视、眼睑水肿等，严重者会发生失明。目前，主要的临床诊断手段包括血清学甲状腺激素检测、临床表现和影像学检测，在临床确定诊断时往往已存在不可逆的损伤。因此，对该病的早期诊断和早期干预是研究者面临的重要挑战。由于甲亢突眼是一种不可逆性疾病，且临床上对突眼患者的治疗手段局限（激素冲击、手术、放疗），治疗效果较差，使该类患者的生命和生活质量受到极大影响。西安交通大学第一附属医院施秉银教授团队和西安交通大学电子与信息学部叶凯教授团队合作完成研究，通过对135例患者免疫组库测序和全面的生物信息学分析，证明甲亢患者外周血标本保留了甲状腺组织中的 TCR 信息，预示着突眼患者眼周病灶区域的 TCR 信息在其外周血中也会有表达。虽然外周血中 TCR 存在着病灶区域的线索，但如何从海量的外周血数据中找到能够表征突眼进展的 TCR 仍然是一个极大的挑战。经过大量的分析模拟及回归评估，终于将问题焦点锁定到 TCR VJ 家族的克隆扩增和其氨基酸序列的同源性和相似度上。在抗原持续刺激下，能够对抗原响应的 TCR 会朝着频率增大和序列同源性上升两个方面变化,这种现象在 VJ 家族层面表现得更为突出。研究者通过大量的数据模拟重现了这个现象,并在此基础上从甲亢和突眼的两个群体 TCR 数据中,找到了能够表征突眼病程的 VJ 家族数据集据,并据此通过经典的统计学方法构建了疾病进展预测模型。在随后长达一年的随访中,在 17 名预测为突眼的阳性患者中,有 12 名患者在随访期内出现眼睑肿胀和眼球突出等症状,经眼周 CT 检查后被诊断为突眼。最早发病时间为初患甲亢后 4 个月,最晚发病时间为初患甲亢后 10 个月,平均发病时间为 6.5 个月。这意味着在突眼的诊断上,此项 TCR 检测技术比目前临床上基于影像学的诊断平均提前 6.5 个月。这对甲亢突眼的早期干预和预后改善具有重要的意义。

此外,目前甲亢突眼发病机制不清且诊治方法有限,施秉银教授团队采用单细胞 RNA 测序技术来探究突眼的发病机制,以寻找新的诊断和治疗靶点。单细胞 RNA 测序即从单个细胞水平对基因组进行测序,把基因测序应用到单个细胞层面,对于识别细胞的类型、功能,特定细胞健康或状态的变化、变异至关重要。研究人员将未经治疗的甲亢和未进行激素冲击治疗的甲亢突眼患者的 CD4$^+$ T 细胞分选出来,并对其进行单细胞 RNA 测序。通过对单细胞 RNA 测序数据的 t-SNE 算法分析,发现甲亢和甲亢突眼患者的 CD4$^+$ T 细胞可分为六种细胞类型(CT)。其中,CT6 具有甲亢突眼特异性。通过对 CT6 进行进一步深入分析,研究者发现,相对于同样具有毒性但非突眼特异性的 CT5 而言,CT6 广泛表达 *KLRG 1*、*GZMB*、*PRF 1*、*CX 3CR 1*、*CCL 4*、*CCL 5* 和 *IFNG* 等基因,这说明 CT6 同时具有细胞毒性、炎性以及趋化性。通过 T 细胞受体测序,研究者发现,在甲亢突眼患者中,与初始 CD4$^+$ T 细胞相比,CD4$^+$ 细胞毒性 T 淋巴细胞(CTL)的多样性显著性降低,并发生明显的寡克隆扩增。另外,研究还发现,在甲亢突眼的自身抗原——促甲状腺激素受体 A 亚单位蛋白的刺激下,CD4$^+$ CTL 会明显激活,并且释放毒性分子。综上,CD4$^+$ CTL 在甲亢突眼的发病过程中起重要作用,并且具有显著克隆扩增以及促甲状腺激素受体特异性。

2.基于大数据的预测模型

随着信息化时代的到来,计算机技术的广泛应用使得医疗数据激增。而对相关数据的积累应用也帮助人们对疾病有了新的认识。2008 年谷歌公司便推出了基于某些搜索关键词来估测流感疫情的流感趋势产品(Google Flu Trends,GFT),将 5000 万搜索关键词与 1152 个数据点相匹配,成功预测了甲型 H1N1 流感在美国境内的传播。之后该公司又于 2013 年研发了一款名为 FluView 的软件用于采集流感流行地理信息。虽然事后也证实存在较大误差,但仍引领了未来发展的趋势。同样在国内,基于大数据的医疗分析也表现出了蓬勃生机。例如,齐鲁医院内分泌科与山东大学数学学院、山大地纬公司及国家健康医疗大数据北方中心建立了合作关系,共同围绕以糖尿病为代表的慢病管理提出新思路。医疗领域内的大数据主要来自于临床诊断数据、院内医疗数据、查体中心健康管理数据和社交网络数据。基于这些大数据的人工智能在医疗领域的应用迅速延伸,在疾病的辅助诊疗、病情发展预测、慢性病管理及药物研发等方面均表现出巨大的潜力。当前通过人工智能算法对患者病情发展的预测在国内外各个医学领域中均已取得了大量的成果。例如,在急重症领域中,有研究者通过将 4000 个高危心脏病患者数据为

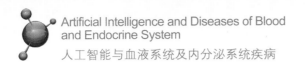
训练样本,研发了一种基于集成贝叶斯学习算法的 ICU 死亡率预测模型;在糖尿病研究领域中,韦哲于等人对某医院三百多例糖尿病患者的病历资料建立了 2 型糖尿病预测模型,采用 Apriori 算法,挖掘出 2 型糖尿病患者数据特征的关联规则,实现了对糖尿病高危人群简便而准确的初判断。而在甲状腺疾病领域,通过人工智能技术进行疾病风险评估、病情恶化预警和病情发展预测等研究也使得人们更好地认识甲状腺疾病和通过计算机辅助预测,做出更加科学的决策来治疗甲状腺疾病。

目前,在甲状腺疾病中通过人工智能对于甲状腺结节进行良恶性鉴别预估的研究较多,这类研究多以图像识别机器学习为主要技术,以超声图像、病理诊断为原始数据。然而并非所有甲状腺疾病在影像学上都有明确的变化,且甲状腺结节情况可能与甲状腺功能并不平行。下文重点讲述血液激素检查数据在甲状腺疾病辅助诊断及预测方面的应用。甲亢与患者血清中的 TSH、FT_3、FT_4 以及甲状腺受体抗体(TRAB)的变化密切相关。在患者的治疗过程中,FT_3 和 FT_4 最先恢复正常,其次是 TSH 逐渐恢复正常,而 TRAB 往往在患者治愈后才会逐渐下降至正常范围。基于此,来自东华大学的王梅教授团队基于血清指标变化规律创造了甲亢分期预测模型,将甲亢疾病的病情发展划分为七个阶段,包括发病阶段、临床缓解阶段、生化缓解阶段、免疫缓解阶段、免疫治愈阶段、再燃阶段和复发阶段。

该研究的甲亢分期预测模型基于下述阶段划分规则:①发病阶段:血检指标 FT_4 或 FT_3 水平升高,TSH 水平降低。②临床缓解阶段:血检指标 FT_3 和 FT_4 转为正常。③生化缓解阶段:在临床缓解的基础上,血检指标 TSH 转为正常。④免疫缓解阶段:在生化缓解的基础上,血检指标 TRAB 转为正常。⑤免疫治愈阶段:在免疫缓解的基础上,血检指标 TRAB 保持三次正常。⑥再燃阶段:由临床缓解、生化缓解、免疫缓解阶段又转为发病状态。⑦复发阶段:由免疫治愈阶段又转为发病状态。

该研究中的甲亢预测算法:主要是基于甲亢分期阶段划分的内在医学规则及联系,通过设定判定函数,实现了甲亢分期预测算法。具体方法如下:①发病阶段:输入为待预测的样本数据。判断 FT_3 或 FT_4 指标的异常提示是否为偏高、TSH 的异常提示是否为偏低。是则返回 1,否则返回 0。②临床缓解阶段:输入待预测的样本数据。判断 FT_3 和 FT_4 是否均为正常。是则返回 1,否则返回 0。③生化缓解阶段:输入待预测的样本数据。判断 FT_3、FT_4、TSH 的异常提示是否均为正常。是则返回 1,否则返回 0。④免疫缓解阶段:输入待预测的样本数据。判断 FT_3、FT_4、TSH、TRAB 指标的异常提示是否均为正常。是则返回 1,否则返回 0。⑤免疫治愈阶段:输入待预测的样本数据和按预测时间升序排序的历史预测结果数组。首先判断历史预测结果数组的长度是否小于 2,是则返回 0。否则,判断当前样本数据的 FT_3、FT_4、TSH、TRAB 指标的异常提示是否均为正常,如果正常则继续判断:历史预测结果数组中的最后两个预测结果是否均为免疫缓解阶段,是则返回 1;否则继续判断当前样本数据的 FT_3、FT_4、TSH、TRAB 的异常提示是否均为正常且历史预测结果数组中的最后一个预测结果是否为免疫治愈阶段,是则返回 1,否则返回 0。⑥再燃阶段:输入待预测的样本数据和按预测时间升序排序的历史预测结果数组。首先判断历史预测结果数组的长度是否小于 1,是则返回 0。否则,判断当前样本数据是否为发病阶段且历史预测结果数组中的最后一个预测结果是否为临床缓解阶段、生化缓解阶段或免疫缓解阶段之一，是则返回1，否则继续判断当前样本数据是否为发病阶段且历史预测结果数组中的最后一个预测结果是否为再燃阶段，是则返回1，否则返回0。⑦复发阶段：输入待预测的样本数据和按预测时间升序排序的历史预测结果数组。首先判断历史预测结果数组的长度是否小于1，是则返回0。否则，判断当前样本数据是否为发病阶段且历史预测结果数组中的最后一个预测结果是否为免疫治愈阶段，是则返回1，否则继续判断当前样本数据是否为发病阶段且历史预测结果数组中的最后一个预测结果是否为免疫治愈阶段，是则返回1，否则返回0。该预测的算法思路为：首先依次使用七个阶段的判定函数对待预测数据进行判定，并使用数组保存判定结果；然后按顺序循环该数组，取最后一个判定结果为1的阶段作为预测结果输出。

在临床工作中，甲亢患者治疗的前六个月的指标变化及用药情况十分关键，对于患者能否康复具有很大的作用及影响。如果患者在前六个月的治疗黄金期，各项指标状况恢复较好，则康复的可能性较大；反之，前六个月的治疗并未好转，则在短期内康复的可能性较小。王梅教授团队通过分析患者前六个月的甲状腺激素指标及抗体数据，总结并提取患者血检指标的变化规律及特点，发现甲亢疾病的发病率与患者的年龄和性别密切相关。在临床诊断实际工作中，医生会首先根据患者血清中的 TSH、FT$_3$、FT$_4$ 和 TRAB 的含量判断患者的病情恢复状况。因此，该团队将患者的年龄、性别以及血检指标（TSH、FT$_3$、FT$_4$、TRAB）在患者治疗过程中的变化规律作为预测患者病情发展的重要标准。该研究提取了 37 维蕴含指标变化规律的特征，包括年龄、性别、化验记录总体异常百分比、血检指标异常百分比、血检指标平均值、第一次检查血检指标值及化验结果、最后一次检查血检指标值及化验结果、第一次与第二次检查的时间差及血检指标变化速率、第一次与最后一次检查的时间差及血检指标变化速率、第一次检查的血检指标浮动比例、最后一次检查的血检指标浮动比例。该研究异常化验记录的判断标准为：在所有检查记录中，指标 FT$_3$ 偏高或 FT$_4$ 偏高或 TSH 偏低或抗体 TRAB 偏高即代表化验记录异常。异常化验指标的判断标准为：指标 FT$_3$、FT$_4$、TRAB 偏高即为异常，指标 TSH 偏低即为异常。归一化化验记录的方法为：判断当前化验记录是否异常，并使用数字 0、1 进行区分。在数据建模过程中，有些模型经过各维度不均匀伸缩后，会出现最优解与原解不等价的情况，如 SVM 支持向量机模型。

此外，该团队还基于甲亢病情发展的预测进行了医生推荐。通过从界面调取用户输入的原始指标数据，提取特征过程生成模型输入的数据，并调用甲亢分期预测模型对所提特征数据进行预测。该模块由两部分组成：一是特征提取模块，二是模型预测模块。

图 2-3-1 为甲亢分期模型特征提取模块的流程图。从图中可以看出，该模块首先获取血液检测数据，包括 FT$_3$、FT$_4$、TSH 和 TRAb，如果用户未输入或输入的指标值为 0，系统将要求用户重新输入。在获取指标数据后，系统通过对比用户指标与各指标的正常参考范围，计算各指标的异常提示，2 代表偏高，0 代表偏低，1 代表正常。由上述阶段判定算法可知，预测患者复发和再燃阶段需要依据患者以往的分期预测结果，系统在计算指标异常提示后，通过查询数据库获取用户的历史分期预测记录，并按预测时间依次提

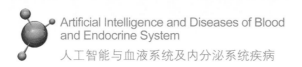

取历史分期预测结果,最后生成格式为各项检验指标的正常或异常,历史预测结果的特征数据。

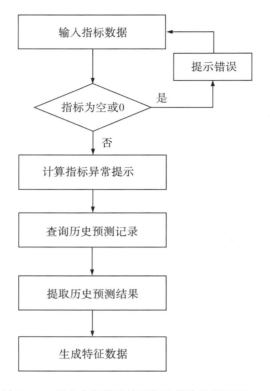

图 2-3-1　甲亢分期模型特征提取模块的流程图

　　模型预测模块基于特征提取模块的结果,通过调用保存为"pkl"格式的模型对用户的特征数据进行预测。系统在获取特征数据后,首先初筛是否获取有效数据,如果无法获取则先行提示用户进行特征提取。系统将调用甲亢病情发展预测模型进行数据预测的过程封装为 pyhton 程序,使用 Proces 类创建 java 执行 python 程序的进程,并通过终端命令将特征数据传入到基于 python 的预测程序中。依据样本分类规则,系统对模型输出的预测结果进行中文转换:输出为 0,则表示两年内不可治愈;输出为 1,则表示两年内可治愈。最后,系统将转换后的预测结果返回至界面供用户查看。

　　(二)手术机器人

　　对于高度怀疑恶性的甲状腺结节,仍需通过穿刺或活检最终明确病理类型,往往采用超声引导下细针穿刺,但细针穿刺需有经验的大夫才能操作。现正有机构研发相关产品,随着技术的提高,或许在不久的将来,将有可以自主或辅助定位、进针路线导航功能的产品出现。

※ 拓展阅读 ※

基于人工智能的临床诊断辅助系统

一、背景

人工智能是现阶段发展迅速的前沿学科,自 20 世纪 50 年代人工智能学科创立以来,遗传、神经网络、进化规划、深度学习等算法技术不断演化。人工智能一经提出即被应用于医疗领域。

随着近年来国内外医疗机构信息化水平的不断提高、大数据技术的不断发展、硬件水平的提升带来的算力发展,目前在医疗领域,技术、数据的储备已足够为人工智能提供支撑,因此,人工智能在医疗领域的应用出现井喷现象。人工智能是继云计算、大数据之后又一项飞速发展的先进技术。

二、技术路线

利用人工智能技术进行临床诊断辅助,需要建立数据、业务模型,选择人工智能深度学习算法,实现医院电子病历数据的结构化。现代医学强调实验室结果和客观临床试验,是一门数据驱动的学科。从纯数据处理角度分析医生临床诊断的过程,首先是数据采集的过程,然后将采集到的信息在大脑中加工,形成病例特点,与自己所学的疾病诊断规则或临床指南进行对比,并结合既往诊治病例特征进行对比,分析出可能的疾病,然后再根据疾病诊断规则进行数据补充采集。以上步骤循环进行,直到某个或某几个疾病的诊断要点在医生大脑中达到诊断阈值,即患者确诊。

应用人工智能技术进行诊断辅助所模拟的就是与诊断的整个过程进行匹配,为此,需建立匹配的数学模型。建模首先需要采集数据,包括患者阳性体征发现、阴性体征发现、实验室检查及检验结果,将以上数据作为模型输入,将患者的最后疾病诊断作为输出,应用深度学习算法进行学习,建立诊断模型。

在建立模型的过程中有两个技术难点,分别是汉语言处理和疾病预测算法调整。首先是汉语言处理,要对国内众多的电子病历储存写入的非结构化文本信息进行预处理。自然语言处理是计算机科学领域与人工智能领域一个重要且难度极高的问题,尤其是汉语言的灵活多变更是增加了语言解析的障碍。为实现电子病历真正的结构化与智能化,现对临床汉语言解析开发了语素级临床汉语解析引擎。

另一个难点是疾病预测算法,在人工智能领域算法众多,经过对决策树、逻辑回归、朴素贝叶斯、支持向量机、神经网络和深度学习等多种算法进行测试和实践后,研究发现,深度学习算法在预测中具备较大优势。

在实现过程中,深度学习算法的输入参数点阵数量大,层数无法提升,通过研究和改进,采用参数快速递减模式,保证了算法在普通服务器上的运行。在预测出疾病后,根据算法知识库向医生提供预测的疾病诊断和预测概率,同时提供该疾病相关的诊断关键点或知识图谱供医生进一步确认。

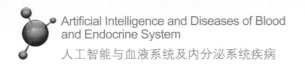
参考文献

[1]余学锋,袁刚,张木勋.内分泌代谢疾病诊疗指南[M].科学出版社,2013,67-75.

[2]王琳萍,张波.计算机辅助诊断系统在甲状腺结节超声诊断中的应用进展[J].医学研究杂志,2021,50(10):158-161.

[3]梁羽,岳林先,曹文斌,等.计算机辅助诊断在甲状腺 TI-RADS 分类中的临床价值[J].重庆医学,2021,50(17):2942-2946.

[4]张碧莹,王梅.基于甲亢分期预测模型的 Web 医疗服务系统[J].智能计算机与应用,2018,8(3):6-10.

[5]王东伟,陈维,马柯.基于人工智能的临床诊断辅助系统研究[J].智能建筑,2018(11):42-45.

（段武）

第四章

甲状腺结节

1.熟悉甲状腺结节的病因分类、发病机制。

2.掌握甲状腺结节的超声分级。

3.了解甲状腺穿刺的操作流程及细胞学病理诊断。

4.熟悉甲状腺结节的治疗原则。

临床案例

患者女性,38岁,因"颈部增粗10余年"入院。患者10余年前发现颈部增粗,伴多汗,无疼痛,无怕热,无胸闷心悸,无声音嘶哑,未行诊治。7天前行颈部彩超,结果显示甲状腺右叶结节,门诊以"甲状腺占位"收入院。患者自发病以来,饮食睡眠正常,大小便正常,体重无明显异常变化。既往无特殊病史。其弟弟患甲状腺乳头状癌。

体格检查:T 36.2 ℃,BP 120/60 mmHg。甲状腺Ⅱ度肿大,质韧。右叶可触及约2 cm×2 cm结节,质硬,表面不平,边界不清,可随吞咽上下活动,无触痛;甲状腺听诊未闻及血管杂音。双肺呼吸音清,未闻及干湿性啰音。心率68次/分,节律规整,各瓣膜区未闻及病理性杂音。手颤(一),双下肢无水肿。

甲状腺功能:FT_3 2.51 pg/mL,FT_4 15.19 pmol/L,TSH 2.170 μIU/mL,ATG 126.80 IU/mL,ATPO 5.80 IU/mL。

甲状腺彩超:甲状腺实质回声不均质,右侧叶下级探及大小约0.8 cm×0.6 cm低回声结节,边界欠清,形态尚规则,内似见多个点状强回声(TI-RADS分类:4a类)。右侧颈部见多个肿大淋巴结,较大者1.1 cm×0.5 cm,部分内似见点样强回声。

甲状腺超声图像人工智能辅助诊断:采集患者甲状腺结节超声图像,利用人工智能辅助诊断系统对超声图像进行分析,输出结果为甲状腺右叶结节(TI-RADS分类:4b类)。

超声引导下甲状腺细针穿刺细胞学(右叶下极):Bethesda Ⅵ类,考虑为甲状腺乳头状癌。*BRAF*基因检测阳性。

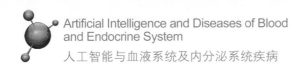

手术治疗:甲状腺右侧叶及峡部切除术与右侧颈部淋巴结清扫术,术后病理显示(甲状腺右叶)甲状腺乳头状癌,直径约 0.8 cm,侵及被膜。另送中央区淋巴结 9 枚,其中 1 枚查见转移癌(1/9)。另见右气管食管沟淋巴结 2 枚,未查见转移癌(0/2)。

术后 TSH 抑制治疗:优甲乐 75 μg/d,根据 TSH 水平调整优甲乐剂量。

医工结合点:超声是甲状腺结节的首选诊断方式,其正确诊断有利于疾病的早期发现和治疗,错误诊断则会导致过度医疗或延误治疗,徒增患者心理压力。因此,超声诊断结果的准确性尤为重要,但目前超声诊断仪器众多、操作者水平不一、每位医生判读标准不一样导致超声检查有一定的主观性,需要依赖医师知识和经验的丰富程度。超声检查的主观性导致临床上常出现医生对于超声诊断结果互不认可的状况,这对于患者的临床诊疗来说是十分不利的。基于大数据的 AI 具有客观、快捷、准确的优点,其强大的图像处理能力对医学影像诊断具有极大的帮助。AI 可以全面地对甲状腺结节做出快速准确判断,对年轻医师来说是一个得力助手,对经验丰富的医师来说也是一种补充诊断的方法。

人工智能是一门新技术科学,包括训练集、测验集和验证集,AI 对甲状腺结节诊断的一般步骤包括:首先,模型对每幅超声图像进行优化预处理,并从中选择感兴趣区,然后应用特征提取方法训练,对甲状腺结节进行分类,最后给出结节是良性或恶性的结果。由此可知,训练集数据量越多,模型学习并进行优化的程度越好,其可信度就越高。甲状腺结节的高发病率使得有足够多的医学病例可作为模型的训练集。因此,AI 医疗诊断应用与甲状腺结节的诊断迅速契合。

思考题

人工智能辅助诊断技术如何实现甲状腺结节良恶性鉴别?

案例解析

一、疾病概述

(一)定义和病理生理特点

甲状腺结节(thyroid nodules)是指甲状腺细胞在局部异常增生所引起的一个或多个组织结构异常的团块。超声检查是确定甲状腺结节简便而重要的手段,触诊能够触及但超声未能证实的结节,也不能诊断为甲状腺结节。

甲状腺结节非常常见,一般人群通过触诊的检出率为 3%~7%。用超声调查未经筛选的受试者发现,20%~76%的女性存在至少 1 个甲状腺结节。2020 年最新发布的甲状腺疾病与碘营养的流行病学调查(TIDE)研究显示,中国成年人甲状腺结节的患病率为 20.43%。甲状腺结节大多为良性,5%~15%的甲状腺结节患者存在甲状腺癌。因此,发现甲状腺结节后,需要评估结节的良恶性和功能,以便进行合理的治疗。

甲状腺癌是内分泌系统最常见的恶性肿瘤。甲状腺癌分为分化型甲状腺癌（differentiated thyroid cancer，DTC）、未分化型甲状腺癌（ATC）、甲状腺髓样癌（medullary thyroid cancer，MTC）。DTC 包括甲状腺乳头状癌（papillary thyroid cancer，PTC）和甲状腺滤泡状癌（follicular thyroid carcinoma，FTC）。源于甲状腺 C 细胞的恶性肿瘤为甲状腺髓样癌。

（二）病因和发病机制

甲状腺结节分为良性和恶性两大类，多数甲状腺结节病因不清。良性甲状腺结节包括：①甲状腺良性腺瘤；②结节性甲状腺肿；③甲状腺囊肿如腺瘤退行性变和陈旧性出血所致的囊肿、先天性甲状舌骨囊肿和第四鳃裂残余所致的囊肿；④局灶性甲状腺炎如亚急性甲状腺炎恢复期、慢性淋巴细胞性甲状腺炎出现的结节；⑤手术后或碘-131 治疗后甲状腺残余组织的瘢痕和增生；⑥碘摄入量过多或不足、食用致甲状腺肿的食物或药物等，致甲状腺滤泡上皮细胞增生形成的增生性结节。

1.增生性结节性甲状腺肿

增生性结节性甲状腺肿多见于碘摄入过量或过低、食用致甲状腺肿物质、服用致甲状腺肿药物或甲状腺激素合成酶缺陷等。

2.肿瘤性结节

甲状腺良性肿瘤、甲状腺癌，如甲状腺乳头状癌、甲状腺滤泡状癌、甲状腺髓样癌、未分化癌、淋巴瘤等甲状腺滤泡细胞和非滤泡细胞恶性肿瘤及转移癌可致肿瘤性结节。

3.囊肿

结节性甲状腺肿、腺瘤退行性变和陈旧性出血伴囊性变、甲状腺癌囊性变、先天的甲状舌骨囊肿和第四腮裂残余会导致囊肿。

4.炎症性结节

急性化脓性甲状腺炎、亚急性甲状腺炎、慢性淋巴细胞性甲状腺炎均可以结节形式出现。

（三）临床表现

大多数甲状腺结节在体检中发现，没有临床症状。部分患者由于结节压迫周围组织，出现声音嘶哑、压迫感、呼吸或吞咽困难等压迫症状。结节内出血能引起急性疼痛和结节增大。合并甲状腺功能异常时，可出现相应的临床表现。

1.结节性甲状腺肿

结节性甲状腺肿以女性和老年人多见。在机体内甲状腺激素相对不足的情况下，垂体分泌 TSH 增多，甲状腺在增多的 TSH 长期刺激下，经过反复或持续增生导致甲状腺不均匀性增大和结节样变。结节内可有出血、囊变和钙化。结节的大小可为数毫米至数厘米。临床主要表现为甲状腺肿大，触诊时可扪及大小不等的多个结节，结节的质地多为中等硬度，少数患者仅能扪及单个结节，但在做甲状腺显像或手术时，常发现多个结节。患者的临床症状不多，一般仅有颈前不适感觉，甲状腺功能检查大多正常。

2.结节性毒性甲状腺肿

本症起病缓慢，常发生于已有多年结节性甲状腺肿的患者，年龄多在 40～50 岁，以

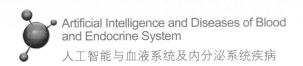
女性多见,可伴有甲亢症状及体征,但甲亢症状一般较轻,常不典型,且一般不发生浸润性突眼。甲状腺触诊时可扪及一光滑的圆形或椭圆形结节,边界清楚,质地较硬,随吞咽上下活动,甲状腺部位无血管杂音。甲状腺功能检查显示血中甲状腺激素升高,由功能自主性结节引起者,核素扫描显示"热结节"。

3.炎性结节

炎性结节分感染性和非感染性两类,前者主要是由病毒感染引起的亚急性甲状腺炎,其他感染少见。亚急性甲状腺炎患者临床上除有甲状腺结节外,还伴有发热和甲状腺局部疼痛,结节大小视病变范围而定,质地较坚韧;后者主要是由自身免疫性甲状腺炎引起,多见于中、青年妇女,患者的自觉症状较少,检查时可扪及多个或单个结节,质地硬韧,少有压痛,甲状腺功能检查显示甲状腺球蛋白抗体和甲状腺微粒体抗体常呈强阳性。

二、疾病预防、诊断、治疗、康复

(一)预防

当今社会,人们生活节奏快、工作压力大,再加上环境恶化,甲状腺疾病患者日益增多。无论是在身体,还是在心理上,甲状腺疾病都给人们带来了不同程度的伤害。在日常生活中,我们应注意以下各项,以预防甲状腺疾病的发生。

1.饮食方面

饮食中的碘对甲状腺的影响最大,日常饮食一定要注意合理的碘营养,既不能摄入过多,也不能摄入不足。碘过量会导致甲亢,碘缺乏会引发甲状腺肿大。

2.避免过度劳累

人们的生活节奏越来越快,甲状腺结节的发生年龄也越来越年轻化,我们要劳逸结合,保持健康的生活与工作方式。

3.保持情绪稳定

甲状腺结节的发生多与情绪有关,情绪起伏不定也会诱发甲亢等甲状腺疾病的发生,我们要保持良好的心态、乐观的生活态度。

4.远离辐射及污染

远离辐射,如CT、放射线等,避免工业生产中的废水、废物污染。

5.坚持运动锻炼

适当的运动能提高自身免疫力,从而有效地减少甲状腺疾病的发生。

(二)诊断

1.实验室和辅助检查

(1)血清TSH:如果TSH减低,提示结节可能分泌甲状腺激素,需进一步检测FT_3/TT_3和FT_4/TT_4,并做甲状腺核素扫描,检查结节是否具有自主功能。有功能的结节恶性的可能性小。如果血清TSH增高,提示甲状腺功能减退,需要进一步测定FT_4/TT_4、甲状腺自身抗体。

(2)甲状腺超声:高分辨率超声检查是评估甲状腺结节的首选方法,可以确定甲状腺结节的大小、数量、位置、质地(实性或囊性)、形状、钙化、血供及其与周围组织的关系等,还可以评估颈部区域淋巴结情况。癌症征象包括结节边缘不规则、实性低回声、微钙化、血供丰富紊乱等，一般认为纯囊性或呈海绵状改变的结节为良性结节。

具有以下特点的甲状腺结节，甲状腺癌的可能性大：①实性低回声结节；②结节内血供丰富（TSH 正常情况下）；③结节形态和边缘不规则、晕圈缺如；④微小钙化、针尖样弥散分布或簇状分布的钙化；⑤同时伴有颈部淋巴结超声影像异常，如淋巴结呈圆形、边界不规则或模糊、内部回声不均、内部出现钙化、皮髓质分界不清、淋巴门消失或囊性变等。

（3）甲状腺核素扫描：受显像仪分辨率所限，甲状腺核素显像适用于评估直径大于 1 cm 的甲状腺结节。在单个（或多个）结节伴有血清 TSH 降低时，甲状腺碘-131 或 ^{99m}Tc 核素显像可判断结节是否有自主摄取功能（"热结节"）。"热结节"绝大部分为良性，一般不需做甲状腺细针穿刺抽吸活检（fine needle aspiration biopsy，FNAB）。

（4）FNAB：是术前评估甲状腺结节良恶性敏感度和特异性最好的方法。FNAB 有助于减少不必要的甲状腺结节手术，并帮助确定恰当的手术方案。直径大于 1 cm 的甲状腺结节，均可考虑行 FNAB 检查。直径小于 1 cm 的甲状腺结节，如存在下述情况，可考虑在超声引导下行 FNAB：超声提示结节有恶性征象、伴颈部淋巴结超声异常、童年期有颈部放射线史或辐射污染接触史、有甲状腺癌或甲状腺癌综合征的病史或家族史、^{18}F-FDG PET 显像阳性、伴血清降钙素水平异常升高。超声引导下 FNAB 可以提高取材成功率和诊断准确率。

甲状腺结节 US-FNAB 的适应证有：①直径大于 1 cm 的甲状腺结节，超声检查有恶性征象者应考虑行穿刺活检。②直径小于等于 1 cm 的甲状腺结节，不推荐常规行穿刺活检。但如果存在下述情况之一，可考虑行 US-FNAB：①超声检查提示结节有恶性征象。②伴颈部淋巴结超声影像异常。③童年期有颈部放射线照射史或辐射污染接触史。④有甲状腺癌家族史或甲状腺癌综合征病史。⑤^{18}F-FDG PET 显像阳性。⑥伴血清降钙素水平异常升高。

甲状腺结节 US-FNAB 排除指征包括：①经甲状腺核素显像证实为有自主摄取功能的"热结节"。②超声检查提示为纯囊性的结节。

甲状腺结节 US-FNAB 禁忌证包括：①具有出血倾向，出、凝血时间显著延长，凝血酶原活动度明显降低。②穿刺针途径可能损伤邻近重要器官。③长期服用抗凝药。④频繁咳嗽、吞咽等，难以配合者。⑤拒绝有创检查者。⑥穿刺部位感染，须处理后方可穿刺。⑦女性行经期为相对禁忌证。

穿刺结果判读推荐采用甲状腺细胞病理学 Bethesda 报告系统，系统中推荐的临床处理建议可供参考（见表 2-4-1）。

表 2-4-1　甲状腺细胞病理学 Bethesda 报告系统恶性风险程度和推荐的临床处理

诊断分类	恶性风险	临床处理
标本无法诊断或不满意	5%～10%	重复穿刺
良性	0～3%	临床随访

续表

诊断分类	恶性风险	临床处理
意义不明确的细胞非典型病变或意义不明确的滤泡性病变	5%～15%	重复穿刺或分子检测
滤泡性肿瘤或可疑滤泡性肿瘤	15%～30%	手术治疗或分子检测
可疑恶性肿瘤	60%～75%	手术治疗
恶性肿瘤	97%～99%	手术治疗

（5）甲状腺球蛋白（Thyroglobulin，Tg）：Tg 是甲状腺产生的特异性蛋白，由甲状腺滤泡上皮细胞分泌。多种甲状腺疾病可引起血清 Tg 水平升高，因此血清 Tg 不能鉴别甲状腺结节的良恶性。

（6）降钙素（Ct）：Ct 由甲状腺滤泡旁细胞（C 细胞）分泌。血清 Ct 大于 100 pg/mL 提示甲状腺髓样癌（MTC）。血清 Ct 升高但不足 100 ng/mL 时，诊断 MTC 的特异性较低。

（7）CT 和 MRI：在评估甲状腺结节良恶性方面，CT 和 MRI 并不优于超声。甲状腺结节术前可行颈部 CT 或 MRI 检查，可显示结节与周围组织的关系。

2.诊断和鉴别诊断

高分辨率超声检查是诊断和评估甲状腺结节的首选方法。对触诊怀疑、或是在 X 线、CT、MRI 或^{18}F-FDG PET 检查发现的甲状腺结节，均应行颈部超声检查以明确甲状腺结节的存在。甲状腺结节的鉴别诊断最主要的是对良恶性进行鉴别，FNAB 是术前评估甲状腺结节良恶性敏感度和特异度最佳的手段。

下述病史和体格检查提示有甲状腺癌的危险因素：①童年期头颈部放射线照射史或放射性尘埃接触史。②全身放射治疗史。③有分化型甲状腺癌、甲状腺髓样癌或多发性内分泌腺瘤病 2 型、家族性多发性息肉病、某些甲状腺癌综合征的既往史或家族史。④男性。⑤结节生长迅速。⑥伴持续性声音嘶哑、发音困难，并排除声带病变（炎症、息肉等）；伴吞咽困难或呼吸困难。⑦结节形状不规则、与周围组织黏连固定。⑧伴颈部淋巴结病理性肿大。

（三）治疗

1.良性甲状腺结节的治疗

多数良性甲状腺结节不需要治疗，只需定期随诊。必要时可做甲状腺超声检查和重复甲状腺 FNAB。如有压迫症状可选择手术治疗，甲状腺功能正常的增生性结节或结节性甲状腺肿，可应用左甲状腺素抑制 TSH 治疗，6～12 个月无效即应停药。有功能的"热结节"，可选择放射性碘治疗、抗甲状腺药物或手术治疗。超声引导下甲状腺囊肿硬化治疗适用于甲状腺良性囊肿和以囊性部分为主的囊实性结节。超声引导下经皮热消融治疗适用于体积较大或有压迫症状的单发实性结节或多结节性甲状腺肿。

2.甲状腺恶性结节的治疗

绝大多数甲状腺恶性结节需要首选手术治疗。甲状腺微小乳头状癌患者如果不耐受手术或拒绝手术,可考虑热消融治疗。

甲状腺未分化癌由于恶性度极高,诊断时已有远处转移存在,单纯手术难以达到治疗目的,故应选择综合治疗。甲状腺淋巴瘤对放疗和化疗敏感,故一旦确诊,应采用化疗或放疗。

3.甲状腺癌术后管理

(1)术后^{131}I治疗:^{131}I是DTC术后治疗的重要手段之一。^{131}I治疗包含两个层次:一是采用^{131}I清除DTC术后残留的甲状腺组织,简称"^{131}I清甲";二是采用^{131}I清除手术不能切除的DTC转移灶,简称"^{131}I清灶"。建议对DTC术后患者进行实时评估,根据TNM分期,选择性实施^{131}I清甲治疗。

总体来说,除所有癌灶均小于1 cm且无腺外浸润、无淋巴结和远处转移的DTC外,均可考虑^{131}I清甲治疗。^{131}I清灶治疗适用于无法手术切除,但具备摄碘功能的DTC转移灶(包括局部淋巴结转移和远处转移),治疗目的为清除病灶或部分缓解病情。

(2)TSH抑制治疗:DTC术后TSH抑制治疗是指手术后应用甲状腺激素将TSH抑制在正常低限或低限以下,甚至检测不到的程度,一方面补充DTC患者所缺乏的甲状腺激素,另一方面抑制DTC细胞生长。TSH抑制治疗用药首选L-T4口服制剂。

(3)辅助性外照射治疗或化学治疗:侵袭性DTC经过手术和^{131}I治疗后,外照射治疗降低复发率的作用尚不明确,不建议常规使用。下述情况下,可考虑外照射治疗:①以局部姑息治疗为目的。②有肉眼可见的残留肿瘤,无法手术或^{131}I治疗。③疼痛性骨转移。④位于关键部位、无法手术或^{131}I治疗(如脊椎转移、中枢神经系统转移、某些纵隔或隆突下淋巴结转移、骨盆转移等)。

DTC对化学治疗药物不敏感。化学治疗仅作为姑息治疗或其他手段无效后的尝试治疗。多柔比星(Doxorubicin,阿霉素)是唯一经美国FDA批准用于转移性甲状腺癌的药物,其对肺转移的疗效优于骨转移或淋巴结转移。

(4)靶向药物治疗:肿瘤的靶向治疗药物包括细胞生长因子及其受体抑制剂、多靶点激酶抑制剂、抗血管内皮生长因子药物、表皮生长因子受体抑制剂、DNA甲基化抑制剂、环氧化酶-2抑制剂、NF-κB路径靶向药物和细胞周期调控药物等多种药物。酪氨酸激酶抑制剂(TKIs)是目前在甲状腺癌中研究最多的靶向治疗药物。对^{131}I难治性DTC,包括索拉非尼、舒尼替尼、凡得替尼、阿昔替尼、莫替沙尼和吉非替尼等在内的多个TKIs已开展了临床试验,证实TKIs在一定程度上可以缓解疾病进展。但是,至今尚无一例患者完全治愈,部分缓解率最高也不到50%,而且这种缓解率难以长期维持;有相当一部分患者因为并不少见的副作用或肿瘤进展而终止用药。因此,目前仅常规治疗无效且处于进展状态的晚期DTC患者可以考虑使用此类药物。

(四)康复

良性甲状腺结节预后良好。恶性甲状腺结节患者中,90%以上的甲状腺癌为分化型甲状腺癌(DTC)。大部分DTC进展缓慢,近似良性病程,10年生存率很高。某些组织学

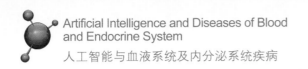

亚型的 DTC 和低分化型甲状腺癌发生率低,但容易侵袭和远处转移,复发率高、预后相对较差。

三、医工交叉应用的展望

甲状腺结节是临床常见病症,超声为甲状腺结节的首选诊断方法。近年来,随着人工智能(AI)技术的不断发展,其在临床诊断上的应用也越来越广泛。本节将详细介绍计算机辅助诊断技术(CAD)在甲状腺结节超声诊断中的应用进展。

(一)传统超声诊断甲状腺结节的局限性

在无症状人群中,19%～67%有甲状腺结节,但恶性结节所占比例不足 10%。超声是甲状腺结节的首选诊断方式,其正确诊断有利于疾病的早期发现和治疗,错误诊断则会导致过度医疗或延误治疗,徒增患者心理压力。因此,超声诊断结果的准确性尤为重要,但目前超声诊断仪器众多、操作者水平不一、每位医生判读标准不一样导致超声检查有一定的主观性,依赖于医师知识和经验的丰富程度。超声检查的主观性导致临床上经常出现医生对于超声诊断结果互不认可的状况,这对于患者的临床诊疗来说是十分不利的。

当前的甲状腺结节分类系统(TI-RADs)主要依赖于超声科医师的识别,具有一定的主观色彩,且需要大量的人力投入,出现一些错误在所难免,如滤泡癌、Hürthle 细胞癌和甲状腺乳头状癌的滤泡变异最终可能被归类为良性。即使对甲状腺进行 FNAB 检查,也不一定能得出明确的结果。使用 FNAB 无法对 1/7 的结节作出最终诊断。很多时候可能需要重复活检以进行 *BRAF* 基因等的检测。所有这些都增加了患者的医疗负担,却并没有改善发病率或死亡率。一项荟萃分析显示,在 25445 例 FNAB 组织样本中,约有 20%病理诊断为意义不明的异型性或不能确定为恶性,其平均恶性风险分别为 15.9%和 75.2%。在临床中,不必要的 FNAB 检查甚至进行诊断性手术很常见,导致医疗资源浪费和患者负担过大。因此,为减少不必要的 FNAB 及提高诊断的精准性,近年来应用于甲状腺结节良恶性诊断的 AI 系统被研发出来。

(二)人工智能辅助超声检测甲状腺结节

随着医学大数据时代的来临,医学的发展需多学科交叉,CAD 在医学研究及临床实践中越来越受到重视,深度学习是机器学习的一个分支,更适合解决大数据问题,可通过在给定数据集上训练模型来完成新数据上的特定任务,其已成为机器学习领域最热门的研究方向之一,被广泛应用于医学影像分析中。与传统学习方法不同,深度学习无须进行图像预处理及特征预选择,也无须对图像进行复杂处理,降低了对数据质量的要求,可更客观地分析图像信息。基于人工智能的超声甲状腺结节检出,对降低超声科医师的工作强度、减少漏诊等有明显的临床意义。

人工智能辅助诊断可通过量化灰阶参数,客观、定量地分析甲状腺结节的图像特征,主要流程包括:①图像预处理,收集甲状腺结节图像,并对图像进行标记、去噪、分割、增强、平滑等;②模型建立,通过 CNN 对图像进行训练,通过迁移技术得到合适的模型;③甲状腺检测,新采集的甲状腺图像,通过训练模型,检测甲状腺结节,判定良恶性,给出进一步检查或随访建议；④超声医师根据人工智能辅助诊断结果进行判断，做出最终诊断；⑤模型的优化与改进，对模型误判读的图像，根据手术病理及超声科医师判断结果进行反馈，不断优化模型，进一步提高准确率。

（三）CAD在甲状腺结节超声诊断中应用的优势

CAD系统是利用分类器提取、分析影像学图像特征并代替传统统计学方法的数学模型。甲状腺结节良恶性CAD系统能自动识别、分析影像学图像中有关甲状腺结节的大小、数量、位置、囊实性、形状等参数特点，从而诊断结节良恶性，能有效减少由于医师主观因素引起的诊断误差，辅助临床医师准确快速地鉴别甲状腺结节的良恶性。由于CAD系统基于机器学习，因此甲状腺结节良恶性CAD系统可分为线性机器学习CAD系统与非线性机器学习CAD系统。研究表明，线性与非线性学习算法的CAD系统具有相似的性能，但由于非线性算法较少依赖模型假设，所以较为通用。

目前，针对软件植入和外部验证问题已开发出多种用于甲状腺结节良恶性诊断的商业化CAD系统。AmCAD-UT（中国台湾AmCAD Biomed公司）是用于超声诊断甲状腺结节的商业化CAD系统，旨在使用统计模式识别和量化算法来表征甲状腺结节，并根据TI-RADS分类提供恶性肿瘤的风险。用于甲状腺的S-Detect（韩国Samsung Medison公司）是另一种商业化的CAD系统，应用更为广泛，已集成到商用超声平台中。它使用二分类结果（可能是良性或恶性）或TI-RADS分类结果来显示超声特征和可能的诊断。S-Detect技术诊断甲状腺的准确性较高，该技术有助于提高低年资医生诊断的特异性和准确性，与高年资医生诊断一致性相对较好，未来有助于超声图像的标准化判读。超声图像静态识别难以避免医生选图的主观性，而甲状腺ITS智能诊断系统（中国无锡脉得智能科技有限公司）实现了超声实时动态AI诊断，即在使用过程中实时捕捉超声设备传输的每一帧图片，追踪甲状腺结节的位置信息，基于术后病理"金标准"的神经网络模型进行二分类实时诊断分析，同时完成结节轮廓的分割、甲状腺区域分割及桥本甲状腺炎的判断，为医生实时显示甲状腺结节的特征和良恶性概率，同时在甲状腺穿刺（FNA）时可辅助引导穿刺针的采样位置，提高细针穿刺采样的有效诊断率。综上所述，CAD系统可作为高敏感度的筛查工具，以协助初级医疗中心经验较少的操作员。由于分化型甲状腺癌占甲状腺癌总体90%以上，其预后好、病死率低，许多研究者倾向于将高特异性作为减少不必要FNA的方法，而目前的CAD系统在特异性上存在缺陷，尚不能替代FNA对临床手术决策的指导作用。总之，计算机辅助诊断系统对低年资诊断医生具有重要的辅助诊断价值，其在临床的应用具有广阔的前景，同时也面临很多挑战及局限性。

（四）甲状腺结节超声图像处理与诊断

虽然甲状腺结节良恶性CAD系统有较高的灵敏度及特异性，但它需要进行繁琐的图像预处理，即需要人工标记、分割甲状腺结节位置，且计算方式复杂、分析时间长，这些缺点使CAD系统不能更好与临床兼容。随着机器学习技术的发展，Ma等提出一种深度混合卷积神经网络技术，弥补了CAD系统的缺陷，它能够精准有效地自动识别、描绘、分割甲状腺超声图像中的多个结节，且无须任何用户交互，但这种技术目前尚未应用于临床。目前，有一项研究首次提出基于YOLOv2神经网络的甲状腺结节超声图像自动识

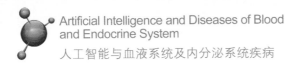

别与诊断系统,与其他系统相比,该系统具有以下优点:①使用深层神经网络自动识别、分割超声图像,然后进行分类器病灶特征提取,达到了自动识别结节位置同时分析其良恶性的目的;②运算快速简便,提高了诊断的实时性和高效性;③能在超声检查中实现实时同步诊断,为超声医师提供参考。该研究回顾分析了 276 例患者的甲状腺结节超声图像,结果显示,YOLOv2 系统正确识别病灶区域的准确性高于超声医师(YOLOv2 与超声医师的 ROC 曲线下面积分别为 0.902 与 0.859,$P=0.0434$),YOLOv2 系统对甲状腺恶性结节诊断的敏感性、阳性预测值、阴性预测值、准确性分别为 90.5%、95.22%、80.99%、90.31%,与超声医生的诊断无显著差异($P>0.05$),但其诊断特异性高于超声医师(YOLOv2 与超声医师的诊断特异性分别为 89.91% 与 77.98%,$P=0.026$)。目前,YOLOv2 系统相关的研究较少,今后应该进行更广泛的多中心临床研究,在不同经验水平超声医师的实际临床实践中进一步评估其应用价值。

甲状腺结节良恶性智能诊断系统表现出较高性能,不同算法也对影像图像进行了不同优化,但其诊断始终是建立在图像上的,易受医师操作影响,至于其能否完全代替病理诊断,还需要进一步探究。甲状腺癌在临床中最常见的病理类型是甲状腺乳头状癌(papillary thyroid carcinoma,PTC),智能诊断系统对其他病理类型是否仍有较高敏感度及特异性还需要进一步研究。研究人员还在进一步探索智能系统的稳定性、泛化能力等,各类人机对比试验也在持续进行,医学 AI 发展前景广阔,但还有很长的路要走。

※ 拓展阅读 ※

甲状腺结节的超声特征

近年来,甲状腺结节的检出率较前明显增加,其中,7%～15% 的结节有恶性风险,并且这一比例持续上升。随着高频探头的广泛应用及检查者经验的增加,超声成为甲状腺结节诊断的首选检查,对结节性病变的检出以及良恶性结节的鉴别有极高的价值。颈部超声检查可证实甲状腺结节存在与否,确认甲状腺结节的大小、数量、位置、囊实性、形状、边界、钙化、血供及与周围组织的关系,同时评估颈部有无异常淋巴结及其部位、大小、形态、血流和结构特点等。

一、灰阶超声

(一)位置

位置指结节在甲状腺的空间分布,通常将甲状腺每侧叶分为上、中、下三个区域,加上峡部,整个甲状腺共 7 个区域。结节的位置会对结节的超声特征产生影响,如峡部的乳头状癌常呈水平位,具有光滑的边缘。乳头状癌的位置也和淋巴结转移的位置及方式有关,会影响外科手术策略,也是确定乳头状微小癌能否采用积极监测处置策略的重要依据。结节位置和恶性风险的关系尚不确定,研究显示,峡部结节、上极结节和中部结节均有可能是恶性危险因素。

（二）方位

方位等同于形态,指结节的长轴与皮肤回声带的关系,包括垂直位和水平位。其中垂直位是指在横切面或纵切面评估时,结节长轴与皮肤倾向于垂直,结节的前后径大于左右径或上下径;水平位是指在横切面或纵切面评估时,结节长轴与皮肤倾向于平行,结节的前后径小于或等于左右径或上下径。关于方位的评估切面选择尚未统一。一些研究使用横切面进行评估,也有研究选择横切面或纵切面。有研究显示,如果横切面或纵切面的任一切面结节呈垂直位,则判定结节为垂直位,那么其预测恶性的准确性和灵敏度优于基于单一切面的判断。垂直位一般是代表恶性的特征,水平位则提示良性可能更大。但水平位也可见于恶性结节,特别是滤泡型癌或乳头状癌的滤泡亚型。

（三）边缘

边缘指结节的边界或界限,根据清晰程度和规则程度来评估结节的边缘。一般认为,边缘光整是良性特征,不规则和(或)甲状腺外侵犯是恶性表现,不同研究者之间对边缘模糊的意义有所分歧。①光整:边缘呈境界清晰、光滑完整的曲线状;②不规则:边缘呈毛刺状、成角或微小分叶状;③模糊:结节的边界难以与周围甲状腺实质相区分;④甲状腺外侵犯:结节累及甲状腺包膜,导致甲状腺包膜破坏,严重时侵犯毗邻软组织和(或)血管。

（四）声晕

声晕指结节周围环绕的低回声或无回声区。按照声晕的厚度,可将其分为薄声晕和厚声晕;按照声晕厚度的均匀性,可将其分为厚度均匀声晕和厚度不均匀声晕。关于厚声晕和薄声晕的具体厚度阈值,目前尚没有统一标准(有研究者用 2 mm,也有研究者用 1 mm 作为阈值)。有研究认为薄声晕是良性肿瘤的重要征象,恶性结节常声晕缺失或出现厚声晕。甲状腺乳头状癌的声晕常表现为厚度不均匀。对于声晕的诊断意义,目前不同研究者有不同看法。

（五）结构

结构指结节内实性成分和囊性成分的构成状况。实性属于可疑恶性超声特征,囊实性结节的恶性可能低于实性结节,囊性或海绵状结节一般为良性。①实性:结节完全由实性组织构成,不含任何囊性成分。②实性为主:实性成分占结节的 50% 以上。③囊性为主:实性成分占结节的 50% 以下。④囊性:结节完全或几乎完全呈囊性,囊壁薄,内部可出现纤细分隔,可出现沉积物。⑤海绵状:结节由大量微小囊腔构成,但无实性组织。

（六）回声

回声指结节的实性成分相对于甲状腺实质及颈部带状肌的回声水平。在桥本甲状腺炎等导致甲状腺实质回声质地改变的情况下,仍使用甲状腺实质作为结节回声水平的参考,但应该在报告中描写甲状腺实质回声的改变情况。需注意,当结节回声低于甲状腺实质但高于或等于带状肌回声时,依然定义结节为低回声而非极低回声。

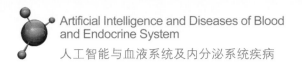

一般认为,低回声或极低回声属于可疑恶性超声特征。如果以低回声作为诊断标准,则诊断的灵敏度较高,特异度较低;如果以极低回声作为诊断标准,则诊断的灵敏度较低,特异度较高。①高回声:回声高于周围甲状腺实质。②等回声:回声和周围甲状腺实质相似。③低回声:回声低于周围甲状腺实质。④极低回声:回声低于颈部带状肌。⑤无回声:见于囊性结节。

(七)回声质地

回声质地指结节实性区域回声的一致性和多样性。回声质地对结节良恶性的诊断价值有限。研究显示,恶性结节更倾向于回声均匀;良恶性结节都表现为以不均匀回声为主,两者间无统计学差异。

(八)局灶性强回声

同一结节可出现以下局灶性强回声的一种或几种:①微钙化:小于 1 mm 的点状强回声,后方可不出现声影,也可出现声影。②彗星尾伪像:出现在结节囊性或实性区域的点状或短线状强回声,后方出现逐渐减弱的多条平行强回声,属于混响伪像的一种类型,大多由浓缩胶质所致。③意义不明确的点状强回声:小于 1 mm 的点状强回声,后方无声影,也无彗星尾伪像,难以判断是微钙化还是浓缩胶质或其他成分。④粗钙化:大于 1 mm 的强回声,通常伴有声影。⑤周边钙化:钙化位于结节的边缘区域,可以呈连续或断续的环形或弧形,占据结节边缘的 1/3 以上。

(九)后方回声特征

后方回声特征指结节后方回声水平的改变,反映了结节的声衰减特征。涉及结节后方回声特征的文献较少。与良性结节相比,恶性结节后方出现声衰减的概率更高。淋巴瘤常出现后方回声增强。

(十)大小

分别测量结节的前后径、左右径和上下径,测量值应精确到 0.1 mm。如果结节出现声晕,结节测量时应该包括声晕。应沿结节的长轴测量其最大径,然后测量与其相垂直的另一个径线。结节大小的测量准确度受仪器和探头的影响。而且,测量医师间差异较为明显。一般认为,结节的大小无助于预测或排除恶性病变。结节大小是决定能否行穿刺活检的重要依据,也是随访过程中的重要评估指标。随访过程中,结节增大的定义为实性结节或囊实性结节的实性部分至少两个径线增加 20% 以上或体积增加 50% 以上。

二、彩色/能量多普勒超声成像

根据血管在结节内部的空间分布,可以把结节的血管分为边缘血管和中央血管。根据两种类型血管的有无与组合,可以将结节的血供类型分为五种:①无血管型:结节内未见血流信号。②边缘血管型:只显示边缘血管,不显示中央血管。③边缘血管为主型:主要显示边缘血管,中央血管稀少。④中央血管为主型:主要显示中央血管,边缘血管稀少。⑤混合血管型:边缘血管和中央血管丰富程度相似。

有关结节多普勒超声血供特点的研究很多,结论不一,所以血流显像对于结节良恶性鉴别的意义存在争议。

三、超声弹性成像

超声弹性成像对于甲状腺结节的评估必须与结节的形态学特性相结合,进行综合判断。根据结节硬度,可分为质软、质中、质硬三种类型。

恶性结节倾向于质硬,良性结节倾向于质软。弹性成像对于甲状腺结节诊断具有一定价值,也有争议。

四、超声造影

超声造影对于甲状腺囊性或囊性为主结节囊液吸收后改变的诊断意义较大,但需与病史相结合,进行综合判断。甲状腺囊性或囊性为主结节的囊液吸收后,常出现类似乳头状癌的灰阶超声特征。超声造影如果显示结节的全部或大部分区域无增强或稀疏点-线状增强,对于诊断这类良性结节具有良好的特异度,灵敏度相对较低。①无增强:结节的全部或大部分区域无增强。②稀疏点-线状增强:结节的全部或大部分区域出现稀疏点-线状增强。③低增强:结节的增强低于甲状腺实质。④中等增强:结节的增强等同于甲状腺实质。⑤高增强:结节的增强高于甲状腺实质。

五、甲状腺结节的 TI-RADS 分级系统

TI-RADS 能够提高超声对甲状腺结节鉴别诊断的效能。然而,不同 TI-RADS 的诊断效能各异,以 2011 年韩国 Kwak 等提出的 TI-RADS(K-TIRADS)与 2017 年美国放射学会提出的 TI-RADS(ACR-TIRADS)临床应用较为广泛。2020 年,中华医学会超声医学分会发布了适合中国临床实际的中国版 TI-RADS(C-TIRADS)。在 C-TIRADS 问世之前,张于芝等应用 3 种 TI-RADS 对 1912 个结节进行研究,结果显示,Kwak 提出的 K-TI-RADS 整体效能最佳。Zhang 等对比分析了 4 种 TI-RADS 的诊断效能和不必要的活检率,结果显示,在综合诊断效果和减少不必要的活检方面,ACR-TIRADS 是临床实践中更理想的分类指南。毛森等将 C-TIRADS 与 ACR-TIRADS、K-TIRADS 进行比较,结果显示,C-TIRADS 的整体诊断效能更佳,有较好的临床应用价值。

下面详细介绍 ATA-TIRADS、ACR-TIRADS 和 C-TIRADS。

(一)ATA-TIRADS

2015 年美国甲状腺协会(American Thyroid Assosiation,ATA)指南中的 TI-RADS 超声模型将结节分为 1～5 类,其恶性风险分别为小于 1%、小于 3%、5%～10%、10%～20% 和超过 70%～90%。①1 类:良性,纯囊性。②2 类:极低度可疑恶性,海绵样或部分囊性结节,无任何高度、中度和低度可疑恶性的超声征象。③3 类:低

度可疑恶性,等回声或高回声实性结节,无微小钙化、边缘不规则、甲状腺外侵犯和纵横比大于1。④4 类:中度可疑恶性,低回声实性结节,不伴有微小钙化、甲状腺外侵犯和纵横比大于1。⑤5 类:高度可疑恶性,实性低回声结节,伴有1个或多个以下特征:边缘不规则,微小钙化,纵横比大于1,环形钙化伴有小的软组织突出,甲状腺外侵犯。

(二)ACR-TIRADS

2018 年 4 月,美国放射学会(American College of Radiology,ACR)发布 ACR-TIRADS,明确定义了甲状腺结节超声报告范畴,包括成分、回声、形态、边缘和强回声灶 5 个征象。每个特征的不同分类均有不同的分值。根据总分值将结节分为 5 种风险级别:TR1(良性)、TR2(非可疑恶性)、TR3(轻度可疑恶性)、TR4(中度可疑恶性)和 TR5(高度可疑恶性)(见图2-4-1)。结节大小虽然不是鉴别良恶性的指标,但决定着结节的进一步处理方式:FNA 或随访观察。

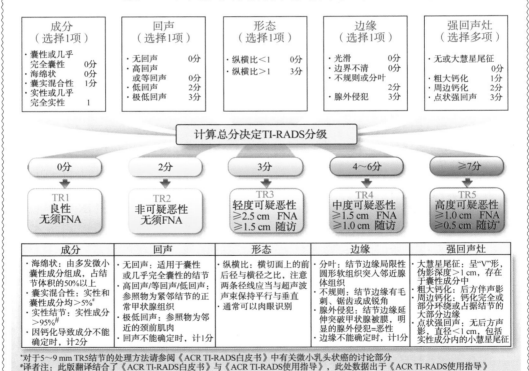

图 2-4-1　TI-RADS

图源:GRANT E G, TESSLER F N, HOANG J K, et al. Thyroid ultrasound reporting lexicon: White paper of the ACR thyroid imaging, reporting and data system (TI-RADS) committee[J]. J Am Coll Radiol,2015,12(12):1272-1279.

ACR-TIRADS将甲状腺结节分类为五种风险级别，并给出相应的诊疗建议：①0分：TR1（良性），无须 FNA。②2 分：TR2（非可疑恶性），无须 FNA。③3 分：TR3（轻度可疑恶性），结节最大径大于等于 2.5 cm，建议 FNA；结节最大径大于等于1.5 cm，建议第 1、3、5 年随访。④4～6 分：TR4（中度可疑恶性），结节最大径大于等于 1.5 cm，建议 FNA；结节最大径大于等于 1.0 cm，建议第 1、2、3、5 年随访。⑤大于等于 7 分：TR5（高度可疑恶性），结节最大径大于等于 1.0 cm，建议 FNA；结节最大径大于等于 0.5 cm，建议每年 1 次随访至满 5 年。

（三）C-TIRADS

中华医学会超声医学分会浅表器官和血管学组组织专家于 2017 年开始着手起草中国版 TI-RADS，旨在建立符合中国国情的 C-TIRADS。《2020 甲状腺结节超声恶性危险分层中国指南：C-TIRADS》于 2020 年 3 月正式发布。专家委员会采用计数法建立 C-TIRADS，即通过计数可疑超声特征（实性、微钙化、极低回声、边缘模糊、边缘不规则或甲状腺外侵犯以及垂直位是可疑恶性超声特征，而彗星尾伪像则是良性特征）的个数得到分值，如果存在彗星尾伪像，则将总分值减去 1，根据最终的分值得到结节的风险分层（见图 2-4-2）。

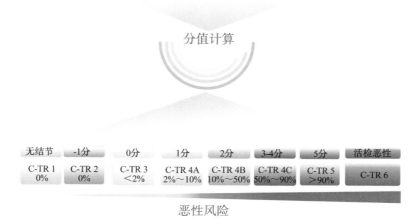

图 2-4-2 C-TIRADS

图源：中华医学会超声医学分会浅表器官和血管学组，中国甲状腺与乳腺超声人工智能联盟.2020 甲状腺结节超声恶性危险分层中国指南：C-TIRADS[J].中华超声影像学杂志，2021,30(3):16.

参考文献

[1]中华医学会内分泌学分会.甲状腺结节和分化型甲状腺癌诊治指南[J].中国肿瘤临床,2012,39(17):1249-1272.

[2]中华医学会内分泌学分会.中国甲状腺疾病诊治指南[J].中华内科杂志,2008(10):867-868.

[3]中国医师协会外科医师分会甲状腺外科医师委员会.超声引导下甲状腺结节细针穿刺活检专家共识及操作指南(2018版)[J].中国实用外科杂志,2018,38(3):241-244.

[4]中国抗癌协会甲状腺癌专业委员会.甲状腺良性结节、微小癌及颈部转移性淋巴结热消融治疗专家共识及操作指南(2018版)[J].中国肿瘤,2018,27(10):768-773.

[5]中华医学会内分泌学分会.妊娠和产后甲状腺疾病诊治指南(第2版)[J].中华内分泌代谢杂志,2019(8):636-665.

[6]中国抗癌协会甲状腺癌专业委员会.甲状腺微小乳头状癌诊断与治疗中国专家共识(2016版)[J].中国肿瘤临床,2016,43(10):405-411.

[7]中国临床肿瘤学会甲状腺癌专业委员会.分化型甲状腺癌术后[131]I治疗前评估专家共识[J].中国癌症杂志,2019,29(10):832-840.

[8]中国医师协会外科医师分会甲状腺外科医师委员会.妊娠期和产后分化型甲状腺癌促甲状腺激素抑制治疗中国专家共识(2019版)[J].中国实用外科杂志,2020,40(3):255-259.

[9]中华医学会超声医学分会浅表器官和血管学组,中国甲状腺与乳腺超声人工智能联盟.2020甲状腺结节超声恶性危险分层中国指南:C-TIRADS[J].中华超声影像学杂志,2021,30(3):16.

[10]HAUGEN B R, ALEXANDER E K, BIBLE K C, et al. 2015 American Thyroid Association Management Guidelines for Adult Patients with Thyroid Nodules and Differentiated Thyroid Cancer: The American Thyroid Association Guidelines Task Force on Thyroid Nodules and Differentiated Thyroid Cancer[J]. Thyroid, 2016, 26(1):1-133.

[11]GRANT E G, TESSLER F N, HOANG J K, et al. Thyroid ultrasound reporting lexicon: White paper of the ACR thyroid imaging, reporting and data system (TI-RADS) committee[J]. J Am Coll Radiol, 2015, 12(12): 1272-1279.

（梁凯）

1.掌握骨质疏松症的筛查及诊断。

2.熟悉骨质疏松症的病理生理机制及危险因素。

3.了解骨质疏松症的药物治疗。

　　患者女性,68岁,退休工人。因"腰背部疼痛2年,加重2天"就诊。患者2年前无明显诱因出现腰背部疼痛,疼痛非针刺样,活动后加剧,休息可缓解,伴翻身困难及晨起站立困难,无发热、寒战等其他不适,患者就诊于当地医院,腰椎CT提示椎间盘突出,患者未予重视及治疗。2天前患者搬运重物后出现剧烈疼痛,自服对乙酰氨基酚后无明显缓解,患者就诊于当地医院,行磁共振及全身骨显像,结果显示多发胸椎压缩性骨折,诊断为胸椎压缩性骨折,给予减轻水肿、止疼及对症治疗,患者自觉症状改善不明显,为求进一步诊治就诊于我院。门诊行骨密度检查,结果显示腰椎T值-3.1(见图2-5-1、图2-5-2),股骨颈T值-1.3,血钙2.44 mmol/L,血磷1.49 mmol/L,PTH 15.8 ng/mL。给予补充碳酸钙、活性维生素D、降钙素抗骨质疏松治疗,并行椎体成形术。

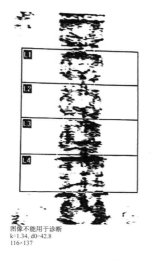

图像不能用于诊断
k=1.34, d0=42.8
116×137

DXA结果汇总

区域	面积 (平方厘米)	骨矿含量 (克)	骨密度 (克/立方厘米)	T- (评分)	Z- (评分)
L1	12.51	7.56	0.604	-3.5	-1.7
L2	13.44	7.95	0.591	-4.0	-2.0
L3	15.03	10.97	0.730	-3.2	-1.2
L4	16.98	12.12	0.714	-3.2	-1.0
总和	57.97	38.59	0.666	-3.5	-1.5

总骨密度变异系数1.0%, acf=1.027, bcf=1.012, TH=8.125
世界卫生组织分类:骨质疏松
骨折危险性:高

图 2-5-1　腰椎正位骨密度

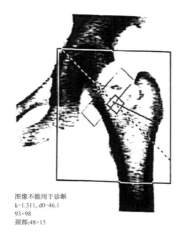

DXA结果汇总

区域	面积 (平方厘米)	骨矿含量 (克)	骨密度 (克/立方厘米)	T- (评分)	Z- (评分)
颈部	4.35	2.75	0.632	-2.0	-0.3
转子	10.01	5.15	0.514	-1.9	-0.6
内部	18.75	16.11	0.859	-1.6	-0.4
总和	33.11	24.01	0.725	-1.8	-0.4
Ward's	1.08	0.41	0.383	-3.0	-0.6

总骨密度变异系数1.0%，acf=1.027，bcf=1.012，TH=6.192
世界卫生组织分类：骨质减少
骨折危险性：增加

图像不能用于诊断
k=1.311,d0=46.1
93×98
颈部:48×15

图 2-5-2   髋关节骨密度

医工结合点：准确的诊断在骨质疏松症的治疗中具有重要的意义，有利于早期识别患者，及时启动治疗。目前，双能 X 线骨密度（dual X-ray absorptiometry，DXA）依然是诊断骨质疏松症的"金标准"，但是因为 DXA 需要专门的仪器进行检测，而仪器昂贵的价格限制了很多医院该项检查的开展。因此如何利用现有仪器进行骨质疏松症的诊断对于提高诊治效果具有重要的意义。X 线在骨质疏松症的诊断中具有提示意义，但是 X 线敏感度不够，当 X 线上出现相应表现时多提示患者骨密度下降已非常明显，因此，利用 CT 及磁共振进行骨密度诊断更有利于早期发现、早期治疗。目前，已有多项研究应用人工智能技术基于 X 线或者 CT 结果进行骨质疏松症的诊断和骨折判断，但目前仍未广泛应用。因此进一步完善相关算法，特别是整合危险因素、实验室结果等多种因素的模型，对于改善骨质疏松症诊断，指导骨质疏松症预防都具有更好的应用前景。

思考题
1.哪些医工交叉的进展明显改善了骨质疏松症的诊断及预后？
2.除了目前手段，还有哪些检查可以用于开发骨质疏松症诊断？

案例解析

一、疾病概述

（一）骨质疏松症的概念及流行病学
骨质疏松症（osteoporosis，OP）是以骨量减少、骨组织微结构破坏为特征，导致骨脆性增加和易于骨折的代谢性骨病，根据发病年龄及有无继发因素可分为原发性骨质疏松症、继发性骨质疏松症和特发性骨质疏松症。其中,原发性骨质疏松症又分为绝经后骨质疏松症和老年性骨质疏松症。

流行病学调查显示,我国 50 岁以上人群的骨质疏松患病率为 19.2%,其中男性为 6.0%,女性为 32.1%。65 岁以上人群的骨质疏松症患病率达到 32.0%,其中男性为 10.7%,女性为 51.6%,并且随着社会老龄化的加重,呈现逐年增加的趋势,给患者和社会带来了巨大的负担。

(二)骨质疏松症的危险因素

1.遗传因素

对同卵双胞胎的研究发现,遗传因素决定了 70%~80% 的峰值骨量,这提示遗传因素在骨量调控过程中有重要作用,峰值骨量越低,发生骨质疏松的风险越高。

2.生活方式和生活环境

缺乏体力活动、吸烟、酗酒、高盐饮食、大量饮用咖啡、维生素 D 摄入不足和光照不足等均为骨质疏松症的危险因素。此外,长期卧床和失重也是造成骨质疏松症的常见原因之一。

3.新生儿体重

胎儿在宫内的生长发育状况对个体成年以后的骨量,特别是峰值骨量有很大影响。低体重儿发生骨质疏松症的风险更高。

4.药物

多种药物可导致骨质疏松症,如糖皮质激素、肝素、抗惊厥药和大剂量甲状腺激素等,因此,使用上述药物的患者骨质疏松的发生风险增高。

5.妊娠和哺乳

妊娠期由于胎儿发育需要从母体获得大量的钙,使得母体缺乏钙,特别是多次妊娠的妇女,在钙剂补充不足或者存在其他营养素缺乏的情况下,可能出现骨量下降。此外,正常哺乳的妇女,每日乳汁中丢失元素钙 200~250 mg,进一步加重了母体骨量的下降,甚至骨质疏松。

6.性激素

性激素在维持正常骨量的过程中发挥着重要的作用,特别是雌激素,对于维持骨量具有重要作用,绝经后的女性由于雌激素水平下降,出现了骨吸收的明显增加,从而成为骨质疏松症的高危人群。此外,孕激素、雄激素水平的下降也是骨质疏松症的危险因素。

(三)骨质疏松症的临床表现

1.骨痛

骨痛是骨质疏松症最常见的临床表现,以腰痛最为突出,约 67% 为局限性腰背疼痛,9% 为腰背痛伴四肢放射痛,10% 伴条带状疼痛,4% 伴四肢麻木感等。骨痛常于劳累或活动后加重,严重骨质疏松症患者发生椎体压缩骨折后可出现身高变矮或驼背等脊柱畸形,多发性胸椎压缩性骨折可导致胸廓畸形,甚至影响心肺功能,严重的腰椎压缩性骨折可能会导致腹部脏器功能异常,引起便秘、腹痛、腹胀、食欲减低等不适。

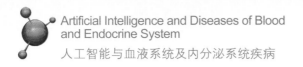

2.身材缩短

身高缩短常由椎体压缩骨折引起,可为单发或多发,由于椎体压缩,使得身高缩短。

3.骨折

骨折是骨质疏松症最严重的并发症,多在跌倒、负重后出现,也可无明显诱因出现自发的骨折。骨折多发部位为脊椎、髋部和前臂;但其他部位亦可发生,如肋骨、盆骨、肱骨等。患者表现为突然的疼痛,伴或不伴有活动障碍,特别是髋部骨折,常引起活动障碍,导致患者卧床,死亡率增加。

（四）骨质疏松症的筛查

1.骨质疏松风险评估

骨质疏松症是一种隐匿起病的疾病,在疾病初期可能患者无明显临床表现,往往等到出现骨折才引起患者的重视,因此,骨质疏松症的诊治重点在于早期筛查,早期治疗,预防骨折发生。目前,有多种简便的方式可用于骨质疏松症的风险评估。

（1）国际骨质疏松基金会（International Osteoporosis Foundation,IOF）骨质疏松症一分钟测试题:①您的父母有没有轻微碰撞或跌倒就会发生髋骨骨折的情况? ②您是否曾经因为轻微的碰撞或者跌倒就会伤到自己的骨骼? ③您经常连续3个月以上服用可的松、强的松等激素类药品吗? ④您的身高是否降低了3厘米? ⑤您经常过度饮酒吗? ⑥您每天吸烟超过20支吗? ⑦您经常患痢疾腹泻吗? ⑧女士回答:您是否在45岁之前就绝经了? 您是否曾经有过连续12个月以上（除了怀孕期间）没有月经? ⑨男士回答:您是否患有勃起功能障碍或缺乏性欲的症状?

以上问题有一项答案为"是"则为阳性,需要进行进一步检查,明确有无骨质疏松症。

（2）亚洲人骨质疏松自我筛查工具（OSTA指数）:OSTA指数=（体重-年龄）×0.2。结果判读:OSTA指数大于-1为低骨质疏松风险,OSTA指数大于-4、小于-1为中骨质疏松风险,OSTA指数小于-4提示高骨质疏松风险。对于中高骨折风险的患者,应进行进一步筛查明确有无骨质疏松。

（3）骨折风险预测工具（fracture risk assessment tool,FRAX®）:既往研究已经证实骨密度降低与骨折风险增加密切相关。然而,相比单纯测定骨密度,骨密度结合临床危险因素来量化骨折风险的方法更具有临床价值。因此,评估骨折风险时应包括骨密度以及风险因素两个方面。目前,最广泛使用的是骨折风险评估工具（FRAX）。使用FRAX简单方便,只需要登录官方网站即可在线计算,同时也有电脑端版本及手机APP。

2008年,英国谢菲尔德大学发布了FRAX,用于为40～90岁未经治疗的骨质疏松症患者评估10年髋部骨折和主要部位骨质疏松性骨折（髋部、临床脊柱、近端肱骨或前臂）的风险,其计算主要依据临床骨折危险因素及股骨颈骨密度结果。其中涉及的骨折危险因素包括年龄、既往骨折史、糖皮质激素使用史、父母髋部骨折史、低体重、吸烟、过量饮酒、类风湿关节炎及继发性骨质疏松等项目,骨密度一般选用DXA测量所得的股骨颈骨密度,该工具对不同品牌的骨密度仪设置了下拉列表,可根据实际情况进行选择。

FRAX所依据的数据来源于全球不同地区和种族患者的前瞻性观察性研究,在研究中评估其临床危险因素、骨密度以及骨折发生率等因素。FRAX目前已经在多项独立研究中进行了验证,可用于预测骨折发生率。

结果判读:①FRAX预测的髋部骨折概率大于等于3%或任何主要骨质疏松性骨折概率大于等于20%时,为骨质疏松性骨折高危患者,建议给予治疗。②FRAX预测的任何主要骨质疏松性骨折概率为10%～20%时,为骨质疏松性骨折中危患者。③FRAX预测的任何主要骨质疏松性骨折概率小于10%时,为骨质疏松性骨折低危患者。

(4)其他预测模型:此外还有其他骨折风险评估模型的报道,如 QFracture、Garvan和 FORE,但大多都尚未在不同人群中得到验证,也尚未广泛使用。

2.骨密度筛查的适应证

除了有明显症状的患者以外,根据指南推荐,对于符合以下任何一条标准的患者建议进行骨密度测定:①女性65岁以上和男性70岁以上,无论是否有其他骨质疏松危险因素。②女性65岁以下和男性70岁以下,有一个或多个骨质疏松危险因素。③有脆性骨折史和(或)脆性骨折家族史的男、女成年人。④各种原因引起的性激素水平低下的男、女成年人。⑤X线片已有骨质疏松改变者。⑥接受骨质疏松治疗、进行疗效检测者。⑦有影响骨代谢疾病或使用骨代谢药物史。⑧IOF 骨质疏松症一分钟测试题回答结果阳性。⑨OSTA结果小于等于-1。

二、疾病预防、诊断、治疗、康复

(一)预防

健康的生活方式是骨质疏松症预防的关键。首先,在饮食中应该注意适当摄入含钙丰富的食物,如牛奶、奶制品、虾皮、深色绿叶蔬菜等,以提高体内钙元素的含量,保证骨骼健康。此外,维生素 D 是钙元素吸收过程中的关键因子,充足的维生素 D 是保证钙吸收的前提。一方面可以通过增加光照来促进皮肤合成维生素 D,另一方面可以通过摄入维生素 D 含量丰富的食物来提高维生素 D 的水平。维生素 D 含量丰富的食物包括海鱼、动物肝脏、蛋黄等。

除了上述的保护性因素以外,日常生活中的一些不良习惯也会对骨骼产生不良的影响,需要尽量避免,如避免吸烟、饮酒、大量饮用咖啡与含糖饮料等。此外,一些药物如糖皮质激素、甲状腺激素、抗癫痫药物等都可能会造成骨量下降,因此在使用此类药物时,应该根据病情尽可能选择最低剂量和最短时间。

(二)诊断

根据 WHO 专家组的诊断标准,OP 的诊断需根据骨密度的测定结果,首先确定是骨量减少(osteopenia,低于同性别正常人群峰值骨量的1～2.5 SD)、骨质疏松(低于峰值骨量的 2.5 SD 以上)或严重骨质疏松(骨质疏松伴一处或多处病理性骨折)。

1.双能 X 线骨密度测定

目前,研究者认为双能 X 线骨密度检测是目前诊断低骨量和骨质疏松的"金标准",常用的测量部位包括腰椎正位、左髋关节,当怀疑患者存在甲状旁腺功能亢进症可能时常常加测左前臂远端1/3处的骨密度。通过将测量结果与相应数据库进行比对,可获得患者骨密度的 T 值和 Z 值。

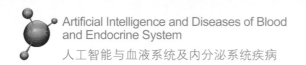
T 值＝(受试者骨量－峰值骨量)/峰值骨量的标准差,对于绝经后的女性以及年龄大于 50 岁的男性,可使用 T 值进行骨质疏松症的诊断。按照 WHO 推荐的诊断标准,T 值大于－1.0 者诊断为正常,T 值在－1.0 至－2.5 者诊断为低骨量(low bone mass)或骨量减少,T 值小于－2.5 者诊断为骨质疏松,若同时伴有一处或多处脆性骨折(非严重外力所致的骨折)者诊断为严重骨质疏松(severe osteoporosis)。

Z 值＝(受试者骨量－同龄人骨量平均值)/峰值骨量的标准差,Z 值表示受试者骨量比同龄人骨量的平均值高(Z 值为正值)或低(Z 值为负值)多少个峰值骨量的标准差。对于绝经前的女性和年龄小于 50 岁的男性,可使用 Z 值进行骨密度的判断,但值得注意的是,Z 值仅提供受试者与同龄人之间的比较参考,不能用于诊断。当 Z 值大于－2.0 时,认为骨密度在同龄人正常范围内,而 Z 值小于－2.0 时,则认为骨密度低于同龄人正常范围。

2.超声骨密度测定

超声骨密度测定通过检测宽波段超声衰减(broadband ultrasound attenuation,BUA)、超声速度(speed of sound,SOS)和硬度指数或强度指数(stiffness index,简称 stiffness)等参数,可同时反映骨的密度、微结构、弹性和脆性,相比于双能 X 线骨密度测定,超声骨密度测定具有简便、价廉、便携和无放射性损伤等特点,目前主要用于骨质疏松风险人群的筛查和骨质疏松性骨折的风险评估,但还不能用于骨质疏松症的诊断和药物疗效判断,但可作为双能 X 线骨密度测量法的互补手段。

3.外周定量 CT

双能 X 线的缺点是不能测得真实的骨密度,而且无法将皮质骨和小梁骨区别开来,用外周定量 CT(peripheral quantitative computed tomography,pQCT)测量桡骨超远端骨密度(bone mineral density,BMD),可得到总体骨密度(BD)、小梁骨骨密度(TBD)、总体骨矿含量(BC)、小梁骨骨矿含量(TBC)、皮质骨骨密度(CBD)、皮质骨骨矿含量(CBC)等多种参数结果。当 BMD 测量与临床诊断不符时,为明确骨病变性质,应进一步做骨扫描、骨活检组织形态计量及 QCT、μCT、QMR 等检查。

当明确了骨质疏松的诊断后需进一步完善相关实验室检查以排除继发性骨质疏松症,如原发性甲状旁腺功能亢进症、库欣综合征等,继发性骨质疏松常见病因如图 2-5-3 所示。

骨质疏松症的诊断流程如图 2-5-4 所示。

继发性骨质疏松常见原因					
内分泌代谢系统	甲旁亢	肾脏疾病	慢性肾衰	药物	甲氨蝶呤、环孢素
	库欣综合征		肾小管酸中毒		甲状腺激素
	性腺功能减退症		慢性低磷血症		含铝抗酸剂
	甲亢	营养性疾病和胃肠疾病	吸收不良综合征	其他	家族性自主神经功能障碍
	泌乳素瘤		静脉营养支持治疗		氟中毒
	糖尿病		胃切除术后		卵巢切除
	妊娠和哺乳		减肥手术后		制动
血液系统	浆细胞病	药物	坏血病	结缔组织病	同型胱氨酸尿症和赖氨酸尿症
	白血病和淋巴瘤		糖皮质激素		肝胆疾病
	骨髓增殖综合征		肝素		成骨不全
	镰状细胞贫血		抗惊厥药		Marfan综合征

图 2-5-3 常见的继发性骨质疏松症病因

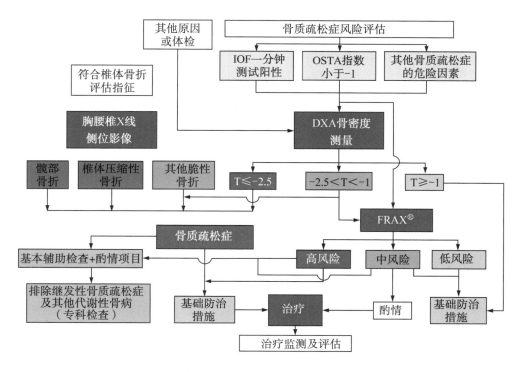

图 2-5-4 骨质疏松症诊断流程

图源:原发性骨质疏松症诊疗指南(2017)[J].临床医学研究与实践,2017,2(31):201.

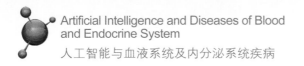

（三）治疗

对于继发性骨质疏松症，应积极治疗原发病。对于原发性骨质疏松症和经积极治疗原发病后仍存在骨质疏松的患者，可考虑抗骨质疏松治疗。治疗分为生活方式干预和药物治疗。

1.生活方式干预

（1）调整生活方式：加强营养，均衡膳食。建议摄入富含钙、低盐和适量蛋白质的均衡膳食，推荐每日蛋白质摄入量为 0.8～1.0 g/kg 体重，并每天摄入牛奶 300 mL 或相当量的奶制品。戒烟限酒，避免过量饮用咖啡和碳酸饮料。尽可能避免或减少使用影响骨代谢的药物。

（2）保证充足日照：建议上午 11：00 到下午 3：00 间尽可能暴露皮肤于阳光下晒 15～30 分钟以促进维生素 D 的合成（取决于日照时间、纬度、季节等因素），必要时可给予维生素 D。

（3）规律运动、预防跌倒：建议进行有助于骨健康的体育锻炼和康复治疗。运动可改善机体敏捷性、力量、姿势及平衡等，从而减少跌倒风险。此外，运动还有助于增加骨密度，适合骨质疏松症患者的运动包括负重运动及抗阻运动，推荐规律的负重及肌肉力量练习，以减少跌倒和骨折风险。肌肉力量练习包括重量训练，其他抗阻运动及行走、慢跑、太极拳、瑜伽、舞蹈和乒乓球等。运动应循序渐进，持之以恒。

2. 骨健康补充剂

（1）充足的钙摄入对获得理想骨峰值、减缓骨丢失、改善骨矿化和维护骨骼健康有益。根据指南，骨质疏松患者每日推荐的钙摄入量为 1000～1200 mg。营养调查显示，我国居民每日膳食约摄入元素钙 400 mg 左右，故每日尚需补充元素钙 500～600 mg/d。

（2）充足的维生素 D 可增加肠钙吸收、促进骨骼矿化、保持肌力、改善平衡能力和降低跌倒风险。流行病学调查显示，我国维生素 D 缺乏普遍存在。维生素 D 不足可导致继发性甲状旁腺功能亢进，增加骨吸收，从而引起或加重骨质疏松症。维生素 D 用于治疗骨质疏松时的推荐剂量为每天 800～1200 U。

3.抗骨质疏松药物

抗骨质疏松药物从机制上来说可分为抑制骨吸收药物、促进骨形成药物以及其他机制类药物。

（1）双膦酸盐类药物：双膦酸盐是焦磷酸盐的稳定类似物，是目前临床上应用最为广泛的抗骨质疏松症药物。双膦酸盐与骨骼羟磷灰石的亲和力高，能够特异性结合到骨重建活跃的骨表面，抑制破骨细胞功能，从而抑制骨吸收，目前有用于静脉注射和口服给药的两种剂型。

双膦酸盐类药物总体安全性较好，不良反应主要有：①胃肠道不良反应：口服双膦酸盐后少数患者可能发生轻度胃肠道反应，包括上腹疼痛、反酸等症状，因此有活动性胃及十二指肠溃疡者、返流性食管炎者、功能性食管活动障碍者慎用。②一过性"流感样"症状：首次口服或静脉输注含氮双膦酸盐可出现一过性发热、骨痛和肌痛等类流感样不良反应，多在用药 3 天内明显缓解。症状明显者可用非甾体抗炎药或其他解热镇痛药对症治疗。③肾脏毒性:进入血液的双膦酸盐类药物约60％以原形从肾脏排泄。对于肾功能异常的患者,应慎用此类药物或酌情减少药物剂量,用药前必须检测肾功能,肌酐清除率小于35 mL/min的患者禁用。④下颌骨坏死是双膦酸盐类药物罕见但严重的并发症,因此对患有严重口腔疾病或需要接受牙科手术的患者,不建议使用该类药物。⑤非典型股骨骨折多见于长期使用双膦酸盐类药物的患者,因此目前指南推荐口服双膦酸盐类药物超过5年、静脉输注双膦酸盐类药物超过3年的患者需进入药物假期以减少不典型骨折的发生。

(2)降钙素类:降钙素是一种钙调节激素,能抑制破骨细胞的生物活性,减少破骨细胞数量,从而减少骨量丢失并增加骨量。此外,该类药物还可以明显缓解骨痛,目前常用的降钙素也有鲑降钙素和鳗鱼降钙素。

降钙素总体安全性良好,少数患者使用后出现面部潮红、恶心等不良反应,偶有过敏现象。此外,既往研究发现口服鲑降钙素或使用鼻喷剂型的鲑降钙素与恶性肿瘤风险轻微增加相关,因此不推荐长期使用该类药物。

(3)选择性雌激素受体调节剂类:选择性雌激素受体调节剂类药物与雌激素受体结合后,在不同靶组织导致受体空间构象发生不同改变,从而在不同组织发挥类似或拮抗雌激素的不同生物效应。既往研究证实,雷诺昔芬可以改善绝经后骨质疏松患者的骨密度。

雷洛昔芬药物总体安全性良好,国外研究报告,该药轻度增加静脉栓塞的危险性。因此,有静脉栓塞病史及有血栓倾向者,如长期卧床和久坐者禁用。

(4)甲状旁腺素类似物:甲状旁腺素类似物(特立帕肽)是一类可以促进骨形成的药物,间断小剂量使用可以刺激成骨细胞活性增加,增加骨密度,改善骨质量。

甲状旁腺素类似物整体安全性良好,临床常见的不良反应为恶心、肢体疼痛、头痛和眩晕。但有文献报道,在动物实验中观察到长期使用该类药物有骨肉瘤增加的风险,因此,目前指南推荐特立帕肽治疗时间不宜超过24个月。

(5)锶盐:锶是人体必需的微量元素之一,参与人体多种生理功能和生化效应。体外实验和临床研究均证实雷奈酸锶可同时作用于成骨细胞和破骨细胞,具有抑制骨吸收和促进骨形成的双重作用,可降低椎体和非椎体骨折的发生风险。

雷奈酸锶药物总体安全性良好,常见的不良反应包括恶心、腹泻、头痛、皮炎和湿疹,一般在治疗初期发生,程度较轻且多为暂时性。罕见的不良反应为药物疹伴嗜酸性粒细胞增多和系统症状,同时,具有高静脉血栓风险的患者也应慎用。

(6)活性维生素D及其类似物:活性维生素D及其类似物主要包括阿法骨化醇、骨化三醇及艾地骨化醇。此类药物具有提高骨密度、减少跌倒、降低骨折风险的作用。治疗期间注意监测血钙和尿钙,特别是同时补充钙剂者,肾结石患者慎用,存在高钙血症患者要禁用。

(7)RANKL抑制剂:地舒单抗是一种核因子kappp-B受体活化因子配体RANKL抑制剂的完全人源化单克隆抗体,能够抑制RANKL与其受体RANK的结合,减少破骨细胞形成、功能和存活,从而降低骨吸收、增加骨量、改善皮质骨或松质骨的强度。

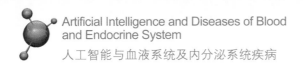

该类药物整体安全性良好,根据上市后报道,常见的不良反应包括低钙血症、感染等。因此,在用药期间应给予足够的钙剂和维生素 D。

（四）康复

骨质疏松症是一类慢性疾病,骨营养补充剂需要终生服用,抗骨质疏松药物治疗周期一般为 3～5 年,根据病情可适当延长治疗时间。规范的治疗可以提升患者骨密度,降低骨折风险。

三、医工交叉应用的展望

近年来,随着工科技术的飞速发展,人工智能在骨质疏松症诊治中的应用也日趋广泛,综合目前发表的研究结果,其主要集中在以下四个领域,即骨结构分析、骨质疏松症诊断、骨折检测以及骨折风险预测。

（一）骨结构分析

目前,已经有数十项关于使用人工智能进行骨骼形态、微结构等参数分析的研究,利用更常见的 CT 等检测结果对骨骼健康状况进行评估,旨在更有效地筛查骨质疏松患者。

（二）骨质疏松症诊断

目前,骨质疏松症诊断主要依靠 DXA 进行检测,但是由于仪器设备昂贵,限制了 DXA 检查在基层医院的开展。随着人工智能的飞速发展,很多研究者关注于使用人工智能手段提高骨质疏松症的诊断率。通过更简便的方式和更高的准确率促进早期识别、早期干预,从而改善高风险人群的预后。目前,主要的研究关注使用较为普及的 CT、X 线等图像进行骨密度预测及骨质疏松症诊断。

卷积神经网络（CNN）是一类包含卷积计算且具有深度结构的前馈神经网络（feedforward neural networks）,是深度学习的代表算法之一。卷积神经网络具有表征学习（representation learning）能力,因此成为模式分类领域的研究热点之一,由于该网络可以直接输入原始图像,从而避免了前期复杂的图像预处理,进一步扩大了其应用范围。

一般来说,CNN 的基本结构包括两层,其一为特征提取层,每个神经元的输入与前一层的局部接受域相连,并提取该局部的特征。一旦该局部特征被提取后,它与其他特征间的位置关系也随之被确定下来;其二是特征映射层,网络的每个计算层由多个特征映射组成,每个特征映射是一个平面,平面上所有神经元的权值相等。因为 CNN 能够按其阶层结构对输入信息进行平移不变分类,因此,目前常用于识别位移、缩放及其他形式扭曲不变性的二维图形。根据该特性,目前有不少研究使用 CNN 作为骨质疏松症诊断的新手段。例如,在 Yamamoto 等人的研究中,他们评价了包括 ResNet18、ResNet34、GoogleNet、EcientNet b3 以及 EcientNet b4 在内的五种 CNN 模型在髋部平片诊断骨质疏松症中的准确性。研究发现,通过深度学习,上述模型使用髋部平片诊断骨质疏松症的准确率和精准率可达 85％以上,如果进一步输入相关危险因素如年龄等,部分模型的精准率可达 90％以上。

其中,有研究者对 1499 名患者的定量 CT 图像进行分析后发现,使用 CNN 模型 DenseNet-121 可以预测患者的骨密度,其相关系数大于 0.98,并且不管是脊柱 CT 还是胸部 CT 相应的 CNN 在不同部位的 CT 中都具有很好的表现。在使用 CNN 模型进行骨质疏松症分类方面,准确性也可以达到 82%～91%,ROC 曲线下面积达到 0.9～0.97。

1.骨折检测

骨折在骨质疏松症的诊断及治疗策略决定中具有重要的地位,因此,明确患者是否存在骨折具有重要的临床意义。不同于股骨颈骨折带来的明显肢体活动受限,部分患者表现为椎体压缩骨折甚至隐匿的骨折,常常被患者以及临床医师忽略,从而造成误诊或者诊断延迟。基于此,很多科学研究着眼于人工智能在骨折诊断中的应用,并且目前有一些研究结果已经投入商业使用,如 OsteoDetect、Aidoc BriefCase-CSF triage、HealthVCF 、FractureDetect 以及 DEEP-SPINE-CF-01 等。

早期的研究关注于使用 X 线影像来诊断骨折,但近年来,更多的研究关注于人工智能利用 CT 影像判断骨折发生。与评估骨质疏松诊断一样,在骨折的评估中,同样使用 CNN 模型。例如 OsteoDetect 系统,通过特定 CNN 模型分析腕部影像学图像来判断是否存在腕部骨折,其 ROC 曲线下面积可达到 0.96～0.97,通过临床实践发现使用 OsteoDetect 系统可将临床医生的错误诊断率降低 47%。此外,还有多个 CNN 模型用于分析肩部影像、腰椎以及髋部影像来判断是否存在肱骨骨折、椎体压缩骨折以及股骨颈骨折,其在骨折诊断中的表现优于有经验的骨外科医生。

2.骨折风险预测

精准的骨折风险预测对于实现骨质疏松治疗中的个体化方案以及效果检测至关重要,因此,不少研究关注评估骨质疏松患者跌倒及骨折发生风险。在大部分研究骨折发生风险的研究中,常用的手段是利用数据库构建预测模型。例如,在一项预测男性髋部骨折风险的研究中,通过使用经典的机器学习途径及回归树模型,可以达到与 FRAX 类似的识别能力。

此外,还有多项研究利用 CNN 构建骨量丢失及跌倒风险预测模型,同样起到了很好的预测效力。

※ 拓展阅读 ※

骨质疏松症是一类以骨量减少、骨微结构破坏导致骨脆性增加和易于骨折的一类全身性骨骼疾病。骨质疏松症是引起老年人骨折的重大危险因素,骨质疏松症具有高发病率、高致残率和高致死率。早在 1885 年,研究者就提出了骨质疏松是全身骨质减少的一类疾病,如何判断是否存在骨质减少在骨质疏松诊断中起着至关重要的作用。世界卫生组织建议采用双能 X 线骨密度检测作为骨密度测量的"金标准"。骨密度诊断骨质疏松基于实际测量的骨密度结果,通过将实际测量的结果与同民族、同性别的人群数据库进行比对,从而判断其骨量丢失的情况。但是,相同年龄的不同人种也存在体重、体形和骨密度的差异。相比于白种人,黄种人体形相对偏小,使用白种人数据库来比对黄种人的骨密度可能会造成结果的差异,因此,在骨质疏松的诊断中拥有自己的数据库对于准确诊断至关重要。但是,在很长一段时间中国都缺少自己的人群数据库资料。

20世纪80年代以前,我国对"骨质疏松"的研究几乎是空白。无论医生或患者,对"骨质疏松"普遍陌生,教科书也很少有相关知识介绍。中南大学湘雅二医院内分泌科廖二元教授敏感地预见到,随着我国人口老龄化,骨质疏松将成为威胁人民健康的重大公共卫生问题,于是他将主要精力放在骨质疏松症的预防与诊治方面。80年代末,廖教授首次将"骨质疏松症"编入全国医学院校五年制和七/八年制《内科学》教材,让医学生可以学习和掌握这种常见病。他接着又全身心投入国内首个骨密度诊断数据库的建立上,带领课题组用时两年多时间对5~95岁的6000多名正常人进行了38个部位的骨密度测试,共获得55万余个原始数据,构建了属于中国人的"长沙数据库"并获得国际认可。经过十多年的努力,他从根本上改变了我国缺乏国际公认的骨密度参考数据库、敏感精确的骨形态计量技术与骨质疏松早期防治路径的落后面貌。此后在中华医学会骨质疏松和骨矿盐分会牵头下,进一步构建了更全面和权威的属于中国人的数据库,使得中国人群骨质疏松症的诊断精确度进一步提高。

参考文献

[1]中华医学会骨质疏松和骨矿盐分会.原发性骨质疏松症诊疗指南(2017)[J].中华骨质疏松和骨矿盐疾病杂志,2017,10(5):413-444.

[2]SMETS J,SHEVROJA E,HüGLE T,et al. Machine learning solutions for osteoporosis-a review[J]. J Bone Miner Res,2021,36(5):833-851.

[3]YAMAMOTO N,SUKEGAWA S,KITAMURA A,et al. Deep learning for osteoporosis classification using hip radiographs and patient clinical covariates[J]. Biomolecules,2020,10(11):1534.

[4]KONG S H,SHIN C S. Applications of machine learning in bone and mineral research[J]. Endocrinol Metab (Seoul),2021,36(5):928-937.

(刘媛)